ヒトの動きの神経科学シリーズ Ⅲ

筋力発揮の脳・神経科学

―その基礎から臨床まで―

大築 立志・鈴木 三央・柳原　大　編著

市村出版

[ヒトの動きの神経科学シリーズ]

刊行に当って

　人間は身体を動かすことによって行動し，自己を表現し，文化を創造しつつ生存している動物である．人間の日常生活は，歩く，走る，座る，立つ，持つ，投げる，道具を操作するなど，さまざまな動きによって初めて成立するものである．これらの身体運動は，脳を頂点とする神経系から発令される運動指令によって骨格筋が収縮し，骨格が動くことによって発現する．病気や怪我によって身体の一部分でも使えなくなれば，たちどころに日常生活に支障をきたすが，特に神経系の運動機能疾患は重篤な影響を及ぼす．一方，スポーツなどにおいて，運動の質を向上させるためには，筋力や持久力を向上させるトレーニングとともに，神経系の機能を向上させるトレーニングが必要である．本シリーズは，人間の生活を構成する種々の行為について，人間と人間以外の動物との共通性と特異性を考慮しつつ，その基礎的メカニズムと臨床応用の方法を，主として脳科学，神経科学の観点からコンパクトに解説することを目的として刊行するものである．

シリーズ編集
大築　立志・鈴木　三央・柳原　大

[ヒトの動きの神経科学シリーズ・Ⅲ]
筋力発揮の脳・神経科学 —その基礎から臨床まで—

序　文

　身体の動きは物理現象であり，物理学的法則に従って実行されるものであるが，ヒトの身体の生理学的最終出力は筋が発揮する力，つまり筋力である．物理学的にいえば，力は加速度と質量の積であるから，筋力自体は質量に反比例した加速度しか生み出せない．加速度が積分されたものが速度になり，速度が積分されて位置変化（変位）になる．したがって，動きの速さや，動きの結果である変位のコントロールは，脳を中心とする神経系の働きによって筋力を様々に組み合わせることで実現する．いわば筋力は，脳と動きをつなぐキーチェーンであり，筋力発揮性能の良否は動きの良否に大きな影響を与える．

　病気や怪我からの回復や高齢者の生活においてまず必要なのは自分の身体を支え，物を持ち運ぶ筋力である．治療やリハビリテーションにおける筋力発揮能力の向上は，その後の動きの回復のために基本的に重要な課題である．病人や怪我人でなくても，病人・怪我人・高齢者などの身体弱者の介助や荷物の持ち運び，家具の移動などをはじめ，あらゆる生活場面において，力は小さいより大きい方が有利である．スポーツでも，重量挙げをはじめ，陸上競技の砲丸投げなどの投擲種目，走り幅跳びなどの跳躍種目のように筋力の大きさが決定的に重要な競技があり，そのほかの競技でも最大筋力は小さいより大きい方が有利である．しかし，日常生活や労働作業やスポーツにおいてよい成績をあげるためには，最大筋力だけではなく適切な大きさの力を適切な時刻に出すといった臨機応変の筋力調節が必要不可欠であり，それはまた，身体エネルギーの効率的使用と疲労の軽減という観点からも重要である．

　このような様々な筋力発揮は，脳を中心とする神経の働きによってはじめて可能になる．ヒトは他の哺乳動物と相同の，個体の保存と種の保存という生物の目的に合致した身体の構造と機能を持っており，その脳もまたそのような構造と機能に合わせて進化してきたと考えられる．従って，繊細な筋力調節を要するヒト特有の精緻な手指動作のみならず，陸生哺乳動物に共通した素早く大きな体肢筋力発揮による全身運動についても，脳は重要な働きをしているはずである．

　日常生活では速度や変位のコントロールが作業成果に直接関係するため，神経科学でも速度や変位と脳との関係が着目されることが多い．そのため，筋力自体を対象とした研究が少ないきらいがあるが本書では，上述の観点から，ヒトの動きを生み出す基となる筋力そのものに焦点を当て，特に神経科学的観点から考えてみようとするものである．内容の大まかな区分としては，1章で筋力発揮の基礎的神経機構について，2-4章では筋力の随意調節，5-6章では動きのための筋力発揮，7-8章で筋力発揮能力の個体内変動（トレーニングと疲労），そして9-12章で筋力異常を引き起こす神経障害とその治療についてまとめてある．

　本書がヒトの筋力発揮というものの神経科学的特性を再考するきっかけとなれば幸いである．

2017. 1. 10.

編者代表　**大築　立志**

編著者一覧

[編著者]

大築　立志	東京大学名誉教授
鈴木　三央	ボバース記念病院リハビリテーション部　部長
柳原　　大	東京大学大学院総合文化研究科生命環境科学系　准教授

[著　者]

伊藤　克浩	山梨リハビリテーション病院　リハビリテーション部副部長　理学療法士 日本ボバース研究会会長
河辺　章子	神戸大学大学院人間発達環境学研究科　教授
北原エリ子	順天堂大学医学部付属順天堂医院リハビリテーション室　理学療法士
木下　　博	大阪大学名誉教授
郭　　　伸 kwak　shin	東京大学大学院　医学系研究科 国際医療福祉大学　臨床医学研究センター　特任教授
髙橋　恭平	熊本高等専門学校　共通教育科　准教授
谷口　有子	京都学園大学　健康医療学部健康スポーツ学科　教授
野垣　　宏	山口大学大学院医学系研究科　教授
正門　由久	東海大学医学部リハビリテーション科　教授
矢部京之助	名古屋大学名誉教授
山口　　潤	山梨リハビリテーション病院　リハビリテーション部　理学療法士
吉武　康栄	鹿屋体育大学　准教授

〈五十音順〉

目　次

【筋力発揮の基礎的神経機構】

1章　運動単位からみた筋力制御の基本特性……………………〈正門　由久〉……… 1
  1. 運動単位……………………………………………………………………………… 1
  2. 運動単位の発射調節………………………………………………………………… 1
   （1）運動単位の動員の制御機構 ………………………………………………… 4
   （2）発射頻度の調節機構について ……………………………………………… 4
   （3）運動単位の動員閾値と発射頻度の関係 …………………………………… 4
   （4）運動単位間の平均発射頻度の関係 ………………………………………… 5
  3. 運動単位の同期発射………………………………………………………………… 6
  4. Plateau potential …………………………………………………………………… 6
  5. 脳波-筋電図コヒーレンス ………………………………………………………… 7

【筋力の随意調節】

2章　筋出力の随意調節……………………………………………〈大築　立志〉…… 17
  1. 力の主観的調節―受動的力感覚と能動的力感覚………………………………… 17
  2. 実際の運動場面における力の調節………………………………………………… 21
   （1）小さな力を正確に出力する ………………………………………………… 21
   （2）大きな持続性筋力を発揮しながら微細な調節を行う …………………… 21
   （3）大きな力を短時間に集中的に出す ………………………………………… 22
  3. 種々の主観的な筋出力のグレーディング特性…………………………………… 22
  4. タイミングよく正確な力を発揮する……………………………………………… 25
  5. 伸張反射に対する時間的予測の影響……………………………………………… 28
  6. 時間的構えの持続時間……………………………………………………………… 30

3章　負荷予測と筋力発揮：筋出力の準備と修正………………〈河辺　章子〉…… 34
  1. 日常生活における負荷予測………………………………………………………… 34
  2. 筋出力の内的準備状態について…………………………………………………… 36
  3. 負荷予測が間違っていた場合の反応と修正……………………………………… 39
  4. 筋出力量の修正と切り換え………………………………………………………… 42

4章　複数筋の同時収縮による発揮筋力の低下 …………………………〈谷口　有子〉…… 47
　　1. 両側体肢の同時動作時の発揮筋力 ……………………………………………………… 47
　　　（1）両側性機能低下 ……………………………………………………………………… 47
　　　（2）両側性機能低下とスポーツ ………………………………………………………… 47
　　　（3）両側性機能低下とトレーニング …………………………………………………… 48
　　　（4）両側性機能低下に及ぼすトレーニング効果の神経機構 ………………………… 51
　　2. 複数指の同時活動時の発揮筋力 ………………………………………………………… 56
　　　（1）遠心性協同筋抑制 …………………………………………………………………… 56
　　　（2）周辺抑制 ……………………………………………………………………………… 57
　　　（3）複数指の同時活動時の発揮筋力とトレーニング ………………………………… 59

【動きのための筋力発揮】

5章　摘み力の制御 …………………………………………………………〈木下　　博〉…… 63
　　1. 摘みと握り ………………………………………………………………………………… 63
　　2. 摘み力の制御 ……………………………………………………………………………… 65
　　3. 摘みの筋活動と筋シナジー ……………………………………………………………… 67
　　4. 指先の感覚受容器と求心性神経活動機能 ……………………………………………… 69
　　5. 摘み運動の中枢機構 ……………………………………………………………………… 73

6章　素早い筋力発揮に先行する筋放電休止 ……………………………〈矢部京之助〉…… 80
　　1. 筋力発揮直前の抑制現象（動作前サイレントピリオド）……………………………… 80
　　　（1）サイレントピリオド実験の背景 …………………………………………………… 80
　　　（2）2種類の筋放電休止期 ……………………………………………………………… 82
　　　（3）動作前サイレントピリオドの略史 ………………………………………………… 82
　　2. 動作前サイレントピリオドの特性 ……………………………………………………… 83
　　　（1）上肢にみられる出現率 ……………………………………………………………… 84
　　　（2）下肢にみられる出現率 ……………………………………………………………… 86
　　　（3）サイレントピリオド出現の潜時と持続時間の関連性 …………………………… 87
　　3. 対側肢に出現するサイレントピリオド（素早い動作は抑制から始まる）…………… 89
　　4. 動作前サイレントピリオド出現の検証 ………………………………………………… 91
　　　（1）筋レベル ……………………………………………………………………………… 91
　　　（2）脊髄レベル …………………………………………………………………………… 92
　　　（3）大脳レベル …………………………………………………………………………… 93
　　5. 動作前サイレントピリオドと類似なサイレントピリオド …………………………… 95

【筋力発揮能力の個体内変動】

7章　筋力トレーニングの神経機構　〈吉武　康栄〉…… 98
1. 表面筋電図による筋力トレーニング効果（最大筋力増加）の生理学的メカニズムの解明…… 98
2. ワイヤー筋電図によるトレーニング効果（最大筋力増加）の生理学的メカニズムの解明…… 100
3. 運動制御能力に対する筋力トレーニングの効果…… 102
4. 運動単位レベルでのメカニズム解明の限界と今後の展望…… 104
5. 大脳レベルにおけるトレーニング効果のメカニズム…… 105
6. 今の流行りと今後の課題…… 107

8章　筋疲労の神経機構　〈髙橋　恭平〉…… 114
1. 筋疲労…… 114
2. 中枢性疲労と末梢性疲労…… 114
3. 生理的限界と心理的限界…… 116
4. 筋疲労に伴う筋活動の変化…… 118
5. 筋疲労に伴う脳活動の変化…… 119
   - (1) 筋疲労を伴う運動中における中枢神経系の興奮性変化…… 121
   - (2) 筋疲労を伴う運動終了直後における中枢神経系の興奮性変化…… 121
   - (3) 筋疲労を伴う運動終了後回復期における中枢神経系の興奮性変化…… 122
     1) 運動筋を支配する中枢神経系興奮性の変化…… 122
     2) 非運動筋を支配する中枢神経系興奮性の変化…… 123
     3) 筋疲労のリハビリテーション医学への応用可能性…… 124

【筋力異常を引き起こす神経障害とその治療】

9章　整形疾患のスポーツ障害のケースでの筋力回復　〈伊藤　克浩・山口　潤〉…… 128
1. 身体アライメントと効率のよい筋力発揮について…… 129
2. ラグビー特有のスキル・プレーと必要な身体的・運動学的要素…… 132
   - (1) スクラムの姿勢に必要な身体的要素…… 132
   - (2) スクラム姿勢のアライメント…… 133
   - (3) スクラムを効率よく押すために必要な筋活動…… 134
3. アスリートのリハビリテーション計画…… 135
   - (1) コアトレーニング…… 136
   - (2) 予期的姿勢調整（anticipatory postural adjustments：APAs）…… 137
4. ケーススタディ…… 138
   - (1) 症例Ⅰ・右肩反復性脱臼術後…… 138
     1) 肩関節，体幹，股関節の可動域改善…… 138
     2) 筋力トレーニング…… 139

　　　　3）ボールスローのためのバランスと強さ……………………………… 140
　　　　4）パピーポジションでのプロトラクション ……………………………… 141
　　　　5）PNF（proprioceptive neuromuscular facilitation）……………… 141
　　　　6）パピーポジションでのチューブ引き ………………………………… 141
　　　　7）上腕骨頭−肩甲骨窩の関係 …………………………………………… 141
　　　　8）バーを使ったコアトレーニング ………………………………………… 141

10章　学童期の脳性麻痺児の治療を通して〜バランスと筋力〜 ………〈北原　エリ子〉…… 144
　　1. 脳性麻痺児における筋力発揮能低下の病態 ……………………………… 144
　　　（1）脳性麻痺児の分類 ……………………………………………………… 144
　　　（2）痙直型脳性麻痺児の筋力発揮能低下の病態 ……………………… 144
　　　（3）ディスキネティック脳性麻痺児の病態 ……………………………… 145
　　　（4）脳性麻痺児の筋・姿勢制御機構の発達 …………………………… 147
　　2. 脳性麻痺児に対する機能活動獲得を目標とした
　　　リハビリテーションアプローチ ……………………………………………… 148
　　　（1）症例Ⅰ・脳室周囲白質軟化症 ………………………………………… 149
　　　〈理学療法内容〉…………………………………………………………… 149
　　　　1）足部の皮膚・筋・関節の可動性の維持・改善とバランス練習 ……… 149
　　　　2）筋力トレーニング ……………………………………………………… 149
　　　　3）ロフストランド杖歩行獲得のための手続き運動学習 ……………… 149
　　　（2）症例Ⅱ・核黄疸 …………………………………………………………… 151
　　　〈理学療法内容〉…………………………………………………………… 151
　　　　1）上肢の自発運動を引き出す誘導 …………………………………… 151
　　　　2）頭部と体幹・四肢のアライメントの保持と体位変換への適応 ……… 151
　　　　3）日常生活における姿勢保持の実現に向けた姿勢適応練習と
　　　　　姿勢保持装置の作製 ………………………………………………… 152

11章　パーキンソン病における筋力低下の原因と治療 ………………………〈野垣　　宏〉…… 155
　　1. パーキンソン病とは………………………………………………………… 155
　　2. パーキンソン病に筋力低下は存在するのか……………………………… 156
　　3. パーキンソン病には運動速度依存性の筋力低下が存在する…………… 157
　　4. パーキンソン病における速度依存性筋力低下は疾患固有の症候である…… 159
　　5. 体幹の筋力と姿勢異常，起居動作障害との関連………………………… 161
　　6. 筋力低下は経過とともに質的に変化する………………………………… 162
　　7. パーキンソン病における筋力低下の治療………………………………… 164
　　　（1）薬物療法，DBS ………………………………………………………… 164
　　　（2）リハビリテーション …………………………………………………… 165

12章　筋萎縮性側索硬化症（ALS）とその治療 ……………………………〈郭　　　伸〉…… 168
　　1. ALSの臨床像 ……………………………………………………………… 171

2. ALSの病理像 …………………………………………………… *173*
  3. 病因メカニズム………………………………………………… *173*
   (1) ALSの分子メカニズム ……………………………………… *175*
   (2) 孤発性ALSの分子メカニズム ……………………………… *175*
    1) GluA2 RNA編集異常とADAR2 …………………………… *175*
    2) 運動ニューロンの変性とRNA編集異常 ………………… *176*
    3) TDP-43病理とADAR2発現低下の分子連関 …………… *178*
    4) FTLDとのかかわり ………………………………………… *181*
   (3) 孤発性ALSと家族性ALSの異同から ……………………… *181*
  4. ALSの分子治療 ………………………………………………… *182*
 索引 ……………………………………………………………………… *186*

【筋力発揮の基礎的神経機構】

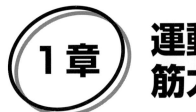

1章 運動単位からみた筋力制御の基本特性

　運動単位（motor unit）とは，脊髄および脳幹のひとつの運動ニューロンおよびそれに支配される筋線維群のことで，運動の細小基本単位である[20]．運動ニューロンの膜電位が閾値に達し，活動電位を発生すると，軸索を通じ，その支配された筋線維群が収縮し，筋張力を発生する．それゆえに最終共通路（final common path）と呼ばれている．成熟した動物の骨格筋では，筋線維に対する多重神経支配はない[20]．
　本章では，動物およびヒトにおける研究報告の知見から，運動単位の発射制御について述べる．

1. 運動単位

　ひとつの筋肉を構成している運動単位同士であっても，それぞれ生理学的にも形態学的にも性質が非常に異なる．一方，運動ニューロンとそれが支配する筋線維は，まったく同質ではないが，よく似た特性を持つ．運動単位は，その支配する筋線維の収縮特性（不完全強縮時にsagを示すかどうかと疲労抵抗性）から，3つの型，すなわちS型，FR型，FF型に分類される（表1-1）[20]．
　個々の運動単位の発生する最大張力は，同一筋を構成するものでも大きく異なり，もっとも小さいものともっとも大きなものとの差は2～3桁にも達する．運動単位の発生する最大強縮張力は，支配する筋線維数（神経支配比），筋線維の平均の太さ（断面積）および単位面積当たりの発生張力により決定されるが，筋線維数の影響がもっとも大きい．したがって，同じ筋の運動ニューロンでも，その支配する筋線維数には大きな違いが存在することとなる．ひとつの運動ニューロンが支配する筋線維の数はS型に属するものがもっとも少なく，FR型，FF型の順に多くなる[20]．
　運動ニューロンの活動量も，筋線維の特性とよく適合している．疲労抵抗性に高いS型は，動員閾値が低く，活動期間や活動量も大きい．一方疲労しやすいF型運動単位は，動員閾値も高く，発射期間が非常に短く，活動量も小さい．

2. 運動単位の発射調節

　随意運動において筋張力を調節するには，運動単位の動員（recruitment）と動員された運動単位の発射頻度を調節する機構（rate coding）があると考えられている[27, 28]．
　ヒトにおける運動単位の発射解析にはさまざまな方法があるが，ここではDecom-

表1-1 運動単位の特性

型　（収縮特性）	FF	FR	S
（エネルギー代謝特性）	FG	FOG	SO
（ミオシン免疫組織化学）	IIb, IIx*	IIa, IIx	I
筋単位特性			
単収縮時間	速	速	遅
力出力	大	中	小
疲労抵抗性	低	中—高	高
解糖系酵素	高	高	低
酸化系酵素	低	中—高	高
筋線維の太さ	太い	中位	細い
神経支配比	大	中	小
分布密度	大	中	小
領域面積	広い	中—小	狭い
運動ニューロン特性			
膜抵抗	低	中	高
全表面積	大	中	小
樹状突起の分枝	多	多	少
軸索伝導速度	速	速	遅
後過分極電位の持続	短	中	長
基電流	高	中	低
入力抵抗	低	低	高
Bistability	不完全	不完全—完全	不完全—完全
酸化酵素活性	低 ──────────────→		高
シナプス入力・活動パターン			
Ia EPSP	小	中	大
Disynaptic IPSP	小	中	大
Renshaw IPSP	小	中	大
Cutaneous PSP	脱分極優位	脱分極優位	過分極優位
Rubrospinal PSP	脱分極優位	脱分極優位	過分極優位
発射パターン	高頻度バースト	中間	低頻度持続的
1日の活動量	少	中	多

*ヒトの場合
（神田健郎：運動の神経機構　筋と運動ニューロン：脳神経科学．三輪書店，pp.425-432, 2003）

position techniqueを紹介する．Decomposition techniqueとは，De Lucaらによって開発された運動単位の解析法（図1-1）で，随意収縮によって複数の運動単位が発射する干渉波を個々の運動単位の発射に分解分析する方法である[8,9]．

Decomposition techniqueでは，電気信号の分解を行うために，複数の電位を導出する必要があるため，多極針を用いる．多極針は微小電極4つからなり，3つの双極誘導電位を導出することが可能である．

Decomposition techniqueは，多極針より導出された電位より以下の2つの解析を行う．ひとつは個々の運動単位活動電位のベクトル値から型を作製し，その型と実際の波形とを比較する型マッチング法（template matching法）である．もうひとつは，個々の運動単位の発射した時間の統計データより，その運動単位の次発射時期を確率的に推定する発射時間統計参照法（firing history statistics法）である．以上の2つを組み合わせて，個々の運動単位の動員閾値や発射頻度，筋張力との関係，運動単位

間の発射頻度の関係，発射時間間隔の関係を同時に測定することが可能となる．

通常の記録方法では，最大収縮の10％程度までで運動単位の分析が可能であるが，筋収縮力が増加すると，動員される運動単位の数も増加し，波形が重なるため，運動単位発射解析は困難となる．一方，本手法を用いることにより，高い筋張力でも解析が可能となる．

通常では，運動単位の発射解析は困難であるが，decomposition technique を用いることで，より詳細な運動単位解析が可能となり，基礎研究ばかりでなく臨床の場面でも評価を行う有効な手段となりうると考えられる．実際の分析結果を図1-2に示す[27]．

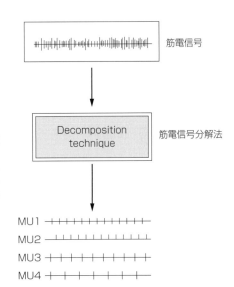

図1-1 Decomposition technique（筋電信号分解法）の概念

Decomposition techniqueとは，複雑な筋電信号（EMG Signal）を個々の運動単位の発射（motor unit action potential trains）に分解する方法である．
MU: motor unit
（正門由久：運動単位の発射調節．臨床脳波　35：717-723, 1993）

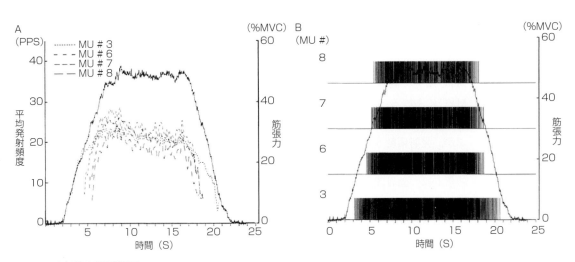

図1-2　実際の解析結果

記録は第一背側骨間筋からのもので，Aは平均発射頻度曲線，Bは運動単位が発射した時刻をバーで示したものである．
PPS: pulses per second
（正門由久：運動単位の発射調節．臨床脳波　35：717-723, 1993）

(1) 運動単位の動員の制御機構

運動単位の動員については，脊髄前根で細胞外記録された活動電位振幅が小さなものから大きなものへ，軸索の伝導速度の遅いものから速いものへの順になっていること，また筋線維の発生する張力の小さなものから大きなものへ，さらに運動単位のS型，FR型，FF型の順になっていることが報告されている．これは，大きさの原理（size principle）とよばれ，伝導速度も活動電位の振幅も，軸索の太さが太いほど速く，細胞体の大きさも大きいものと考えられるからである[20]．

運動ニューロンの入力抵抗，膜抵抗，基電流値，活動電位の閾値などが，軸索の伝導速度と正の相関を示すことから，ニューロン固有の性質が運動単位の動員順序の序列化をもたらすと考えられている．

(2) 発射頻度の調節機構について

発射頻度と運動単位の発生する張力との間の関係は，S字状曲線を呈する．

一方，細胞内通電量を変えて，発射頻度との関係をみると，通電量が増えるに従って発射頻度は直線的に増し，ある値に達すると以降勾配が急峻となる．前者はprimary range，後者はsecondary rangeとよばれている．しかしながらこれらは動物では証明されているものの，ヒトでは不明である[21]．

(3) 運動単位の動員閾値と発射頻度の関係

筋張力の増加に従い，運動単位が徐々に動員され，さらにその発射頻度は増加し，筋張力が一定になると，その後やや発射頻度を低下させ，ほぼ一定となる．

これらから，より動員閾値の低い運動単位がより高頻度で発射しているのがわかる（図1-2）[8, 9, 27, 28]．そこで，運動単位の動員閾値と発射頻度の関係を異なった筋張力レベルでみてみると，筋肉によってその関係が異なっていることがわかる．

たとえば図1-3のように，三角筋と第一背側骨間筋における両者の関係を比較してみると，三角筋では運動単位が80％MVCまで動員されているものの，筋張力が40％から80％に上昇しても発射頻度の上昇は少ない．一方，第一背側骨間筋では50％MVC以上で動員される運動単位はほとんどないものの，筋張力を40％から80％MVCにあげるのに，発射頻度をより上昇させて，筋張力をあげているのがわかった[8, 9, 27]．これ以外にも前脛骨筋では，運動単位の動員は，80％MVC近くまでにおよぶが，発射頻度も第一背側骨間筋ほどではないが，増加させていた．これらより，筋肉によって，動員閾値と発射頻度の関係は異なるものの，どの筋肉でも最大下収縮の状態では，動員閾値の低い運動単位のほうが，発射頻度は高いことがわかった．これは，目的にかなったものであるといえる．というのは，微細な調節が必要とされる手指の小さな筋肉と，上肢近位筋や下肢筋でそれらの関係が異なるのは当然であるといえる．しかしながら，疾病や外傷により運動単位数が減少するような場合には，上記の関係は変化し，上肢の近位筋でも運動単位数が減少すると，より発射頻度を増加させて筋張力を上昇させていることが判明した．

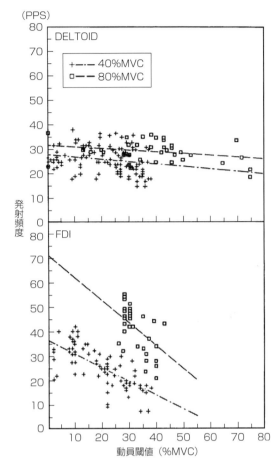

図1-3 運動単位の動員閾値と発射頻度の関係
横軸は動員閾値を,縦軸は発射頻度を示す.
MVC: maximal voluntary contraction
PPS: pulses per seconds
FDI: first dorsal interosseus
(正門由久:運動単位の発射調節.臨床脳波 35:717-723, 1993)

(4) 運動単位間の平均発射頻度の関係

　以前は,運動単位の発射頻度は個々に調節されるものと考えられていた.しかしながら個々の運動単位をそれぞれに調節していることは考えにくい.
　なぜなら,上述したように運動単位の発射頻度は,筋張力が一定になるとほぼ一定となるが,それぞれの運動単位の発射頻度は変動を繰り返していた.筋張力が一定のところで,運動単位間の発射頻度の関係について相互相関を検討すると,運動単位の平均発射頻度曲線は,相互相関が高く,またそのピークが非常に高く,時間差もほとんどなかった.これより,運動単位の平均発射頻度間の相互相関は高く,発射頻度は,ほぼ同時にまた同程度に調節されていることが判明した[8, 9, 27, 28].このように各運動単位の発射頻度の調節は,それぞれの発射が個々にコントロールされているわけではなく,その筋肉の運動単位全体が一様にかつ同時にコントロールされているものと考えられた.これはその筋を支配する運動ニューロン全体に,中枢あるいは末梢からの入力が,一様に分布していることを示すものと推測される.
　これは,速い運動でも遅い運動でも,同様であると考えられている.速い運動では,FF運動単位が優先的に動員されると考えられていたが,実際のデータではその証拠はない[29].

Tokizaneらが提唱した，運動単位を平均発射時間間隔とその標準偏差から，いわゆるtonic unitとkinetic unitに分類できるという報告がされたが，その後の研究ではそれを支持する結果は得られていない．しかしながら，平均発射時間間隔とその標準偏差との関係は，各筋によって異なっており，その筋の機能との関連が示唆される[30]．

3. 運動単位の同期発射

随意運動中では，複数の運動単位が同期して発射することはあまりないと考えられてきた．もしも，運動単位が少なからず同期して発射すれば，巧緻性のある筋収縮を期待することは困難であり，たとえば，すべての運動単位が同期して発射すれば，それは末梢神経を電気刺激する時のように，支配筋すべてに同時に筋収縮をもたらすことになるからである．しかしながら，運動単位が同期して発射するという事実も，疲労時や生理学的振戦などで存在することが指摘されている．

最近では運動単位の同期発射は，運動単位のcommon synaptic inputにより生じると考えられている．Dattaらは健常者の第一背側骨間筋より運動単位を記録して，他の運動単位とのcross-interval histogramを計測し，CUSUM法を用いて同期発射の有無を検討し，すべての運動単位間にほぼ時間間隔zero付近で同期を認め，それをshort term synchronizationと呼んでいる[7]．その生理学的機序については，Kirkwoodの動物実験の報告[25, 26]と同様にcommon synaptic inputが運動単位の同期発射の原因であるとしている．その起源としては，中枢神経系や末梢神経からのfeedbackなどが考えられるが，脳卒中などの疾患で消失すること，感覚障害の強い末梢神経障害患者でもみられることなどから，中枢神経，とくに大脳皮質運動野がその起源と考えられる．また，同期発射の頻度および強度は，上肢でも下肢でも遠位筋に多くみられることも，大脳皮質運動野が起源であることを支持するものである[24]．

4. Plateau potential

運動ニューロン表面には，数千のシナプスがあり，これらのうちの多くが持続的に非同期的に活動することによって生じるシナプス後電流が加算されて，発火の調節が行われている．つまり興奮性のdriving currentによって，発射頻度が調節されていると考えられてきた．

しかしながら最近，運動ニューロンの膜の特性が変化して発射頻度の調節が行われる機構が明らかになっている[14, 15, 17, 18]．

これはplateau potentialとよばれている．一過性の興奮性入力による脱分極で，運動ニューロンの膜特性が変化し，ある閾値を超えると，運動ニューロン自身に持続的な内向きの電流（persistent inward current: PIC）が発生する．これはLタイプのCaチャネルによるものと考えられている．いったんplateau potentialが発生すると，外部からのsynaptic excitationがとまっても，持続的に運動ニューロンは発射し続ける．このplateau potentialは脊髄を切断することでいったん失われるものの，ノルア

ドレナリンやセロトニンなどの注入によって回復することから，これらの伝達物質を介する回路，つまり脳幹からの網様体脊髄路などによって引き起こされるものと考えられている．つまり大脳運動皮質からの運動に関するspecificな命令を受ける一方，脳幹網様体系によって，脊髄レベルの興奮性の変化を調節しているのではないかと推測される．またplateau potentialを引き起こすreceptorは，主としてdendriteに存することが判明している．またPICは，S型運動単位では，F型運動単位におけるそれに比べて，減衰しにくいことが報告されている．それゆえに，姿勢維持などの場合に持続的に発射する場合が多いS型運動単位には，好都合といえる．

　以上のデータは，猫などの動物実験レベルであるが，ヒトでもいくつかの報告があり，plateau potentialの存在が示唆される[4,5,11,12]．その意義については不明であるが，筋張力発揮の際，通常の入力を数倍にも増幅することが可能となることから，筋張力発揮がたやすくなることが考えられる．さらには，上位運動ニューロン（大脳皮質運動中枢と脊髄運動ニューロンをつなぐニューロン）症候群における痙縮などにもplateau potentialのかかわりが示唆されており，病的状態における運動ニューロンの膜電位変化が痙縮などの異常な興奮性増大のひとつの原因になっている可能性が示唆されている[2,12]．

5．脳波−筋電図コヒーレンス

　現在，中枢神経系で観察されている律動性活動や同期的発射が重要な機能的役割を果たしていると推測されている[33]．また，その律動性活動の周波数そのものがそれぞれ何らかの意味ある情報を伝達している可能性もある．脳の各領域間や半球間での同期化が運動調節，運動学習や認知などの機能に関与していると考えられている[33]．

　脳波（electroencephalogram: EEG）は，ヒト・動物の脳から生じる電気活動を，頭皮上，脳表，脳深部などに置いた電極で記録する方法である．医療での臨床検査として，また医学，生理学，心理学や工学領域での研究方法として用いられている．個々の神経細胞の発火を観察する単一細胞活動の記録とは異なり，電極近傍あるいは遠隔部の神経細胞集団の電気活動の総和を観察する．さらには，神経細胞の電気活動に伴って生じる磁場を観察する脳磁図（magnetoencephalogram: MEG）がある．

　一方，筋電図は，筋肉の活動を電気的に記録するものであり，脊髄前角細胞の発射の総和と考えられる．

　脳波と筋電図は，生理検査として対をなすものとして行われてきたが，両者の間には，体性感覚誘発電位など，末梢神経や皮膚などを電気刺激し，脳波を加算平均することで得られるものや，磁気装置を使い頭部運動野を刺激することによって，運動誘発電位（motor evoked potential: MEP）の記録が可能となっていることから，中枢神経系と末梢神経系の隔たりがなくなってきていた．

　その中で脳波−筋電図コヒーレンスは，脳波そのものと筋電図そのものの関連を探る新しい解析方法である．1995年に脳磁図−筋電図コヒーレンスの存在が報告され[6]，それ以来さまざまな研究が行われている．脳波，脳磁図活動は，脳細胞の集合的活動を示す．筋電図は，運動単位の集合的な発火であり，整流化することにより脊髄運動

ニューロンの活動を反映していると考えられる．
　コヒーレンスは，周波数領域での線形相関の計測方法であり，数式1で表現される．Pxx（f）・Pyy（f）・Pxy（f）は，信号Xと信号Yのある周波帯fでのクロスペクトラルとオートスペクトラルである．

$$Coh(f) = \frac{|P_{xy}(f)|^2}{|P_{xx}(f)| \cdot |P_{yy}(f)|} \quad \cdots\cdots\cdots (数式1)$$

　たとえば，ある周波数fでの，Pxx（f）は，脳波のオートスペクトラル，Pyy（f）は，整流した筋電図のオートスペクトラル，Pxy（f）はそれらのクロススペクトラルを示す．
　脳活動−筋電図コヒーレンスが統計学的に有意かどうかを検定するには，線形無相関であるという仮定でのコヒーレンスの95％信頼区間の上限が使われる（数式2）．

$$l(a) = 1 - \left(1 - \frac{a}{100}\right)^{\frac{1}{n-1}} \quad \cdots\cdots\cdots (数式2)$$

　つまり，コヒーレンスは，入力と出力の関係がどの程度あるかを表すものである．
　周波数領域において，0と1の間をとり，完全に相関がある場合は1，相関がない場合は0をとり，1に近いほど，相関が大きいということになる[33,34]（図1-4）．
　MEGによる磁界計測や硬膜下の皮質直接記録とは異なり，頭皮上脳波記録は，基準電極の活性化などにより影響を受けやすく，脳波の誘導法によってコヒーレンスは異なった値を示す．つまり，両耳朶連結基準電極，共通平均基準電極，頭部外基準電極，双極誘導などの誘導法によって大きく影響を受ける．SD法（source derivation method）を用いることでもっとも信頼性のある脳波−筋電図コヒーレンスが観察されると報告されている[33,34]．SD法は電極直下の電位をS/N比良く検出するためにB. Hjothによって開発された方法であり，MEGとほぼ同様に，その直下の電位のみを計算する方法である[33,34]．
　サルやヒトにおいて，感覚運動皮質内の律動的な，同期的活動の機能的な役割が研究されてきている[1,34,37]．このような律動性は，皮質活動を広く記録する手段によって観察されている．ヒトでは，MEGやEEGなどで，サルでは局所的なフィールド電位（local field potentials: LFP）としてその律動性が観察されている（図1-4）．その特徴としては,その主たる周波数帯が15〜30Hzのβ帯であり，多数の皮質運動ニューロンの同期発射から発生するものと考えられている[1,34,37]．これらの同期的な発射は，運動野からの指令として筋活動に影響を与えていると推測され，その解析としてコヒーレンスが生まれてきた．
　健常者での脳波−筋電図コヒーレンスは，頭皮上分布としては，筋活動を記録した筋と反対側の一次感覚運動野周辺の脳波と最大値を示す．脳磁図による研究では，一次運動野にコヒーレンスの発生源があると報告されている[38]．なおコヒーレンスの最大点が，経頭蓋磁気刺激法でのhot spotと一致していたと報告されている[35]．
　有意なコヒーレンスの周波数帯域としては，そのほとんどがβ帯域（15〜30Hz）であるが，α帯域やγ帯域でも観察される場合がある．これらそれぞれの周波数帯で

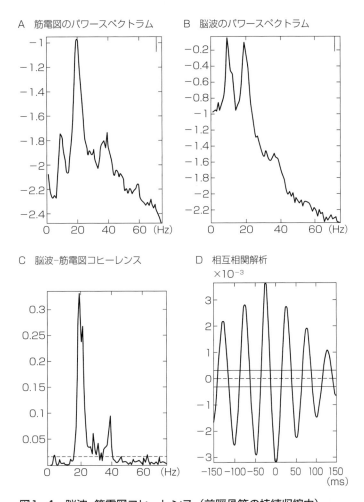

図1-4 脳波−筋電図コヒーレンス（前脛骨筋の持続収縮中）
(Masakado Y, et al.: Task- and phase-related changes in cortico-muscular coherence. Keio J Med 57: 50-56, 2008)

のコヒーレンスは，異なったメカニズムで発現すると考えられている．筋収縮の強度との関係では，筋収縮の程度が強くなると，コヒーレンスのピーク周波数はβ帯からγ帯域へ変化する．このγ帯でのコヒーレンスは，強収縮でみられる筋放電での40Hzに関連していると考えられている[3]．コヒーレンスは，弱収縮時，中等度収縮時では，通常β帯域でのコヒーレンスが見られ，その後強収縮でのγ帯域でのコヒーレンスに変化するが，その際に徐々に変化するわけではなく，β帯からγ帯に突然変化する[3]．

　これらβ帯あるいはγ帯コヒーレンスでは，脳波と筋電図との時間差を計測すると，この2つの周波数帯域では，ともに脳波が筋電図に先行しており，β帯とγ帯コヒーレンスでは，その間に差はなかった．これらの所見から，β帯域およびγ帯域でのコヒーレンスは，大脳運動野から脊髄前角運動ニューロンへの遠位性の出力と関連して

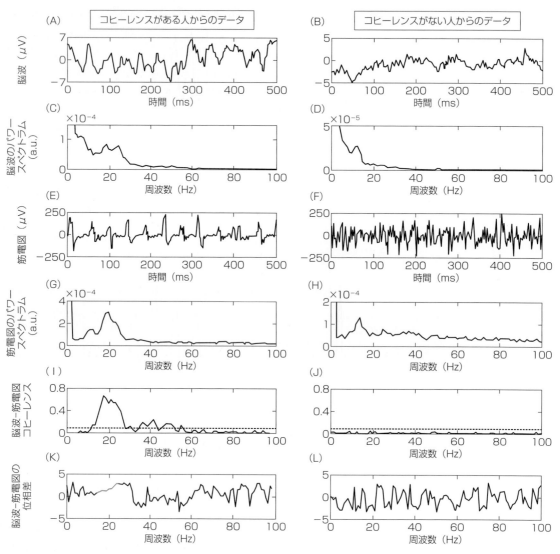

図1-5 コヒーレンスがある人からのデータ（左）とコヒーレンスがない人からのデータ（右）
(Ushiyama J, et al.: Between-subject variance in the magnitude of corticomuscular coherence during tonic isometric contraction of the tibialis anterior muscle in healthy young adults. J Neurophysiol 106: 1379-1388, 2011より引用改変)

いるものと推測される．しかし，α帯で観察されるコヒーレンスには，ともに脳波が筋電図に先行するような結果（時間差）は得られていない[35]．

　著者らが行った102名の健常者の研究では，必ずしもすべての人についてコヒーレンスが有意に計測されるわけではないが，約60％のヒトに有意なコヒーレンスが観察された[40]（図1-5）．どのようなヒトに有意なコヒーレンスが観察されるのかは，さまざまな解析を行ったもののいまだ不明である．それゆえ，コヒーレンスはまれに観察されるものではないが，有意にないことが異常であるとは限らない．

　コヒーレンスは，持続的収縮時には見られるものの，運動時には消失する[23,31]．

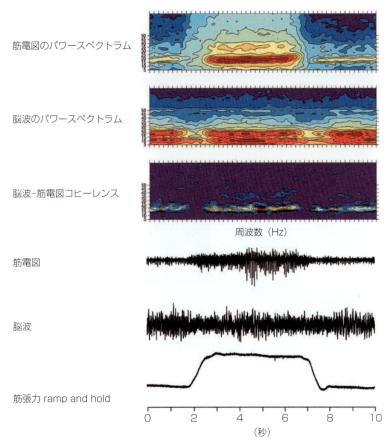

図1-6 Time-coherence analysis（前脛骨筋の等尺性収縮時）
台形状収縮課題を100回行い，それらを平均し，時間と課題との関係をコヒーレンス解析した．筋張力が一定の時にはコヒーレンスがみられるが，筋張力が変化する時にはコヒーレンスは消失した．
(Masakado Y, et al.: Task- and phase-related changes in cortico-muscular coherence. Keio J Med 57: 50-56, 2008)

Ramp and hold taskでは，ramp phaseにはコヒーレンスが消失し，hold phaseではコヒーレンスが観察された．また5% MVC (low level持続性収縮時) と10% MVC (high level持続的収縮時) でのコヒーレンスの程度に差はなかった（図1-6）．コヒーレンスは15～35Hzの周波数帯（β帯）以外では，観察されなかった．さらには，ゆっくりと筋張力をあげる課題を行っても，hold phase以外では，コヒーレンスは観察されなかった．これらの結果は足関節運動で行ったものであるが，手関節運動でも同様の結果であった[31]．

しかし，いくつかの他の研究結果と上記の結果は異なっている．Vallboらは手首あるいは指のゆっくりとした運動で10Hzの変動を認めている[41]．Kakudaらも同様に，手首のゆっくりとしたramp phaseで運動単位の間に6～12Hzのコヒーレンスを報告しているが，hold phaseでは観察していない[19]．これらから，彼らはゆっくりとした収縮中（ramp中）でも，6～12Hzの運動指令によって運動が行われ，hold phaseでは，

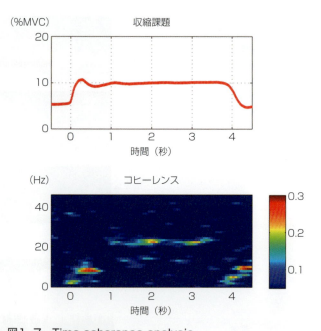

図1-7 Time-coherence analysis
図1-6と同様な課題を急速収縮で行ったところ10Hz帯にコヒーレンスが出現した.

そのような指令が消失していたと報告した.しかしこの報告では,脳波-筋電図コヒーレンスについては計測しておらず,著者らの結果とは異なっており,今後の研究が必要である.

一方,急速なphasic運動の実行中では,どのようなコヒーレンスが観察されるのであろうか.Feigeらは運動皮質の活動と筋肉の間で,低周波(2〜14Hz)のコヒーレンスを観察している[10].著者らも同様なtaskでα帯のコヒーレンスを観察したものの,脳波が筋電図に先行するような結果は得られていない(図1-7).このようにα帯に観察されるコヒーレンスは,必ずしも大脳運動野由来とは考えられず,ほかの起源から,運動野と筋肉に共通の信号を送っているものと考えられる.

著者らは,下肢で座位での持続収縮時に観察される大脳皮質運動野付近の脳波とヒラメ筋筋電図間でのβ帯コヒーレンスが立位などさまざまなtask(姿勢)でどのように変化するのかを検討した[32].その結果,立位,前傾立位,一本足立位では,コヒーレンスが消失した(図1-8).しかしながら,立位で,床を踏むような持続収縮を行わせると,ヒラメ筋との間に有意なコヒーレンスがβ帯で観察された.これらの結果は,ヒラメ筋の筋電図つまり,その筋活動が,立位時には運動野に由来するものではない,または立位時に大脳運動野の皮質運動ニューロンの多数が同期して活動していないことを示していると考えられる.

前述したとおり,運動単位の同期発射は,運動単位のcommon synaptic inputにより生じると考えられている.これらのtime-domain analysisとは別にfrequency domain analysisを行うと,運動単位間にも20Hz帯のコヒーレンスがみられる.この

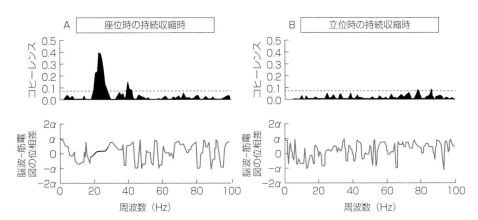

図1-8 立位中のコヒーレンス
座位で持続収縮中に見られたコヒーレンスは，立位時に消失した（ヒラメ筋）．
(Masakado Y, et al.: EEG-EMG coherence changes in postural tasks. Electromyogr Clin Neurophysiol 48: 27-33, 2008)

ことからも，大脳運動皮質の神経細胞の律動が筋活動，つまり運動単位の発射に影響を与えていることがわかる．しかしながら，各運動単位が10Hz前後で発射している一方，大脳運動皮質からの指令の律動性信号であると考えられているコヒーレンスは20Hzであり，両者がどのように関連しているのかはいまだに不明である．つまり20Hzの大脳運動野からの入力信号，脳波の律動性に運動単位がどのように反応して，発射頻度が10Hz付近になるのか．さらに筋収縮の強度が弱収縮から中等度の収縮に変化すると，発射頻度は10Hz付近から徐々に増加していくものの，大脳運動野からの20Hzは変化しないという違いもある．これらの指令，つまりコヒーレンスと運動単位の発射調節機構がどのように関連しているのかは今後の研究課題である．

脳波-筋電図コヒーレンスは，大脳一次運動野と脊髄前角運動ニューロンとの関連を見るものであるので，特異的な関連を非侵襲的に計測できることから，運動障害，不随意運動を示す疾患の病態生理の解明に応用されている．

パーキンソン病では，安静時の振戦と有意なコヒーレンスを示すピークが運動前野，一次運動野，一次感覚野に推定されている[42]．振戦のピーク周波数またはその2倍の周波数で脳波-筋電図コヒーレンスは存在しており，健常者では低いコヒーレンスしか認められない5～12Hzでのコヒーレンスが増強していた[34]．その一方で，それ以外の周波数帯域でのコヒーレンスは低下していた[39]．またこの異常なコヒーレンスのパターンは，ドーパや脳深部電気刺激法による治療によって，健常者のパターンに近づくことが報告されている[39]．

本態性振戦は，4～9Hzの姿勢時および運動時の振戦を示し，安静時には消失することが特徴的である．振戦のリズム発生には小脳，赤核，オリーブ核を含んだ神経ループが重要と考えられている．このリズムが，振戦を引き起こす際に，皮質の運動機構，一次感覚運動野がどのように関与しているかを探るためにコヒーレンスによる計測が行われてきた[34]．

MEGによる報告では，本態性振戦のピーク周波数は，約5Hzであったが，その周

波数でのコヒーレンスは認められていない[13]．しかしながら有意なMEG-筋電図コヒーレンスが，健常者と同じ周波数帯である15〜30Hzに認められた．この結果は，振戦が運動野を介することなく，皮質下で形成されたリズムが，筋放電に影響していることを示唆している．一方，その後の脳波を用いた研究では，本態性振戦患者のうち何名かで，脳波-筋電図コヒーレンスが観察されている[16]．これらの患者では，振戦の振幅が大きかったことから，その重症度や記録時の振幅の程度などによって決まるものと考えられる．したがって，一部の症例では，オリーブ核-小脳系で発生したリズムが，視床-皮質系を介して一次感覚運動野にも影響していることが推測されている[16]．

Mimaらは，皮質下脳梗塞患者で脳波-筋電図コヒーレンスを計測している[36]．感覚障害のない，回復の良い慢性期片麻痺患者の患側と健側の上肢筋収縮時における脳波-筋電図コヒーレンスを比較した．その結果では，遠位筋群では，患側でのコヒーレンスが有意に低下していたと報告している[36]．これは，一次運動野と筋肉の間での機能的な関係が崩れていることを示しており，皮質脊髄路からの支配が大きく，運動麻痺が通常強い遠位筋でコヒーレンスが低下していることは，コヒーレンスが皮質脊髄路の活動の同期性を示す根拠であると考えられる．

まとめ

本章では，運動単位そのものの研究，中枢神経系との関連などについて述べたが，運動単位への興奮性入力の解析などにも新しい解析方法が生まれている．運動調節機構の解明および病態生理，さらには治療効果および作用機序の解明など取り組まなければならない課題は多い．今後さらなる発展が望まれる．

[正門　由久]

[文献]

1) Baker SN, et al.: Coherent oscillations in monkey motor cortex and hand muscle EMG show task-dependent modulation. J Physiol **501**: 225-241, 1997.
2) Bennett DJ, et al.: Evidence for plateau potentials in tail motoneurons of awake chronic spinal rats with spasticity. J Neurophysiol **86**: 1972-1982, 2001.
3) Brown P, et al.: Cortical correlate of the Piper rhythm in humans. J Neurophysiol **80**: 2911-2917, 1998.
4) Collins DF, Burke D, et al.: Large involuntary forces consistent with plateau-like behavior of human motoneurons. J Neurosci **21**: 4059-4065, 2001.
5) Collins DF, Gorassini M, et al.: Recent evidence for plateau potentials in human motoneurones. Adv Exp Med Biol **508**: 227-235, 2002.
6) Conway BA, et al.: Synchronization between motor cortex and spinal motoneuronal pool during the performance of a maintained motor task in man. J Physiol **489**: 917-924, 1995.
7) Datta AK, Stephens JA.: Synchronization of motor unit activity during voluntary contraction in man. J Physiol **422**: 397-419, 1990.
8) De Luca CJ, LeFever RS, et al.: Behaviour of human motor units in different mus-

cles during linearly varying contractions. J Physiol **329**: 113-128, 1982.
9) De Luca CJ, LeFever RS, et al.: Control scheme governing concurrently active human motor units during voluntary contractions. J Physiol **329**: 129-142, 1982.
10) Feige B, et al.: Dynamic synchronization between multiple cortical motor areas and muscle activity in phasic voluntary movements. J Neurophysiol **84**: 2622-2629, 2000.
11) Gorassini MA, Bennett DJ, et al.: Self-sustained firing of human motor units. Neurosci Lett **247**: 13-16, 1998.
12) Gorassini MA, Knash ME, et al.: Role of motoneurons in the generation of muscle spasms after spinal cord injury. Brain **127**: 2247-2258, 2004.
13) Halliday DM, et al.: Coherence between low-frequency activation of the motor cortex and tremor in patients with essential tremor. Lancet **355**: 1149-1153, 2000.
14) Heckmann CJ, Gorassini MA, et al.: Persistent inward currents in motoneuron dendrites: implications for motor output. Muscle Nerve **31**: 135-156, 2005.
15) Heckman CJ, Lee RH, et al.: Hyperexcitable dendrites in motoneurons and their neuromodulatory control during motor behavior. Trends Neurosci **26**: 688-695, 2003.
16) Hellwig B, et al.: Tremor-correlated cortical activity in essential tremor. Lancet **357**: 519-523, 2000.
17) Hornby TG, McDonagh JC, et al.: Motoneurons: a preferred firing range across vertebrate species? Muscle Nerve **25**: 632-648, 2002.
18) Hultborn H.: Plateau potentials and their role in regulating motoneuronal firing. Adv Exp Med Biol **508**: 213-218, 2002.
19) Kakuda N, et al.: Common modulation of motor unit pairs during slow wrist movement in man. J Physiol **520**: 929-940, 1999.
20) 神田健郎：運動の神経機構　筋と運動ニューロン．脳神経科学，三輪書店，pp425-432, 2003.
21) Kernell D.: Functional properties of spinal motoneurons and gradation of muscle force. Adv Neurol **39**: 213-226, 1983.
22) Kiehn O, Eken T.: Prolonged firing in motor units: evidence of plateau potentials in human motoneurons? J Neurophysiol **78**: 3061-3068, 1997.
23) Kilner JM, et al.: Task -dependent modulation of 15-30Hz coherence between rectified EMGs from human hand and forearm muscles. J Physiol **516**: 559-570, 1999.
24) Kim MS, Masakado Y, et al.: Synchronization of single motor units during voluntary contractions in the upper and lower extremities. Clin Neurophysiol **112**: 1243-1249, 2001.
25) Kirkwood PA, Sears TA, et al.: The spatial distribution of synchronization of intercostal motoneurones in the cat. J Physiol **327**: 137-155, 1982.
26) Kirkwood PA, Sears TA, et al.: Variations in the time course of the synchronization of intercostal motoneurones in the cat. J Physiol **327**: 105-135, 1982.
27) 正門由久：運動単位の発射調節．臨床脳波　**35**：717-723, 1993.
28) 正門由久：運動単位の発射様式に関する基礎的研究―単一運動と複合運動との比較―．リハ医学　**28**: 703-712, 1991.
29) Masakado Y, Akaboshi K, et al.: Motor unit firing behavior in slow and fast contractions of the first dorsal interosseous muscle of healthy men. Electroencephalogr Clin Neurophysiol **97**: 290-295, 1995.

30) Masakado Y, Akaboshi K, et al.: Tonic and kinetic motor units revisited: does motor unit firing behavior differentiate motor units? Clin Neurophysiol **111**: 2196-2199, 2000.
31) Masakado Y, et al.: Task-and phase-related changes in cortico-muscular coherence. Keio J Med **57**: 50-56, 2008.
32) Masakado Y, et al.: EEG-EMG coherence changes in postural tasks. Electromyogr Clin Neurophysiol **48**: 27-33, 2008.
33) 美馬達哉ほか：脳波―筋電図コヒーレンス　その応用と限界．臨床脳波　**45**: 19-25, 2003.
34) 美馬達哉：脳波―筋電図コヒーレンスとその臨床応用．臨床脳波　**47**: 479-485, 2005.
35) Mima T, et al.: Electroencephalographic measurement of motor cortex control of muscle activity in humans. Clin Neurophysiol **111**: 326-337, 2000.
36) Mima T, et al.: Coherence between cortical and muscular activities after subcortical stroke. Stroke **32**: 2597-2601, 2001.
37) Murthy VN, et al.: Coherent 25-Hz to 35-Hz oscillations in the sensorimotor cortex of awake behaving monkeys. Proc Natl Acad Sci USA **89**: 5670-5674, 1992.
38) Salenius S, et al.: Cortical control of human motoneuron firing during isometric contraction. J Neurophysiol **77**: 3401-3405, 1997.
39) Salenius S, et al.: A defective cortical drive to muscle in Parkinson's disease and its improvement with levodopa. Brain **125**: 491-500, 2002.
40) Ushiyama J, et al.: Between-subject variance in the magnitude of corticomuscular coherence during tonic isometric contraction of the tibialis anterior muscle in healthy young adults. J Neurophysiol **106**: 1379-1388, 2011.
41) Vallbo AB, et al.: Organization of motor output in slow finger movements in man. J Physiol **469**: 673-691, 1993.
42) Volkmann J, et al.: Central motor loop oscillations in parkinsonian resting tremor revealed by magnetoencephalography. Neurology **46**: 1359-1370, 1996.

【筋力の随意調節】

2章 筋出力の随意調節

　日常生活における行為や行動は，強弱の程度の違いはあるが，すべて骨格筋の筋活動による身体の動き，すなわち身体運動によって成り立っている．それらの身体運動の多くは，意志によって開始され，運動の目的と結果が意識されている，いわゆる随意運動である．骨格筋の身体外部への最初の出力は筋力，すなわち「力」という物理量である．力は関節を介して骨を動かし，動きを生み出す．動きは移動を生み，力と移動距離の積は仕事という物理量となって動かされる物体にエネルギーを与える．また，単位時間当たりの仕事（つまり力と移動速度の積）を仕事率またはパワーという．われわれは，状況や必要に応じてこれらの骨格筋活動による物理的出力を意識的に調節することによって日常生活行為を行っているのである．
　具体的に言うと，意志の力で調節される「出力」とは，必ずしも力だけではなく，場合によってはボールの飛距離であったり（バスケットボールのシュート，サッカーのスローインなど），ボールのスピードであったり（野球のピッチング，テニスのストローク），あるいは自分の身体部位の移動距離（ダンスや体操）であったりする．特に，スピードは，力と時間の積（力積）で決まるので，力だけの調節では決まらない．したがって，スピードの積分である「距離」もまた，力だけでは決まらない．実際，著者ら[7]が行った実験では，図2-1に示すように，垂直跳びの跳躍距離を5段階に跳び分け（グレーディング）させると，跳躍高と床反力とは有意な相関をほとんど示さない．それに対して，加圧時間や膝の沈み込み角度の方はきわめて高い相関を示すのである．つまり，垂直跳びにおいては，離地後の重心の鉛直移動距離の調節は，力で調節されているのではなく，力の作用時間でコントロールされているのである．このように実際の運動場面では「力」以外の出力の調節が重要な意味をもつ場合が多いことは留意しておく必要がある．
　本章では，筋力および筋力を基として生成される動きやエネルギーを含めて筋出力として扱い，その意志による調節の特性について解説する．

1. 力の主観的調節──受動的力感覚と能動的力感覚

　上記のように，ある動作全体の中の，動的筋収縮を要する部分の正確さは，力の入れ具合だけでは決まらないのであるが，物体を保持するときのように動作の中の等尺性筋収縮の部分では，力のグレーディングが確かに意味をもつ．豆腐をつかむ時と砲丸投げの砲丸をつかむ時とでは，力の大きさを変える必要があるし，水の入ったバケツと空のバケツでは，保持するための力の入れ方は異なる．テニスにおいて，スピー

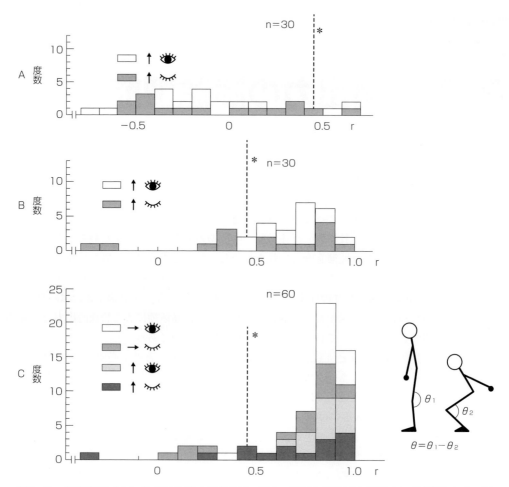

図2-1 垂直跳び（↑）における最大床加圧力（A），加圧力が体重を超えている時間（B），予備沈み込み動作の膝関節角度最大屈曲量（C）と跳躍高との相関係数のヒストグラム
Cには立ち幅跳び（→）も加えてある．θ，膝関節角度屈曲量；＊と破線，破線の位置の値より大きい相関係数が5％水準で有意であることを示す．
（定本朋子，大築立志：跳躍動作における出力制御の正確性—跳躍距離のgradingおよび再現の特性—．体育学研究 22: 215-229, 1977）

ドボールをボレーするときは，スローボールをボレーするときよりもグリップを強く握りしめないと，ラケットがはじきとばされてしまう．

豆腐をつかむというような場面においては，加わると予想される負荷に見合った大きさの力を正確に発揮しなければならない．大きすぎては豆腐はつぶれ，小さすぎてはすべり落ちてしまう．力を正確に調節するためには，まず必要な力の大きさを知ることが必要である．その大きさは何kgというように客観的数値で与えられることもあるが，大部分の運動では経験によって「このくらい」という主観的な量として与えられるものである．もちろん，たとえ5kgと数値で力の大きさが指定されたとしても，5kgという力を発揮したときに，どのような感じがするのかをあらかじめ知っていなければ，自分で5kgを出すことはできないであろう．したがって，力の大きさを調節

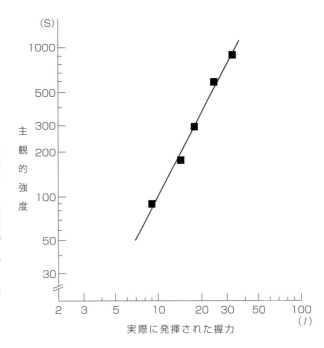

図2-2 magnitude production法によって得られた握力の主観的強度と客観的強度（実際に発揮された握力の強さ）との関係を示す両対数グラフ

両対数グラフで直線になるということはベキ関数関係が成り立つことを意味し，その直線の傾きはベキ指数を表す．この例では約1.9である．両対数グラフでの直線関係は個人個人の被検者でもよく成立しており，個人ごとに求められた直線の傾きのメディアンは1.7であった．
(Stevens JC, Mack JD.: Scales of apparent force. J Exp Psychol 58: 405-413, 1959)

する場合には必ず，自分の頭の中にある主観的な出力メータの目盛りに従って，適当な大きさの力を出力するのである．そこで主観と客観とをいかにうまく一致させるかが極めて重要な問題になってくる．

　この問題を系統的に研究したのはS. S. Stevens である．Stevensは種々の様式の物理的刺激を種々の強度で加え，その強度を数字で答えさせる方法（magnitude estimation），あるいは指定された数値に相当する強度を自分で出力する方法（magnitude production）という異なる2種類の方法を使って，客観的強度（物理的強度）と主観的強度の関係を調べ，客観的強度（I）と主観的強度（S）との間にはS＝k(I−θ)ⁿというベキ関数関係（nはベキ指数，θは閾値，kは定数）が成り立つことを明らかにした．これをStevensのベキ法則という[10]．ここでいう閾値とは，力が加わっている，あるいは力を加えているという主観的感覚を生じさせるのに必要な最小の物理的強度である．また，magnitude estimationは受動的強度感覚，magnitude productionは能動的強度感覚と言いかえることもできる．筋力については，彼は手掌に加えられた力のmagnitude estimationしか調べていないが，それによるとベキ指数nは1.1である．ベキ指数が1とはSとIが正比例することである．その後J. C. Stevens とJ. D. Mack[9]が握力のmagnitude production実験を行ったが，それによるとベキ指数は1.7であった（図2-2）．ベキ指数が1をこえるということは，客観的強度の増加に伴って客観的強度の単位増加量あたりの主観的強度の増加量が大きくなることを意味する．つまり，大きな力を出す時には，小さな力を出す時よりも大きな努力をしないと実際に出る力は増えないのである．

　2つの方法の違いによるベキ指数の差は何を意味するかというと，実際に加えられた力の大きさと，加えられたと感じる力の大きさとはほぼ比例するのに対して，自分

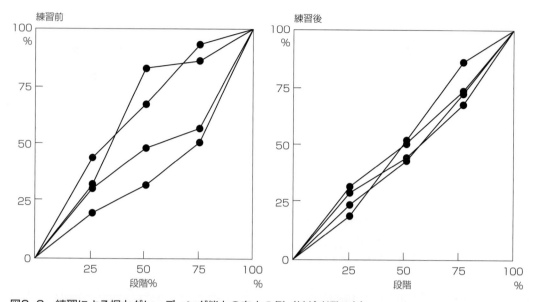

図2-3 練習による握力グレーディング能力の向上の例（被検者数4名）
（関 智美，大築立志：等尺性筋力のgradingとreproduction．日本体育学会第37回大会号，p.602, 1986）

が客観的強度に比例していると思って出している力は，実際には客観的強度とは比例せず，必要な客観値よりずっと小さいということである．このことは，例えば相撲などにおいて，ある大きさの力で押されたと感じて，それと同じ大きさだと思う力を出したのでは押し返すには不足だということを意味する．具体的に，相手の押す力が2倍になったと感じて自分も2倍の力を出したつもりになって押し返す場合を考えてみよう．上記の握力のベキ指数1.7が他の筋力にも当てはまると仮定すれば，努力感Sと実際に発揮される力Iの間の関係は$S=k(I-\theta)^{1.7}$となる．押される時を$S_1=k(I_1-\theta)^{1.7}$，押し返す時を$S_2=k(I_2-\theta)^{1.7}$とし，$S_2／S_1=2$とすると，$S_2／S_1=2=[(I_2-\theta)／(I_1-\theta)]^{1.7}$から，$(I_2-\theta)／(I_1-\theta)=2^{1/1.7}≒1.5$となり，実際に押しかえす力は最大（$\theta=0$，つまり最高に敏感の場合）でも1.5倍程度にしか増えない．実際に2倍の力で押し返すためには，同じく$\theta=0$の場合$S_2／S_1=2^{1.7}=3.25$，つまり3倍以上努力する必要があるのである（$\theta>0$の場合はさらに努力感を大きくする必要がある）．このように，一般に受動的な力と能動的な力とは，感覚という主観的尺度の上でずれがあることに注意することが重要である．

図2-3は著者ら[8]が4名の被検者について行った実験の結果である．自分の主観的強度尺度に従って25％ずつ区切って4種類の等尺性筋力を発揮させると，誰でも4種類の力をきちんと区別して出力する．しかし，自己の最大筋力を100としたとき，正しく25％きざみになっていることはまれである．そこで，オシロスコープに客観値を示す目標ラインを呈示し，それに自分の出力をあわせるという方法で練習させると，客観値と主観値は次第に一致してくる．練習による随意運動の熟練過程には，このような主観と客観のマッチングという過程が重要な役割を果たすものと思われる．

2. 実際の運動場面における力の調節

　一般に体力測定などで測定される筋力は，最大限に努力した時に発揮される力として記録される．たしかに，最大筋力が大きいということは，一定の外部負荷の処理が楽にできるということであるから，望ましいことである．力はないよりある方が良い．しかし運動の多くは常に最大能力を要するとは限らない．むしろ，最大下の力をいかに有効に使うかということが合目的的なパフォーマンスを生むために重要なことが多いのである．

(1) 小さな力を正確に出力する

　例えば，機械類のダイヤルつまみを調節する時などは，力は小さくても正確さが必要とされるから，どこまで小さな力を区別して出力できるかがポイントとなる．このような場合には，小さなモーターユニットを使って微調整を行うことになる．ところが，摩擦力の大きいダイヤルだと，大きな力を入れないとダイヤルそのものが回らない．大きな力を出すためには大きなモーターユニットを働かせなければならない．したがって，必然的に調節の幅は粗くならざるを得ない．微妙な調節を要するものは摩擦をできるだけ少なくしなければいけない．人間の身体についてもこれは同じで，関節や筋の内部摩擦が大きければ，それだけ大きな力を入れないと運動はおこらないから，微調節が難しくなる．ふだんからよく動かしておき，いよいよという時にはウォーミングアップをして筋内摩擦を軽減する必要がある．また，拮抗筋の抵抗なども，動きに対する抵抗という意味で，内部摩擦と同じような働きをする．緊張したりあがったりして意図した動きを妨げる筋が活動してしまったりすると，大きな力を主働筋に発揮させなければならなくなり，必然的に調節の精密さは失われてしまう．こういう点からもリラクセーションが大切なのである．

(2) 大きな持続性筋力を発揮しながら微細な調節を行う

　例えば重いテニスラケットは，軽いラケットより保持するために必要な力は大きい．しかしボール自体は同じであるから，ボールに加わる力の調節の必要水準は変わらない．とすれば，重いラケットを使うときは，大きなモーターユニットを持続的に発火させながらなおかつ，その発火頻度を微妙に変化させるか，小さなモーターユニットを少しずつ動員したり抑制したりすることが必要になる．引越しの時のように，重たい家具を持ち上げながら少しずつ移動させて所定の位置にうまく納める場合なども，これに相当する．

　また，筋力トレーニングによって筋線維が肥大して発揮筋力が大きくなると，同じ神経信号によって出力される力がトレーニング前より増えてしまうので，主観と客観の対応づけを改めてやり直さないと，正確性を保つことができなくなる．ゴルフで例えれば，筋力トレーニングによってドライバーショットの飛距離は伸びるが，大きくなった力を微調整する練習をしないとパットが乱れてしまう恐れがあるということである．

（3）大きな力を短時間に集中的に出す

この力発揮は正確さを必要とするというよりも，より高くより遠くへ物体ないし自分の身体を移動させたい時によく用いられる．例えば砲丸投げの砲丸を遠くへ飛ばすためには，大きな初速度を与える必要がある[注1]．突き出し動作が直線的で，加える力が突き出し動作の間じゅう一定だとすれば，初速度v_0と力f，砲丸の移動時間tとの間には，$v_0 = \sqrt{(2fd/m)} = 2d/t$（ただし$d$は砲丸の直線移動距離，$m$は砲丸の質量）という関係がある[注2]．したがってdが同じならfを大きくするほど，またtを短くするほどv_0は増加する．また，突き出し動作を改善してdを大きくすることができればv_0はさらに増加する．fとtの間には$f = 2dm/t^2$の関係があるから，fを大きくすれば必然的にtは小さくなる．したがって，飛距離を伸ばそうとしたら，できる限り短時間に大きな力を発揮できるようにすることが望ましいのである．グレーディングの観点からみると，これは主観的強度の100％に相当している．

注1) 空中投射物体の到達距離xは，空気抵抗を無視すれば，$x = (1/g)v_0^2 \sin 2\theta$で与えられる（$\theta$は水平前方向に対する投射角度，$g$は重力加速度）．

注2) 物体に一定の力fが加わった結果，質量mの物体の速度がv_1からv_2に変化した場合，その物体の持つ運動量（質量と速度の積）の変化量は力fと力が加わっていた時間tの積（これを力積という）に等しい（$ft = mv_2 - mv_1$）．砲丸投げの場合は$v_1 = 0$，$v_2 = v_0$であるから$ft = mv_0$となる．また，投射時の砲丸のもつ運動エネルギーは$(1/2)mv_0^2$で，そのエネルギーは突き出し動作中に砲丸に対してなされた仕事fdに等しいので，$fd = (1/2)mv_0^2$となる．後者の式から$v_0 = \sqrt{(2fd/m)}$が，両式からfを消去すれば$v_0 = 2d/t$が，v_0を消去すれば$f = 2dm/t^2$が得られる．

3. 種々の主観的な筋出力のグレーディング特性

合目的的で的確な随意動作を行うためには，自分が行おうとする動作が客観的にみてどのような物理現象として他者の目に映るのかを，正しく知っておく必要がある．著者は筋出力の主観的段階分け（グレーディング）という課題を行わせて，つもり（主観）と実際（客観）の関係を調べた[7]．図2-4は垂直跳びを5段階の高さに跳び分けるグレーディング実験の結果である．自分の跳躍距離がわかる開眼の立幅跳びは主観と客観が一致しているが，閉眼立幅跳びと垂直跳びでは実際の跳躍距離は主観的強度よりも大きくなる．特に，出力レベルが小さい場合は，主観的強度を少し上げただけで，客観的出力強度は大きく変化するが，出力レベルが大きくなるほど客観的強度を増加させるための努力感は大きくなる．

その他の動作に関して著者が調べた結果を図2-5に示す[5,6]．視覚による距離読み取りの主観的段階分けや閉眼状態での直線描記では，主観的強度と客観的強度との間にほぼ直線関係が成立するが，閉眼状態でのボール投げや握力発揮などの大筋的動作では，両者の関係は曲線的になり，垂直跳びとは逆に，出力レベルが小さい場合は，主観的強度を大きく上げないと客観的出力強度が大きく変化せず，出力レベルが大きくなるほど客観的強度を増加させるための努力感は小さくなる．

S. S. Stevensに倣って，主観的強度を縦軸に，客観的強度を横軸にとって，両者の

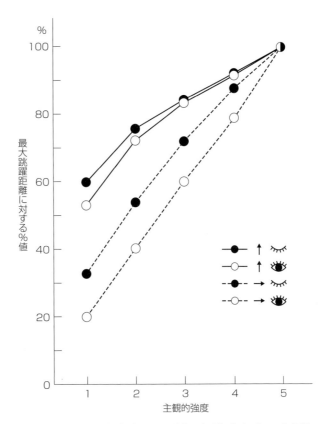

図2-4 垂直跳び（↑）および立ち幅跳び（→）の主観的跳躍距離と実際の跳躍距離の関係
(定本朋子, 大築立志：跳躍動作における出力制御の正確性—跳躍距離のgradingおよび再現の特性—. 体育学研究 22: 215-229, 1977)

関係を曲線近似し，横軸との交点を求めると，その交点の客観的強度が主観的感覚を生じさせる最低客観強度，すなわち筋出力感覚の閾値となる．この閾値をその人の出力感覚の敏感さの評価指標とすることができる．また，ベキ関数のベキ指数が1に近いほど主観と客観の一致が高い（直線関係の場合ベキ指数は1となる）ことから，ベキ指数をグレーディング能力の評価指標とすることもできる．あるいは，各段階の実際の出力と客観的期待値との差をグレーディング誤差として算出し，主観的強度と客観的強度の一致度を評価することもできる．

　これらの主観的グレーディング指数が実際の運動制御能力や競技成績とどのような関係にあるのかについてはまだ検証しきれていないので断定はできないが，実際にこのテストを約10年間大学一般教養体育の授業で実施[11]した経験から次のような特性をあげることができる．

● 距離感覚のような感覚入力の判断はほぼ主観と客観が一致する（Stevensのベキ法則のベキ指数＝1）．これはStevensの皮膚に加わる加圧力の主観的強度評価（magnitude estimation）に関する報告[10]と一致する．

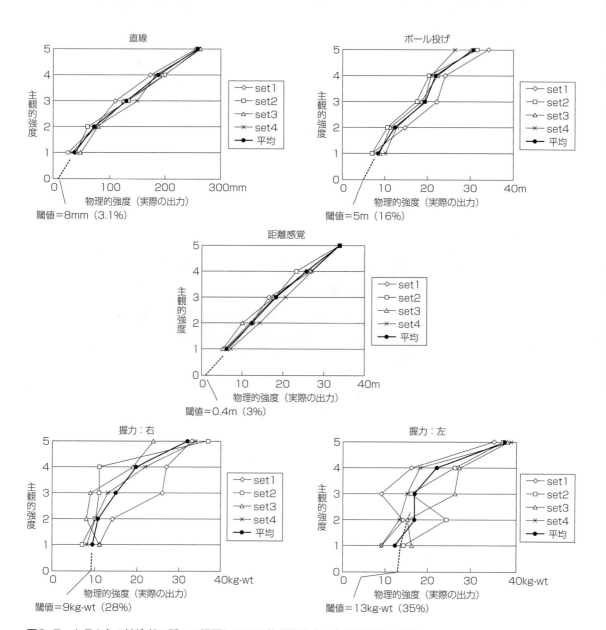

図2-5 ある1名の被検者の種々の課題における物理的強度と主観的強度の関係
　直線：A4判用紙の長辺を最大長とし，鉛筆の先以外が紙や机に触れないように閉眼で直線を引く．ボール投げ：ソフトボールの閉眼オーバーハンドスロー．距離感覚：ボール投げの最大距離を目測で5等分する．握力：スメドレー式握力計を用い，握力を発揮する．いずれの課題も，全試行終了まで結果のフィードバックは与えない．最初に100%を計測し，各段階を1回ずつランダム順に行って1セットとし，4セット反復した．閾値の（ ）内は主観的強度5の出力平均に対する%値．
　（大築立志：主観による物理的出力の制御特性―つもりと実際の対応関係―．バイオメカニクス研究　9: 149-160, 2005）

●握力のグレーディングは他のグレーディングに比べて難しい．これは，日常生活では，握力は物を持つ・吊革や手すりに摑まるときのように比較的大きな力を入れる場合と，軽く力を入れて物を操作する場合など，せいぜい大中小の3段階程度を区別できれば十分なためかもしれない．

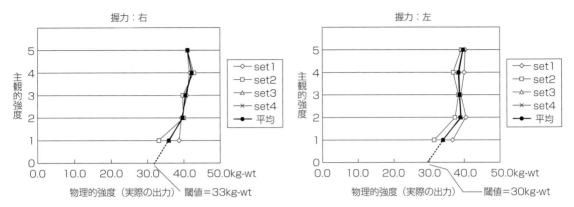

図2-6 握力のグレーディングがほとんどできない被検者の例
この被検者の場合，小さい力（主観的強度1）と大きい力（主観的強度2～5）という2種類の段階分けしかできていない．
（大築立志：主観による物理的出力の制御特性―つもりと実際の対応関係―．バイオメカニクス研究 9: 149-160, 2005）

● 握力のグレーディングはこれまでの手指の使用経験によって異なる特徴的なパターンを示す．例えば，図2-6[5,6]に示したように，空手や太極拳などの武術や水泳の専門家には握力のグレーディングがまったくできない者がいる．おそらく空手では拳を一定の力で握り締める，太極拳では指をほぼ伸ばしてリラックスした状態で使う，水泳では指を揃えて伸ばし水を掻くパドルとして使うなど，手指を常に一定の力で固定して使うためと考えられる．

4. タイミングよく正確な力を発揮する

日常生活において2人で息を合わせて重い荷物の受け渡しをする場合や，複数名で行うダンス，シンクロナイズドスイミング，フィギュアスケート，多くの対人型スポーツ競技などにおいて，タイミングよく適切な力を発揮することは極めて重要な意味を持っている．著者は，JOCのスポーツタレント発掘事業の委員を務めた時にこの能力を測るテストを考案することを試みた[2]．

短い音を1秒間隔で3回鳴らし，4回目に相当する時刻に急激に肘関節を伸展させるように手首を牽引する．被検者はその牽引に抵抗してできるだけ肘関節角度を変化させないように努力する．牽引は，電磁石で重量負荷（15, 30, 45, 60% MVC）を吊るしておき，急にスイッチを切ることで与えた．本装置では4回目の音と同時に負荷が加わるので，力を入れるタイミングが早すぎると肘関節は無負荷のまま屈曲してしまい，関節角度変化は大きくなってしまう．

図2-7は記録の1例である．この被検者はフライングもほとんどなく，上手くタイミングを合わせて力を発揮しており，負荷の増大に合わせて比較的上手く筋活動を増加させて牽引による肘伸展を最小限に抑えている．肘関節の最大屈曲と最大伸展の差を牽引によって生じる最大肘関節角度変化量として計測し，負荷との関係をグラフにしたものが図2-8である[7]．被検者が負荷の大きさに合わせて発揮筋力を調節するグレーディング能力に優れていれば，グラフの傾きは小さくなり，タイミング能力にす

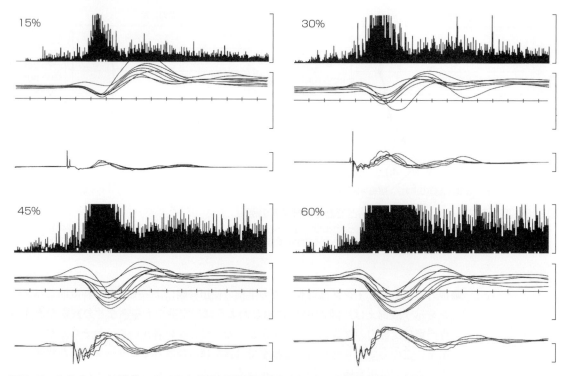

図2-7 ある1人の被検者における右上腕二頭筋筋電図(上段),膝関節角度(中段),および張力(下段)
各負荷(%MVC)ごとに張力変化点を揃えて9試行を重ね書きしたもの.較正は筋電図1mV,角度60度,張力50N,時間軸1区間100ミリ秒.
(大築立志:予測に基づく筋力調節能力に関する研究(1).日本体育協会:平成元年度日本体育協会スポーツ医・科学研究報告No. V. スポーツタレントの発掘方法に関する研究―第1報―:49-65, 1990)

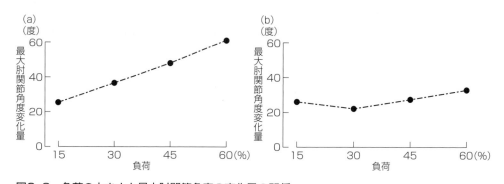

図2-8 負荷の大きさと最大肘関節角度の変化量の関係
aはグレーディング能力の劣る者,bはグレーディング能力の優れた者の例.タイミングの良否はグラフの上下平行移動によって表される.
(大築立志:予測に基づく筋力調節能力に関する研究(1).日本体育協会:平成元年度日本体育協会スポーツ医・科学研究報告No. V. スポーツタレントの発掘方法に関する研究―第1報―:49-65, 1990)

ぐれていればグラフは全体として下方へ平行移動することになる.
　そこで,このグラフの傾きを直線回帰係数で表してグレーディング能力の指標とし,角度変化量の4負荷総平均値をタイミング能力の指標として,両者の関係をプロット

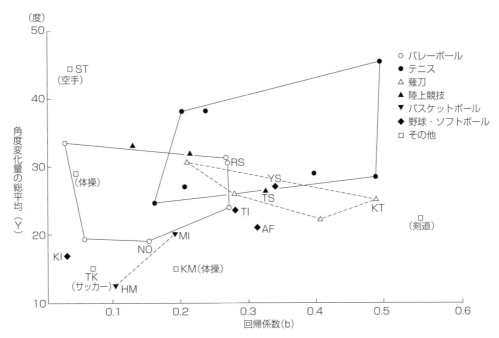

図2-9 種々のスポーツ種目におけるタイミング能力（Y）とグレーディング能力（b）の関係
左下に行くほどタイミングよく適切にグレードされた筋力を発揮する能力が高い．各点の横の英字は，被検者のイニシャルを示す．
（大築立志：予測に基づく筋力調節能力に関する研究（3）．日本オリンピック委員会：平成3年度日本オリンピック委員会スポーツ医・科学研究報告No Ⅵ．スポーツタレントの発掘方法に関する研究―第3報―：55-60，1992）

したものが図2-9である[4]．この図の原点に近いほどタイミング，グレーディングとも良好であり，右上に行くほどタイミング，グレーディングとも劣悪ということになる．同じ種目の被検者が複数いる場合，その分布域の外縁に位置する被検者の値を線で結んで分布域を示してある．サンプル数が少ないので，明確な結論は下せないが，スポーツ種目によって分布範囲が異なっており，ある程度種目特性を反映しているように見える．例えばバスケットボールとバレーボールの選手はタイミング，グレーディングともに優れており，種目特性をよく反映していると思われる．野球やサッカー選手もほぼ同じようによい成績をあげている．薙刀と剣道は，タイミング面では上記種目と類似しているが，普段使い慣れていない大きな負荷のグレーディングができないためグレーディング成績がよくないと思われる．

また，テニス選手の分布域はもっとも右上に位置しており，タイミング，グレーディングともあまりよくない．これは，テニスが薙刀同様手で扱う用具（ラケットやボール）が軽量で，普段60% MVCのような大きな力を使う必要がないことに加えて，バレーボールやバスケットボールと違って，相手のボールコースを読んで先回りしてラケットを構え，ボール速度から予想されるインパクト力に合わせてグリップをホールドして待てば，インパクト時刻が多少変動しても返球コースの大きな誤差には結びつかないことによると考えられる．野球・ソフトボールの捕球動作は，ボールコースを予測して先回りして待つことが確実なボールキャッチにつながるという点がテニスの

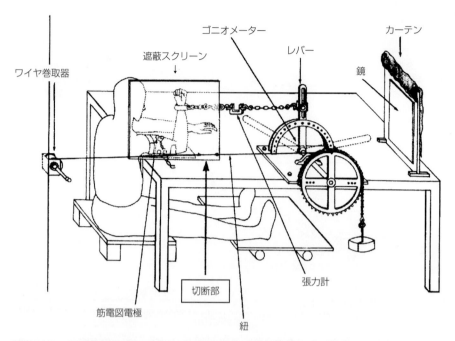

図2-10 肘関節屈筋に急激な伸張刺激を与える実験装置
実験者が矢印の位置で紐を切ることによって重量負荷が落下し,手首に急激な前方への牽引が加わる.
(Yamamoto C, Ohtsuki T.: Modulation of stretch reflex by anticipation of the stimulus through visual information. Exp Brain Res 77: 12-22, 1989)

ボレーやストロークに似ているためか,ほぼテニス選手に近い範囲にある.ただしKIだけは小学校5年生から中学3年までの5年間野球と並行してバスケットボールをやっていたという経歴があるので,そのバスケットボールの特徴が表れたものと考えれば辻褄が合う.

図2-9の縦軸を,例えば10°ごとに,横軸を0.1ごとに原点から順に5,4,3,2,1点と5段階の点数(この範囲外の測定値は0点とする)を割り当てて,縦軸と横軸の得点を合計したものを評価指標として使えば,この課題はタイミング筋力発揮能力テストとして使えると思われる.もう少しデータを増やして,きちんと分析すれば,種目適性の判別やその種目の実施能力の判別のための運動制御能力テストとして使える可能性はある.また,自力で動くのが困難な疾病や傷害の患者や身体障害者の体重を支える介助従事者の腰痛などを予防・軽減するための,体の動かし方の改善法の開発に役立つ可能性もある.

5. 伸張反射に対する時間的予測の影響

負荷に抗して,適切な力をタイミングよく発揮するためには,負荷の大きさと負荷の加わる時刻を予測して,あらかじめ準備することが重要である.特に前項で述べたとおり,タイミングのずれはしばしば大きな影響を及ぼす.このような観点から,著者は次のような実験を行った[12].図2-10に示すように,エルゴメータのシャフトに

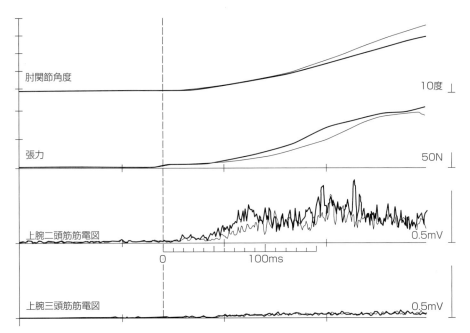

図2-11　手首の急激な牽引に対して，できるだけ素早く荷重を引き上げる課題における典型的反応例

Angle, 肘関節角度；Strength, 肘関節屈曲力；B. B., 上腕二頭筋筋電図；T. B., 上腕三頭筋筋電図. 太線, 荷重を支える紐を切る実験者の動作が被検者に見える場合：細線, 紐を切る動作が見えない場合. 10試行の加算平均.
(Yamamoto C, Ohtsuki T.: Modulation of stretch reflex by anticipation of the stimulus through visual information. Exp Brain Res 77: 12–22, 1989)

取りつけた歯車にチェーンを掛けて，重量負荷を吊し，紐で支えておく．シャフトの歯車と反対側の端に取りつけたレバーと被検者の手首を張力計を介してつないでおき，実験者が紐を鋏で切断することによって重量負荷を落下させ，被検者の手首に負荷を加える．被検者は手首に負荷が加わったことを感じたら，できるだけ素早く最大努力で肘関節を屈曲しておもりを引き上げる．

　被検者の前方に鏡を置き，実験者が紐を切る動作が見える場合と，その鏡にカーテンをかけて実験者の動作が見えないようにした場合を比較してみると，図2-11に示したように，紐を切る動作が見える場合（太実線）には，見えない場合（細実線）に比べて，刺激から50msまでの筋放電には差がないが，刺激呈示後50～150msの期間における筋放電の大きさが明らかに大きくなっている．それに対応して，牽引に対する抵抗力も，見える場合の方が急速に増加し，肘関節が伸展される速度も小さい．

　図2-12は，15名の被検者のうち，刺激前の予備緊張（BGA）に見える見えないの差がない被検者だけを集めて，いわゆる伸張反射の3成分（M1 = 脊髄単シナプス反射，潜時約15ms，M2 = 潜時約50msの長経路反射，M3 = 潜時約80msの長経路反射）および随意反応成分（VOL，100ms以降，ここでは150msまで）の筋電図積分値を計測した結果を示したものである．BGAとM1，VOLには差がないのに，M2とM3には明らかな差が見られることがわかるであろう．M2, M3は大脳皮質，小脳などを含

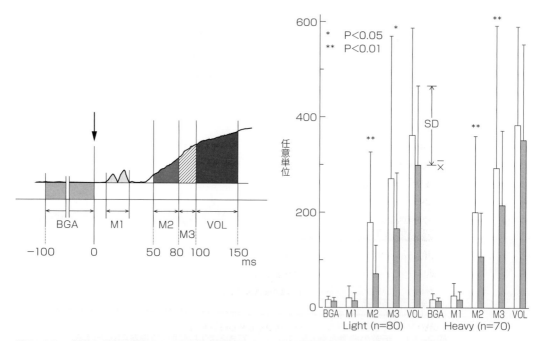

図2-12 急激な伸張刺激によって肘関節屈筋に生じる筋活動の各成分（左図）の積分値
白は実験者が紐を切る動作が見える場合，灰色は見えない場合．
(Yamamoto C, Ohtsuki T.: Modulation of stretch reflex by anticipation of the stimulus through visual information. Exp Brain Res 77: 12-22, 1989)

む脊髄より上位の中枢を経由する反射ではないかといわれている筋放電である．
　この結果を著者は次のように解釈している．紐を切断する実験者の鋏の動きが見えると，被検者は視覚から得られる速度情報などを手がかりにして，手首に負荷が加わる時刻を，正確に予測することができる．そしてその予測に基づいて，刺激にタイミングを合わせて長経路反射の感度を一過性に上昇させることによって，外乱刺激による姿勢の乱れを少なくすることができるのである．

6. 時間的構えの持続時間

　上述のように，もし伸張反射の感度が一過性に変化するならば，その時間経過はどのようなパターンを示すのであろうか．そもそも，伸張反射の感度はなぜ時間経過とともに変化するのであろうか．刺激呈示時刻が予測できようができまいが，常に平常心で同じ一定の準備状態で構えていれば，刺激呈示動作が見える見えないの差など出るはずはないのではなかろうか．見える見えないに違いがあるのはむしろ不思議ではないだろうか．このような疑問から，著者は図2-13に示す装置を用い，次のような実験を行ってみた[3]．被検者に短い音を1秒間隔で3回与え，4回目に相当する時刻に電磁石のスイッチを切ることによって，被検者の手首に急激な牽引を与える．被検者は手首に負荷を感じたらできるだけ素早く肘関節を屈曲し，元の位置（90度）に戻して静止するように努力する．

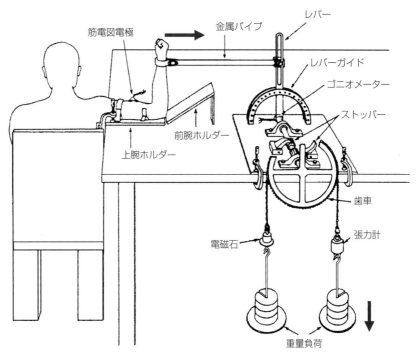

図2-13 肘関節の急激な伸展を引き起こすための装置
同一重量の負荷を一方は電磁石で吊り，一方は張力計を介してチェーンに固定しておく．電磁石が切れると負荷が一方のチェーンのみに加わるのでレバーが回転し手首が牽引される．
(大築立志：予測とタイミング．Jpn J Sports Sci 10: 676-682, 1991)

　3回目の音から牽引開始時刻までの時間を0.4秒から1.6秒まで，0.2秒きざみに変化させ，関節角度変化を計測すると，図2-14に示すように，関節角度変化量は1秒を頂点とするU字型の変化を示す．筋電図積分値を上述の実験と同じく各成分に分けて計測してみると，やはり1秒付近を頂点とする上に凸の山形の変化パターンを示す．そして，面白いことに，3回の音を与えず，4秒の時間を経過させて負荷を与えた場合の値は，筋電図，角度変化量とも0.4秒と0.6秒の中間に位置し，しかもそれは1.6秒の値とほぼ等しい．
　このことは，時間的予測が成立している場合，課題動作に必要な運動中枢の興奮レベルは，その予測される刺激時刻の約0.5秒前から徐々に高まりはじめ，予測された刺激時刻付近でピークに達し，その後再び徐々に低下して0.6秒後には元に戻るということを意味しているのではなかろうか．音を与えない場合の値は，少なくとも4秒間以上持続できる興奮レベルの最大値を示している．
　刺激時刻が正確に予測できる場合は，その時刻より前は，4秒以上持続できる長時間用の興奮レベルより低い興奮レベルを保っておき，予測される時刻の0.5秒くらい前からレベルを上げることによって，一時的にではあるが，予測できない場合に比べてはるかに高い興奮レベルを得ることができるのである．しかし，その高い興奮レベルは長く持続することができないため，予測された時刻に刺激が来なくてもそのままの興奮状態で持つことができず，0.6秒後には再び長時間用の興奮レベルに戻らざる

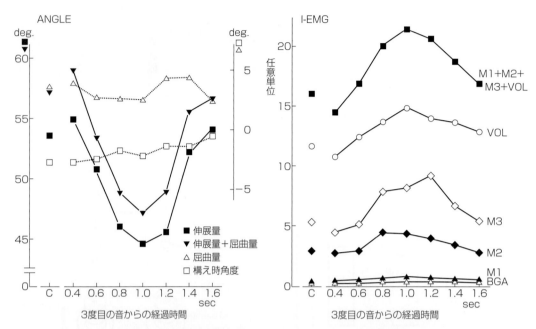

図2-14 図2-13の装置による肘関節角度変化量（ANGLE）および筋電図積分値（I-EMG）
（大築立志：予測とタイミング．Jpn J Sports Sci 10: 676-682, 1991）

を得ないのである．

　このように，時間的予測に基づく構え（時間的構え）はせいぜい±0.5秒程度しか持続できないが，その効果は非常に大きく，しかも予測時刻の前には脳の活動レベルを低くしておくことによって，無駄なエネルギーの消耗を避けることができるので，熟練したスポーツ選手や職人はこの時間的構えを適切に利用し，外界の状況変化にタイミングを合わせて効率のよい動作を遂行していると考えられるのである．

まとめ

　以上のように，力の出し方というものは目的によってさまざまな種類があると考えられるのであるが，いずれの場合でも，それを調節する主体は人間の意志である．無論，意識としては同じ強さの力を出しているつもりでも，実際に発現する力は，種々の条件によって変化する．例えば，両側同時作業（4章参照）や姿勢反射などは，無意識に筋力を変化させる要素の例である[1]．随意運動というものを考える場合は，この意志から「力」という物理的現象の発現までの間に横たわるさまざまなメカニズムをきちんと整理して理解することが基本的に重要である．特に，実際の運動においては，動きの中での力の調節という問題を避けて通ることはできない．本章で取り上げた，予測とタイミングに力のグレーディングを組み合わせるというような実験をさらにシステマティックに展開してゆくことによって，より現実に近い随意運動研究の可能性を大きく膨らませるような研究が進むことを期待したいと思う．

[大築　立志]

[文　献]

1) 大築立志：「たくみ」の科学．朝倉書店，1988.
2) 大築立志：予測に基づく筋力調節能力に関する研究（1）．日本体育協会：平成元年度日本体育協会スポーツ医・科学研究報告No. V．スポーツタレントの発掘方法に関する研究—第1報—：49-65, 1990.
3) 大築立志：予測とタイミング．Jpn J Sports Sci **10**：676-682, 1991.
4) 大築立志：予測に基づく筋力調節能力に関する研究（3）．日本オリンピック委員会：平成3年度日本オリンピック委員会スポーツ医・科学研究報告No. VI．スポーツタレントの発掘方法に関する研究—第3報—：55-60, 1992.
5) 大築立志：主観による物理的出力の制御特性—つもりと実際の対応関係—．バイオメカニクス研究　**9**：149-160, 2005.
6) 大築立志：つもりと実際．Sportsmedicine **80**：6-10, 2006.
7) 定本朋子，大築立志：跳躍動作における出力制御の正確性—跳躍距離のgradingおよび再現の特性—．体育学研究　**22**：215-229, 1977.
8) 関智美，大築立志：等尺性筋力のgradingとreproduction．日本体育学会第37回大会号，p.602, 1986.
9) Stevens JC, Mack JD.: Scales of apparent force. J Exp Psychol **58**: 405-413, 1959.
10) Stevens SS.: The psycophysics of sensory function. In: Rosenblith WA. (Ed.) Sensory Communication. M I T. Press, pp. 1-33, 1961.
11) 東京大学身体運動科学研究室：教養としての身体運動・健康科学．東京大学出版会，pp.206-208, 250-251，2016.
12) Yamamoto C, Ohtsuki T.: Modulation of stretch reflex by anticipation of the stimulus through visual information. Exp Brain Res **77**: 12-22, 1989.

【筋力の随意調節】

3章 負荷予測と筋力発揮：筋出力の準備と修正

「負荷予測」という言葉はあまり耳慣れない言葉であるが，この意味は文字どおり，与えられる負荷量を予測するということであり，人が何か動作をする際に発揮しなければならない筋力の大きさ（＝筋出力量）を予測することであると言い換えることができる．

大築[16]は，予測には少なくとも3つの種類があり，それは「空間に関する予測」，「時間に関する予測」，「強度に関する予測」であると述べている．これらのうちの「強度に関する予測」がこの負荷予測にあたる．空間や時間に関する予測は，タイミング制御に関する研究などで今まで多く取り上げられてきたが，この強度に関する予測については，あまりにも日常的に行われているので，発揮する力の大きさを意識されることが少なく，今までそう多くは研究されていない．

本章では，このような強度に関する予測＝発揮する筋力の大きさの予測＝負荷予測という観点から，ヒトの動作の筋出力に関する内的な準備状況について考えてみたい．

1. 日常生活における負荷予測

われわれは日常生活においてさまざまな随意運動を行っており，しかもそれらは，どれをとっても必要以上の筋力を発揮することなく，正確かつスムーズに行われている．たとえば，机の上におかれた紙を持ち上げる場面を想像してみると，その紙が2～3枚である場合，何も考えずに2～3本の指でさっと摘みあげることができる．枚数が20～30枚ぐらいに増えても，何の苦もなく同じようにさっと持ち上げることができる．一般的なコピー用紙（$66g/m^2$）は1枚約4gなので2枚なら8g，25枚では100gを超える．指が発揮しなければならない筋力にはかなりの差があるはずである．しかし，われわれは何の躊躇もなく対象に合わせて筋力を出し分けている．このような動作における発揮筋力の調整をわれわれはまったく意識せず，できて当たり前のことと思っているが，このことを可能にしてくれるのは，負荷予測という巧妙なしくみのおかげであるということができる．

指で物を持ち上げるという動作について，FlanagunとBeltzner[6]は，大きさが異なるが（1辺が5.2cmと10.9cmの立方体），まったく同じ重さを持つ箱をつまみ上げるとき，どのような力発揮がなされるかについてのデータを示した．図3-1は箱をつまみ上げる時のgrip force（図3-1のGF）と箱を垂直方向に持ち上げる力（load force，図3-1のLF）を示している．太い線で示されたGFは大きな箱を持ち上げる際のつまむ力であり，図3-1左側に示された第1試行では必要以上に大きな力が発揮

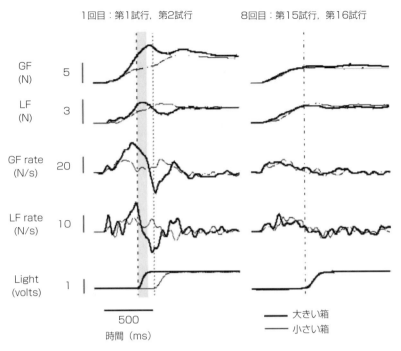

図3-1 小箱をつまみあげる際の発揮筋力の記録例
左側の記録は1回目の試行，右側は8回目の試行を示す．
GF: grip force, LF: load force, GF rateおよびLF rate：それぞれの1秒当たりの発揮率．
(Flanagan JR, Beltzner MA.: Independence of perceptual and sensorimotor predictions in the size-weight illusion. Nat Neurosci 3: 737-741, 2000)

されている．しかし，右側に示された8回目の試行になると，2つの箱の重さが同じであることを学習し，発揮する筋力の大きさを記憶して無駄のない筋出力量を調整し，スムーズな動作を実行できるようになっている．
　このデータは，はじめは視覚からの情報によって，大きい箱は重いかもしれないという予測に基づいて強めの筋力（GF）を発揮して箱をつまみ，大きめの力（LF）で箱を持ち上げようとしたことがわかる．ところが思ったより軽かったので，あわててつまむ力や持ち上げる力を弱め，筋出力量を修正していることがうかがえる．このようにわれわれは視覚や皮膚感覚などからの感覚入力と，今までなされた学習の結果として蓄積された知識をもとに目的の動作を行うために必要な筋出力量（＝与えられるであろう負荷量）を予測し，それに基づいて筋力を発揮しているのである．負荷予測に基づく筋出力量と，実際に必要な筋出力を比較し，差が検出されると，その差分を修正し，次の出力を実行することになる．
　このような筋出力量の予測によって，行うべき動作を無駄なくスムーズに行うことができる．負荷予測は，動作を行うための重要な準備のひとつだということができるかもしれない．運動の準備状態と負荷予測との関係について，次の節で考えていきたい．

2. 筋出力の内的準備状態について

筋出力量に対する内的準備状態を検討するために,著者ら[8,9]は,光刺激に対してできるだけすばやく肘関節を屈曲し,与えられた重りを引き上げる動作(肘関節角度40〜110°)を用いて,筋電図をもとにした反応時間を測定した.軽い負荷(10% MVC)と重い負荷(40% MVC)を用意し,被験者への負荷の大きさに関する情報の与え方によって反応時間にどのような影響を及ぼすのかについて検討を加えた.負荷に関する情報の与え方は,あらかじめ被験者に負荷の大きさを知らせておく条件(タスクⅠ),予告刺激(warning signal)の色によって負荷の大きさがわかる条件(タスクⅡ),負荷に関する情報を与えない条件(タスクⅢ)の3種類とした.刺激から肘関節が動き始めるまでの時間が,一般的に反応時間と呼ばれる時間であるが,その時間を,筋電図をもとに,刺激提示から上腕二頭筋(主働筋)の筋放電開始までの時間(premotor time: PMT)と筋放電開始から実際に筋力が発揮され,関節が動き始めるまでの時間(motor time: MT)に分けて検討した.前者は感覚入力の中枢での処理とそれに対応する運動指令の決定および指令の筋への伝達までの中枢内での時間を意味し,後者は筋に活動電位が到達してから筋が収縮して張力を発生し,与えられた負荷量に打ち勝つだけの筋力を発揮して肘が屈曲し始めるまでの時間と考えることができる.

図3-2はタスク別にPMTの平均値を示したものである.タスクⅠのように,与えられる負荷に関する情報を与えておくと,PMTは短縮した.このことは,負荷に関

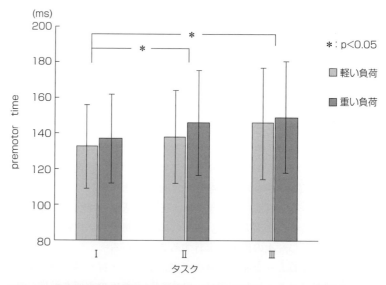

図3-2 負荷に関する情報の与え方によるpremotor timeへの影響
Ⅰ:あらかじめ負荷の大きさが知らされる,Ⅱ:予告刺激により負荷の大きさがわかる,Ⅲ:負荷に関する情報は与えられない.
(Kawabe S.: Effects of force output and preparation on fractionated reaction time. Percept Mot Skills 64: 935-941, 1987より引用改変)

する情報によって中枢内部での反応準備，たとえば第一次運動野や脊髄の運動ニューロンプールの興奮レベルを上げておくというような準備がなされ，結果的にPMTが小さくなるものと考えられる．一方，タスクIIIのように情報が与えられないと，PMTは明らかに延長した．負荷についての情報が与えられず，筋出力量を決めることができないまま待機して，反応に対する準備が不十分なまま動作を開始することになるので，当然反応は遅延してしまうことになるものと考えられる．また，PMTはどの条件においても負荷の大小による影響が見られ，負荷量が大きい場合にPMTが増大する傾向を示した．この実験での筋力発揮はballisticな筋収縮であり，そのような場合には筋力の調整はrate codingではなく，運動単位の動員数によって筋出力量を決めている可能性が高い（詳しくは後述する）．すばやく大きな張力を発揮する運動単位は閾値が高いので，負荷が大きい場合には，多数の運動単位を動員し，それらを同期させて発火させる必要があり，そのためには高い閾値まで待たねばならず発火までに時間がかかるのではないかと推測される．

　MTについても図3-3に示したように，負荷に関する情報の有無による影響がはっきりとみられる．通常一般的な反応時間測定では，このMTは同じ動作を用いていれば，ほぼ一定の値を示すものであるが，この研究では一定動作であるにもかかわらず，負荷に関する情報の有無で大きな影響がみられる．MTは前述したように，筋放電開始から動作が始まるまでの時間であるので，筋の収縮開始から張力発生に必要な時間を示しており，この時間が変化するということは，張力の発生量にかかわっていることを意味している．つまり，運動単位の動員数に影響が及んでいる可能性がうかがえる．負荷に対する情報が与えられると，負荷に対する予測に基づいて必要な張力を発生させることができる数の運動単位を動員できるが，その情報がまったくなければ，この実験の場合は，軽い負荷かもしれないという被験者側の予想もあって，運動単位の動員数を少なくしているのかもしれない．いずれにせよ，負荷予測が中枢内での運動準備状態に影響を与え，反応として表出する動作の遅速に影響を与えている．

　それでは，この負荷予測のような準備状態をつくるためにはどれほどの時間が必要なのだろうか．著者ら[11]は上述の実験と同じく，負荷に関する情報の与え方によるタスクを用いて，次のような実験を行った．被験者の前に置いたオシロスコープに10％ MVCと40％ MVCの2本の目標値ラインと，被験者の発揮する筋力曲線をライン表示して，被験者が筋力を増減させることによって目標ラインに合わせることができるようにした．目標値のすぐ横に置いたLEDが点灯したら，できるだけすばやく10％または40％のラインまで筋力を発揮する動作課題を用いた．タスクIでは前もって目標値の情報を与え，タスクIIIではまったくその情報を与えなかった．タスクIIでは予告刺激によってどちらの力を発揮するかがわかるようにしているので，予告刺激から光刺激提示までの時間，いわゆるforeperiodの間に負荷に対する準備をするものと考えられる．図3-4はforeperiodごとのタスク別PMTをプロットしたものである．図3-4のタスクIII（□■マーク）では，負荷に関する情報が与えられないので，負荷量の大小による明確な影響は見られない．また，タスクI（○●マーク）においても，前もって負荷に関する情報が与えられるので，負荷量による差はほとんどない．またこれらのタスクではforeperiodの長短による明確な影響も見られない．これに対し，

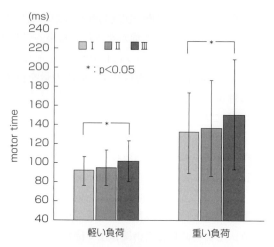

図3-3 負荷に関する情報の与え方によるmotor timeへの影響
Ⅰ：あらかじめ負荷の大きさが知らされる，Ⅱ：予告刺激により負荷の大きさがわかる，Ⅲ：負荷に関する情報は与えられない．
(Kawabe S.: Effects of force output and preparation on fractionated reaction time. Percept Mot Skills 64: 935-941, 1987のデータに基づき作図)

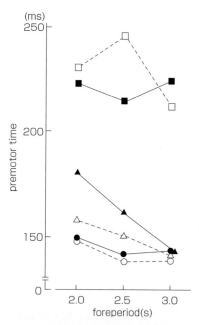

図3-4 PMTとforeperiodとの関係
タスクⅠ：○10%，●40%，Ⅱ：△10%，▲40%，Ⅲ：□10%，■40%MVC
(Kawabe-Himeno S.: Effects of force output and preparatory period on fractionated reaction time. Percept Mot Skills 76: 415-424, 1993)

　タスクⅡ（△▲マーク）においては明らかに負荷量およびforeperiodとPMTとの関係がうかがえ，foreperiod 2秒において，負荷量の違いがPMTにあらわれている（△と▲の差）が，foreperiodが3秒になるとPMTは約140msの値に収束している．しかもその値はタスクⅠでのPMTとほぼ同じ値であったことから，3秒程度の時間があれば，40% MVC程度の筋力発揮ならその準備を完了することができることを示している．この筋出力量がもっと増大したとき，さらに時間が必要となるのかどうか更なる検討が必要である．
　以上のように，負荷予測によって目的とする動作がスムーズに無駄なく行うことができ，われわれにとってプラスの効果をもたらしてくれるのであるが，逆にその負荷予測が間違っていた場合，その人にとって大きなマイナスの効果を生んでしまう．たとえば，コメディなどで，重そうな大きな石を手渡されるとき，実はその石は発泡スチロール製のとても軽いものなので，手渡された人はだまされて思わずその石を空中に投げ上げてしまうといった場面はよくみかけられる．また，持てるだろうと思って持とうとした荷物が思ったよりも重くて持ち上げることができず，途中で落としてしまうというようなこともしばしば経験することである．
　このような負荷に対する予測が間違っていた場合，われわれはどのような反応をし，どのように修正するのかについて次に述べる．

3. 負荷予測が間違っていた場合の反応と修正

「負荷予測を間違える」という状況を実験室内で作り出すためには，まず被験者が次に発揮する筋力の大きさを自然に予測できることが不可欠である．そのためには2種類の負荷を同一筋に対して交互に与えるという負荷の規則性が必要であり，その規則性を破ることによって，負荷予測を意図的に間違えさせることが可能となる．著者らの実験[9]では，2色の光刺激（色によって負荷の重い軽いを示す）を用いて3秒間隔で2色を交互に点灯し，それを合図に被験者に肘関節を40～110°までできるだけすばやく屈曲させる動作を行わせた．その際に肘関節屈曲時に与える負荷を重（40% MVC）・軽（一律に約20N）を交互に与えた．この方法によって，被験者は同じひとつの動作で，2種類の筋出力量を予測するようになる．図3-5に示したように，軽い（○）・重い（●）交互の筋力発揮を一定周期（3秒）で複数回繰り返すと，PMTは短縮し，10試行目のような100msを下回る値が出現する．その状態は負荷に対する予測が成立しているということができる．負荷予測が成立している時に，その軽・重交互の規則性を破って軽い（○）・軽い（○）と2回続けて同じ負荷を与える（図3-5第14試行FS刺激）と，その負荷予測（重い）を裏切ることになり，予測が崩された場合の反応特性を見ることができる．この負荷予測を裏切る刺激をフェイント刺激（以下，FS刺激とする）とし，それまでの規則正しい刺激を連続交互刺激（以下，RAS刺激とする）と名付けた．

図3-5の第14試行を見ると，○と（○）マークで示したように，主働筋に2つの筋放電burstが生じた．この場合は第13試行が軽い負荷であったので，当然被験者は，次は重い負荷であると予測していたのに，予測が崩されて軽い負荷が与えられたという状況である．

このようなFS刺激に対する典型的な反応例を図3-6に示した．この例は，FS刺激の直前の試行で重い負荷が与えられ，次は軽い負荷が与えられると予測している状況であると推測できる．一番下に表示されている上腕二頭筋の筋電図を見ると，休止期（図3-6太い矢印）を挟んで2つの筋活動が生じており，ひとつ目の約100msほど続く筋放電（●印）は，負荷予測に基づいて出力した軽い負荷に対応した運動指令によって生じた筋放電であると推測できる．その筋放電潜時（135ms）はRAS刺激に対するPMTに近似していることからも予測成立が裏付けられる．その筋放電はすぐに停止して，30～40msの休止（太い矢印）の後，改めて次の筋放電が開始する．2つ目の筋放電は重い負荷に対応した筋放電であり，修正反応であるとみなすことができる．

ここで疑問が生じる．この課題動作では，同じひとつの筋の出力量（＝筋収縮の強さ）の違いで2種類の負荷に対して反応しているので，たとえ負荷予測が間違っていたとしても，そのまま筋出力量を増減すれば簡単に修正できるはずである．しかし，図3-6の休止期が示すように，はじめの筋放電，つまり軽い負荷に対しての運動指令をいったん消去して，改めて重い負荷に対応した運動指令を出しなおしていることになる．この事実から考えると，われわれはすばやい筋収縮を必要とする場合には，Bizzi[2]，DesmedtとGodaux[4,5]や，Brooksら[3]が明らかにしたように，それぞれの

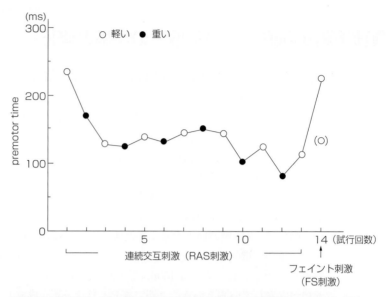

図3-5 軽(○)・重(●)負荷を交互に規則正しく周期的にあたえ(RAS刺激)，途中(14試行目)でその規則性を崩した場合(FS刺激)のPMT変化の一例
(河辺章子，大築立志：負荷予測に基づく筋出力量の調整：同一筋における筋出力量の切り換えについて．体育学研究 33: 39-49, 1988)

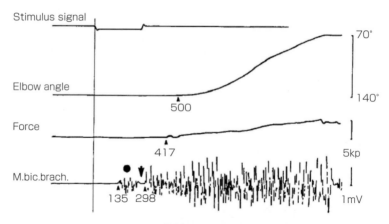

図3-6 フェイント刺激(FS刺激)に対す典型的な反応例
●は最初の筋放電burst，下向き矢印の休止期をはさんで第二の筋放電が長く続いている．図中の数字は刺激提示からのそれぞれの潜時を示している．
(河辺章子，大築立志：負荷予測に基づく筋出力量の調整：同一筋における筋出力量の切り換えについて．体育学研究 33: 39-49, 1988)

動作に応じたプログラムで制御しており，この負荷予測の実験の場合にも，軽い負荷用のプログラムと重い負荷用のプログラムを用いてすばやく反応できるようにしているのではないかと考えられる．そのために負荷予測を間違った場合には，いったん間違ったプログラムを消去し，改めて正しい方のプログラムを実行しなければならない

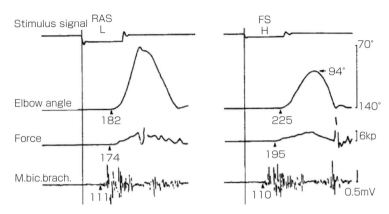

図3-7 フェイント刺激（FS刺激）に対する反応例
　右）FS刺激に対して反応を完了することができなかった場合
　左）FS刺激の2試行前の負荷予測が成立している場合（RAS）
図中の数字は刺激提示からの潜時を示している.
(河辺章子, 大築立志：負荷予測に基づく筋出力量の調整：同一筋における筋出力量の切り換えについて. 体育学研究 33: 39-49, 1988)

のではないかと推測できる．この2つのプログラムを切り換えるのに必要なキャンセリングと別のプログラムの再出力の間に時間的なずれが，図3-6で観察された筋放電休止期として現れたものと考えられる．

　図3-7に反応動作を完了できなかった場合の反応例を示した．右側が負荷予測を崩された場合の重い負荷に対する反応例，左側がその2試行前の負荷予測が成立している場合の軽い負荷に対する反応例である．右側の反応例を見ると，筋電図の波形は，左側の筋電図波形と非常によく似ており，筋放電潜時もほぼ同じであり（RAS: 111ms, FS: 110ms），両者は同じプログラムで実行されているように見える．つまり，図3-6のように先行の軽負荷用プログラムを消去できずにそのまま実行してしまったために，反応動作を完了することができなかったものと推測できる．

　図3-8は同じ負荷を用いた単純反応刺激（simple），RAS刺激，FS刺激に対するPMTの平均値をプロットしたものである．FS刺激に対しては，1つの筋放電だけが生じた場合をA，2つの筋放電が見られた場合をBとした．Aの場合はRASよりもPMTが大きく，被験者はそのうちFS刺激が与えられるのではないかという疑いをもってRAS刺激に対して慎重な反応をしていたと考えられる．Bの場合はRASよりもPMTが短縮しており，負荷に対する予測が成立していることがわかる．BのPMTは負荷予測に基づいて出力された筋放電であり，いわば刺激に対しては誤反応となっている．それを修正して再出力したPMTは点線で描かれており，大きな反応の遅れとなって表れているのがわかる．

　負荷予測は，日常的にわれわれの脳内でほとんど意識せずに行われて，目的の動作に適合した無駄のない筋出力を行うことに大変役立っている．しかし，その予測が間違っていた場合には，持とうとした物を落としてしまったり，逆に投げあげてしまったり，上記実験のように誤反応が生じて正しい反応が大きく遅延したりするような大きなマイナスの影響を生じさせてしまうことになる．

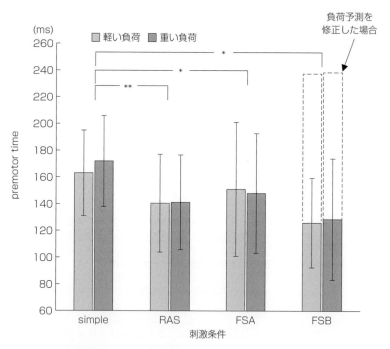

図3-8 刺激条件別PMTの平均値
simple：単純刺激，RAS：連続交互刺激，FSA：フェイント刺激（誤反応が出現しなかった場合），FSB：フェイント刺激（誤反応が生じた場合）
破線で示された棒グラフは修正反応としてのPMTを示している．
（河辺章子，大築立志：負荷予測に基づく筋出力量の調整：同一筋における筋出力量の切り換えについて．体育学研究 33: 39-49, 1988より引用改変）

4. 筋出力量の修正と切り換え

　前述した実験において，誤反応と修正反応との間に休止期が生じたが，これは負荷予測が崩された時だけに生じるものなのか，単に筋出力量をすばやく変更するといった場合にも生じるものなのかを確認すべく，次のような実験を行った[12]．
　この実験では，ある一定の筋出力量を継続している状態からすばやく別の筋出力量に変更するという動作課題を用いた．被験者は予告刺激が与えられたら，オシロスコープに示された50% MVCの目標値に発揮筋力を合わせて待機し，光刺激が与えられたら，できるだけすばやく20% MVCの目標値に筋力を合わせるという課題を行った．図3-9はその一例である．図中の●印に見られるような筋放電休止期がはっきりと観察できる．このような筋放電休止期が発現する反応例は全体の52%にみられた．残りの48%の反応では，休止期は出現せず，20% MVCの目標値に達する時間が延長して，筋放電が徐々に減少する反応パターンを示した．このことから，これら2つの実験で観察された筋放電休止期は，非常に短い時間で急激な筋出力量の変更を行わなければならない場合に生じることが明らかである．これらの実験で用いられたようなballisticな筋力発揮では，ごくわずかな時間内（0.1〜0.3秒程度）に数多くの運動単

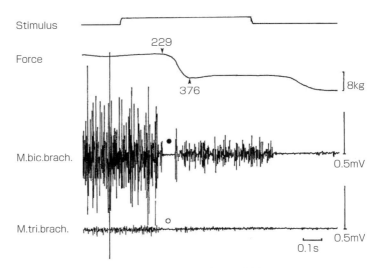

図3-9 急激に筋出力量を変更した場合の反応例
●○印は筋放電休止期を，図中の数値は刺激提示からの潜時を示している．
(Kawabe-Himeno S.: Characteristics of muscle activities in a quick change in magnitude of force. Percept Mot Skills 79: 561-562, 1994)

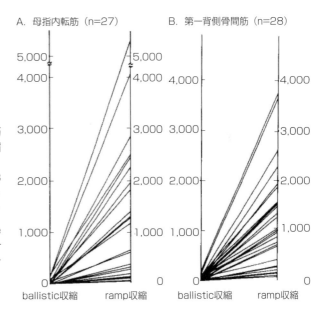

図3-10 母指内転筋（A）と第一背側骨間筋（B）の運動単位のramp収縮とballistic収縮時における動員閾値張力（RTF）
Ramp収縮の場合，Aでは1kg/sで5kg以上の筋力を，Bでは0.6kg/sで3kg以上の筋力発揮を行わせている．Ballisitcs収縮では，Aでは3kg，Bでは1kgの筋力を，できる限りすばやい力発揮を行わせている．
(Yoneda T, et al.: Recruitment threshold force and its changing type of motor units during voluntary contraction at various speeds in man. Brain Res 372: 89-94, 1986)

位が動員される必要があると考えられる．
　Yonedaら[18]は，母指内転筋と第一背側骨間筋から運動単位の活動を記録し，収縮速度別にみた動員閾値張力を報告した（図3-10，図3-11）．どちらの筋においてもballistic収縮の場合には劇的に動員閾値張力が低下することが明らかである．木村[13]は，「ballistic収縮の場合，その力発揮に要する時間がきわめて短いため，運動単位は何度も発火できず，個々の運動単位の頻度変調による神経調節で力の増加は望めない．

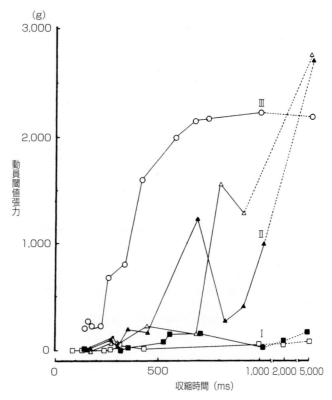

図3-11 母指内転筋におけるいくつかの運動単位の動員閾値張力と収縮時間との関係

3kgの筋力発揮をさまざまな速度で行わせている．横軸において左に行くほど収縮スピードが高くなり，どの運動単位も速度が大きい場合には動員閾値張力が非常に低いことを示している．
(Yoneda T, et al.: Recruitment threshold force and its changing type of motor units during voluntary contraction at various speeds in man. Brain Res 372: 89-94, 1986)

したがって，ballistic収縮においては，数多くの運動単位が同期的に動員される必要があり，運動指令の空間的な量の増加によって筋力の増加を担っている．」と述べている．

これらのことから考えると，今まで述べてきた実験ではballistic収縮が求められており，運動単位の頻度変調（rate coding）による筋出力量の増減は不可能であり，さらに，運動単位の動員数を増やしたり減らしたりする時間もないので，前もって負荷予測に基づいて動員すべき運動単位を決定し，その指令経路の興奮性をあげておく必要があったのではないかと考えられる．

以上のように，負荷予測の予測は，とくにballistic収縮を必要とするような動作には不可欠であり，私たちの日常生活動作のほとんどが経験・学習・知識などに基づいて負荷量を予測し，筋出力量を決定して，運動指令を実行しているものと考えられる．

このような負荷予測のために必要な準備機構は，当然，大脳皮質などの高次中枢によってなされていると考えられる．近年，脳における準備関連活動を行う細胞はさま

ざまな領域に存在することが知られている．とくに，運動前野背側部，前補足運動野や吻側帯状皮質運動野において運動準備期間中に活動変化を示す細胞が見出されている[1, 15, 17]．さらには習慣化したような動作を切り換える際に活動する神経細胞も見出されている[7, 14]．本章で述べてきたようなヒトでの結果とこのような神経科学的知見とを照らし合わせて，ヒトの運動準備機構について考えていく必要があると思われる．しかし，予測というようなヒトにおいて著しい進化を遂げた高次脳機能については，神経生理学的にはまだまだわからないことが多く，今後のさらなる解明を待ちたいと思う．

[河辺　章子]

[文　献]

1) Alexander GE, Crutcher MD.: Preparation for movement: neural representations of intended direction in three motor areas of the monkey. J Neurophysiol 64: 133-150, 1990.
2) Bizzi E, et al.: Mechanisms underlying achievement of final head position. J Neurophysiol 39: 435-444, 1976.
3) Brooks VB, et al.: Movement programming depends on understanding of behavioral requirements. Physiol Behav 31: 561-563, 1983.
4) Desmedt JE, Godaux E.: Ballistic contractions in man: characteristic recruitment pattern of single motor units of the tibialis anterior muscle. J Physiol 264: 673-693, 1977.
5) Desmedt JE, Godaux E.: Voluntary motor commands in human ballistic movements. Ann Neurol 5: 415-421, 1979.
6) Flanagan JR, Beltzner MA.: Independence of perceptual and sensorimotor predictions in the size-weight illusion. Nat Neurosci 3: 737-741, 2000.
7) Isoda M, Hikosaka O.: Switching from automatic to controlled action by monkey medial frontal cortex. Nat Neurosci 10: 240-248, 2007.
8) Kawabe S.: Effects of force output and preparation on fractionated reaction time. Perceptual and motor skills 64: 935-941, 1987.
9) 河辺章子，大築立志：負荷予測に基づく筋出力量の調整：同一筋における筋出力量の切り換えについて．体育学研究　33: 39-49, 1988.
10) Kawabe S.: Effects of force output and preparatory set on premotor time of simultaneous bilateral responses. Percept Mot Skills 68: 619-625, 1989.
11) Kawabe-Himeno S.: Effects of force output and preparatory period on fractionated reaction time. Percept Mot Skills 76: 415-424, 1993.
12) Kawabe-Himeno S.: Characteristics of muscle activities in a quick change in magnitude of force. Percept Mot Skills 79: 561-562, 1994.
13) 木村瑞生：神経制御と筋力増強．吉岡利忠ほか編：筋力をデザインする．運動生理学シリーズ5, 杏林書院, pp.65-78, 2003.
14) Matsuzaka Y, Tanji J.: Changing directions of forthcoming arm movements: neuronal activity in the presupplementary and supplementary motor area of monkey cerebral cortex. J Neurophysiol 76: 2327-2342, 1996.
15) Nakamura K, et al.: Neuronal activity in medial frontal cortex during learning of se-

quential procedures. J Neurophysiol **80**: 2671-2687, 1998.
16) 大築立志：予測とタイミングからみたヒトの随意運動制御．体育学研究 **43**: 137-149, 1998.
17) Shima K, et al.: Role for cells in the presupplementary motor area in updating motor plans. Proc Natl Acad Sci USA **93**: 8694-8698, 1996.
18) Yoneda T, et al.: Recruitment threshold force and its changing type of motor units during voluntary contraction at various speeds in man. Brain Res **372**: 89-94, 1986.

【筋力の随意調節】

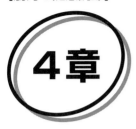

複数筋の同時収縮による発揮筋力の低下

1. 両側体肢の同時動作時の発揮筋力

(1) 両側性機能低下

ヒトは日常生活の中でさまざまな身体活動を行っている．身体の両側に位置する腕や脚に着目すると，重いものを床から持ち上げるような場合には，腕や脚は両側同時に筋力を発揮し，歩行や走行時には腕や脚は一側ずつ交互に働く．また，ボートのローイングや水泳の平泳ぎ・バタフライでは両側の体肢を左右対称に同時に活動させるが，ランニングや水泳のクロール・背泳ぎでは腕や脚は左右交互に動かす．

一般に，両側の腕や脚で同時に筋力を発揮すると，最大の能力を発揮しようとしているにもかかわらず，それぞれの腕や脚の能力が一側単独で筋力を発揮したときと比べて低下してしまう．つまり，一側の体肢で単独に最大筋力を発揮した場合の左右の合計値より，両側の体肢で同時に最大筋力を発揮した場合のほうが筋力が小さくなる[9, 10, 17, 19, 21, 23, 28, 30-32, 38, 40, 45]．この現象は，両側性機能低下（bilateral deficit: BLD）と呼ばれており，左右の同名筋を同時に活動させた場合に多く観察される．右肘屈曲-左肘伸展[23]や左肘屈曲-右膝伸展[10]の同時動作では，それぞれを単独に活動させた場合と比較して有意な筋力低下は観察されていない．

筋力だけではなく，反応速度についても，片手で単独に反応した場合より両手で同時に反応した場合のほうが反応時間が延長することが知られている[6, 12, 13, 16, 22, 41, 42]．筋力や反応時間に関する両側性機能低下については，いくつかのレビュー[11, 20, 24, 25, 44]がある．

(2) 両側性機能低下とスポーツ

さまざまなトレーニングを積んでいるスポーツ選手の両側性機能低下について調べた研究がいくつかある．

Secherら[32]は非鍛錬者と鍛錬者（自転車選手，重量挙選手）の両側および一側の脚伸展筋力比を比較し，非鍛錬者と鍛錬者の間に有意な差が見られなかったことから，両側同時動作における筋力低下現象は，激しい持久性トレーニングや筋力トレーニング後でさえも見られるとしている．Shantzら[30]も非鍛錬者と鍛錬者の両側および一側の脚伸展筋力比を比較し，非鍛錬者と鍛錬者の間に有意な差が見られなかったことから，脚伸展筋力比は，トレーニングによって容易に影響されないと述べている．

一方，HowardとEnoka[10]は，非鍛錬者，自転車選手，重量挙選手の両側および一

側の膝伸展筋力を比較し，非鍛錬者は，両側同時動作における筋力低下（抑制）を示したが，自転車選手は低下を示さず，重量挙選手は両側同時動作において筋力増加（促進）を示したことを報告している．このように，両側同時動作における筋力低下に対するトレーニングの影響を調べた横断的研究の結果は，両側同時動作によって筋力低下が見られたり，見られなかったり，あるいは逆に促進を示したりというように相反する結果が報告されている．

(3) 両側性機能低下とトレーニング

RubeとSecher[28]は筋持久力について，一側性トレーニングと両側性トレーニングを比較する縦断的研究を行っている．彼らは，両脚トレーニングによって両脚テスト中の疲労が減少し，片脚トレーニングでは両方の脚についてトレーニングを行ったにもかかわらず両脚テスト中の疲労は減少せず，片脚テスト中の疲労が減少したことを示した．

一側性および両側性のレジスタンス・トレーニングが，一側性および両側性に発揮される筋力や筋パワーにどのような効果を及ぼすのかという点について系統的に行われた縦断的研究としては，等尺性握力トレーニング，等速性腕伸展トレーニング，および等速性脚伸展トレーニングの3種類を用いた研究[38]がある．3種類のトレーニングとも，被験者を一側トレーニング群，両側トレーニング群，およびコントロール群に分け，週3日，6週間にわたってトレーニングを行わせている．それぞれ一側性および両側性の筋力あるいは筋パワーをトレーニング開始前，開始3週間後，6週間後に測定し，トレーニング開始前の値を基準とした変化率を求めている（図4-1）[39]．

また，各実験の両側および一側の筋力および筋パワーのデータから，下記の式に基づき，両側性指数（bilateral index: BI）[10]を求めている．

握力については，

$$BI(\%) = 100\,[(両側右＋両側左)／(一側右＋一側左)]-100$$

腕伸展パワーおよび脚伸展パワーについては，

$$BI(\%) = 100\,[両側／(一側右＋一側左)]-100$$

BIの値が正の場合は，両側での値が一側での値より大きいこと（両側性機能促進）を表し，BIの値が負の場合は，両側での値が一側での値より小さいこと（両側性機能低下）を表している．

この実験の結果は以下のとおりであった．すわなち，両側性条件において発揮された筋力や筋パワーは両側性のレジスタンス・トレーニングによって改善され，一側性条件において発揮された筋力や筋パワーは一側性のレジスタンス・トレーニングによって改善される（図4-1）．ただし，脚伸展パワーの一側条件においては，例外的に一側トレーニング群においてではなく，両側トレーニング群に有意に大きな改善がみられている．この原因のひとつとしては，両側トレーニング群にトレーナビリティの大きな被検者が含まれていた可能性が考えられている．そして，トレーニング開始前を基準として，トレーニングによってBIがどれだけ変化したかを表した図4-2を

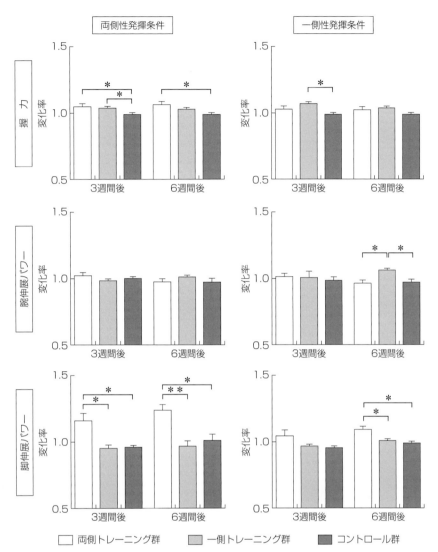

図4-1　6週間のトレーニングによる各トレーニング群の筋力・筋パワー変化率の比較
左は両側同時発揮時，右は一側単独発揮時．平均値＋標準誤差（*p＜0.05, **p＜0.01）
（谷口有子：レジスタンス・トレーニングにおけるlateral specificity. 体育の科学　47: 549-554, 1997）

見ると，脚伸展パワーにおいても，他のトレーニングと同様に，BIは両側性のレジスタンス・トレーニングによって正（すなわち両側性機能低下減少）の方向に変化し，一側性のレジスタンス・トレーニングによって負（すなわち両側性機能低下増大）の方向に変化した．つまり，脚伸展トレーニングにおいても，両側トレーニングの効果は，一側よりも両側条件において大きく，一側トレーニングの効果は，両側よりも一側条件において大きかったということである．

このように，BIはトレーニング群によって異なる経時変化を示し，両側トレーニ

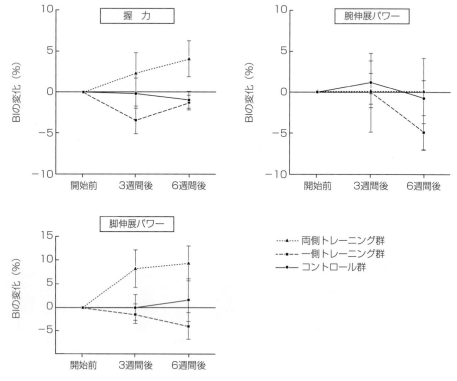

図4-2　6週間のトレーニングによる各トレーニング群のBIの変化
平均値±標準誤差
(谷口有子：レジスタンス・トレーニングにおけるlateral specificity. 体育の科学　47: 549-554, 1997)

ング群のBIの変化量は一側トレーニング群およびコントロール群のそれと有意な差があった．この上肢および下肢のレジスタンス・トレーニングにみられるパターンは，「筋力トレーニングにおける特異性」の理論[29]に当てはまる．したがって，これらの結果は，レジスタンス・トレーニングにおけるlateral specificityの存在を示唆し，両側性機能低下が一側性トレーニングによって増強され，両側性トレーニングによって減少（あるいは逆転）しうることを示している．

　両側同時動作における筋力低下に対するトレーニングの影響を調べた横断的研究の結果は，両側同時動作によって筋力低下が見られたり，見られなかったり，あるいは逆に促進を示したりというように相反する結果が報告されていた．しかし，両側性機能低下がトレーニングによって影響されない可能性を示しているSecherら[32]の研究に記載されている値をBIに換算してみると，非鍛錬者が−20～−19，重量挙選手が−14，自転車選手が−24である．Schantzら[30]の研究に記載されている両側／一側比をBIで表すと，男性非鍛錬者が−14，高度にレジスタンス・トレーニングを積んでいる男性が−8である．これらの値を比較してみると，両側性の脚伸展動作を定期的に行っている重量挙選手や高度にレジスタンス・トレーニングを積んでいる被験者は非鍛錬者より両側性機能低下の程度が小さいことがわかる．

さらに，日常的に両脚を交互に伸展させるトレーニングをしている自転車選手における両側性機能低下の大きさは非鍛錬者より大きい．これらの事実は，上述の縦断的研究[38]の結果と矛盾しない．横断的研究においては，他の種々の要因にマスクされたために統計的に有意な「トレーニング効果のlateral specificity」を検出することができなかったものと考えられる．これが，これまでの横断的研究に矛盾の見られた原因であろう．

以上をまとめると，レジスタンス・トレーニングが両側性機能低下に及ぼす影響については，一側性のトレーニングを行うと一側性に発揮した筋力が両側性に発揮した筋力よりも顕著に増加し，両側性のトレーニングを行うと両側性に発揮した筋力が一側性に発揮した筋力よりも顕著に増加する．すなわち，両側性機能低下の程度は，一側性トレーニングによって大きくなり，両側性トレーニングによって小さくなるというlateral specificityが見られるということである[8, 38]．したがって，自転車選手や短距離選手のように左右交互の動作を用いるスポーツ選手にとっては，現在標準的に行われている両側性のトレーニングより一側性あるいは左右交互の相反的なトレーニングの方が有効であり，重量挙選手やボート選手のように両側同時の筋活動を要求されるスポーツ選手にとっては，一側性のトレーニングより両側性トレーニングの方が有益であるということができる．

(4) 両側性機能低下に及ぼすトレーニング効果の神経機構

これまで，両側性機能低下に関与している可能性のある神経機構として，注意の分散，相反性神経支配，大脳半球間抑制の3つが考えられてきた[24]．もし，両側性機能低下が脊髄内での二重の相反神経支配を介した反射的抑制による影響をより強く受けているとすれば，上肢と下肢の両側性機能低下の割合はそれぞれ独立にトレーニングの影響を受けると仮定できる．しかし，大脳半球間抑制のように脊髄上位レベルでの神経機構による影響を強く受けており，上肢と下肢の両側性機能低下を共通して制御しているような神経機構が存在するとしたら，一側性あるいは両側性のレジスタンス・トレーニングを課して上肢または下肢の両側性機能低下の割合を変化させた場合に，トレーニングを実施しなかった下肢または上肢の両側性機能低下の割合もこれに連動して変化するはずである．このような仮説に基づき，一側性あるいは両側性のレジスタンス・トレーニングがトレーニングを実施しなかった上肢および下肢の両側性機能低下に及ぼす影響が調べられた[40, 43]．

体育大学学生（男子32名，女子7名）を一側腕伸展トレーニング群，両側腕伸展トレーニング群，一側脚伸展トレーニング群，両側脚伸展トレーニング群，およびコントロール群に無作為に分け，一側腕（脚）伸展トレーニング群は一側の腕（脚）を伸展する動作を左右両肢について，両側腕（脚）伸展トレーニング群は両側の腕（脚）を同時に伸展するトレーニングを課した．コントロール群はトレーニングを行わなかった．トレーニングは，等速性筋パワー測定装置（Chest ForceおよびKick Force，竹井機器工業製，図4-3および図4-4）を用いて，速度80cm/sで各動作での全力伸展を6回×3セット（一側群は左右各肢について），週3日，6週間行わせた．トレーニング開始前，3および6週間後に一側性および両側性の筋パワーを測定し，

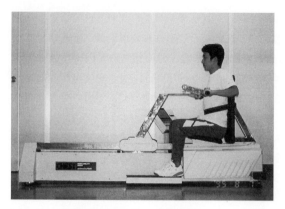

図4-3 等速性腕伸展パワー測定装置

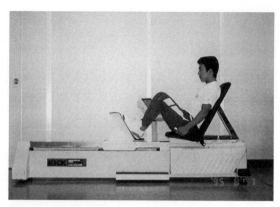

図4-4 等速性脚伸展パワー測定装置

両側性機能低下の大きさを表すbilateral index（BI）を前述の式によって計算した．
　トレーニングを実施した体肢であるかどうか（鍛錬肢，非鍛錬肢）および実施したトレーニングが両側性か一側性かという観点から結果を分析した．たとえば，「鍛錬肢（両側トレーニング群）」のBIは，両側腕伸展トレーニング群の腕と両側脚伸展トレーニング群の脚によって発揮された一側性および両側性パワーの値から算出した．つまり，両側腕伸展トレーニング群の腕伸展パワーから求めたBI，および両側脚伸展トレーニング群の脚伸展パワーから求めたBIとから求めた．同様に，「非鍛錬肢（両側トレーニング群）」のBIは，両側腕伸展トレーニング群の脚伸展パワーから求めたBI，および両側脚伸展トレーニング群の腕伸展パワーから求めたBIとから求めた．
　実施したトレーニングとまったく同じ様式で発揮された鍛錬肢のパワーは，6週間のトレーニングによって平均値で3.3〜14.2％増加した（図4-5）．各群のトレーニング開始前を基準としたBIの変化量を（図4-6）に示した．鍛錬肢については，先行研究[38]と同様，両側性機能低下は一側性トレーニングによって大きくなり（BIは負の方向に変化し），両側性トレーニングによって小さくなった（BIは正の方向に変化した）．非鍛錬肢については，一側トレーニング群のBIが鍛錬肢と同様，負の方向に変化したのに対し，両側トレーニング群では，鍛錬肢と同じ正の方向には変化しなかった．つまり，一側トレーニングのトレーニング効果には鍛錬肢から非鍛錬肢（上肢から下肢，下肢から上肢）へ正の転移がみられたのに対して，両側トレーニングでは転移がみられなかった．
　これまで，両側性機能低下に関与している可能性があるとされてきた3つの神経機構のうち，相反性神経支配は，脊髄内の二重の相反性神経支配によって両側性機能低下が起こっているという説である．このモデルを用いると，トレーニングを実施した体肢の両側性機能低下の変化については説明が可能であるが，脊髄分節レベルが大きく隔たった，トレーニングを実施しなかった体肢の両側性機能低下への影響について説明することが困難である．一側性トレーニングによってトレーニングを実施しなかった体肢の両側性機能低下の割合も，トレーニングを実施した体肢と同様に大きくなったことを説明するためには，脊髄より上位の神経機構が関与していると考える方

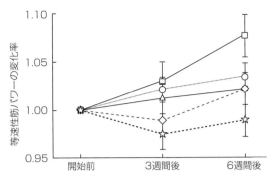

図4-5 6週間のトレーニングによる各トレーニング群の鍛錬肢・非鍛錬肢の筋パワー変化率
平均値±標準誤差
(Taniguchi Y.: Relationship between the modifications of bilateral deficit in upper and lower limbs by resistance training in humans. Eur J Appl Physiol Occup Physiol 78: 226-230, 1998)

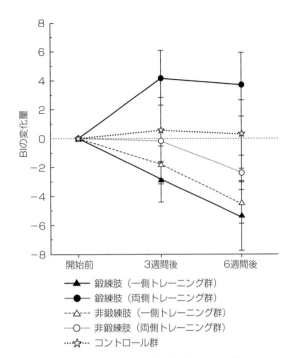

図4-6 体肢（鍛錬肢，非鍛錬肢）およびトレーニング群（両側，一側）の違いからみた6週間のトレーニングによるBI変化量の経時変化
平均値±標準誤差
(Taniguchi Y.: Relationship between the modifications of bilateral deficit in upper and lower limbs by resistance training in humans. Eur J Appl Physiol Occup Physiol 78: 226-230, 1998)

が自然である．したがって，以下は大脳半球間抑制[7, 19, 24]について検討する（この研究では注意の分散については検討されていないので，ここでは触れない）．

この研究で用いられた動作についての大脳半球間抑制のモデルが図4-7である．運動野の錐体路細胞から脊髄のα運動ニューロンへ伸びる神経線維には脳梁を経由して対側に達する側枝があり，抑制性介在ニューロンを介して対側運動野錐体路細胞を抑制している．一側トレーニングを行うと，トレーニングを実施しなかった下肢または上肢の両側性機能低下の割合も，トレーニングを実施した体肢と同様に大きくなったことから，抑制機構が上肢と下肢に共通である可能性が示された．このことを表すために，抑制性介在ニューロンは，上肢および下肢を支配する運動野錐体路細胞それぞれへ接続するように描かれている．

図4-7Cは両側腕伸展トレーニングについての模式図である．このトレーニングを継続的に行った場合に強化された経路が太線で示されており，大脳皮質部分の拡大図二通り（IおよびII）が右側に示されている．両側性トレーニングを行うと両側性機能低下の割合が小さくなるので，この経路内のどこかに，「対側の運動野錐体路細胞への抑制」を抑制する（脱抑制）機構がトレーニングによって生じたことが推察でき

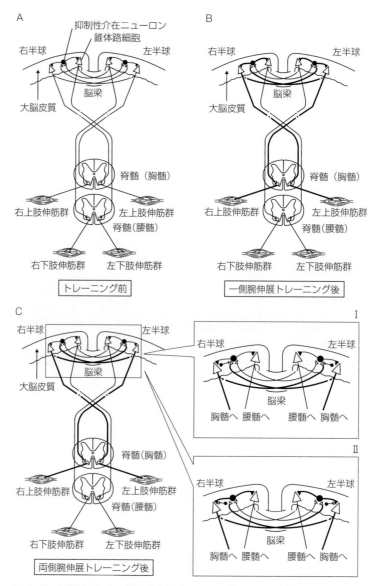

図4-7 両側および一側腕伸展トレーニングによって神経系に生じると考えられる変化（模式図）
(谷口有子ほか：トレーニングが運動中の大脳皮質活動に及ぼす効果の評価に関する研究：Ⅲ．レジスタンス・トレーニングがトレーニングを行わなかった上肢および下肢の両側性機能低下に及ぼす影響．武道・スポーツ科学研究所年報 5: 149-159, 2000)

る．それは，運動野錐体路細胞の側枝が対側の抑制性介在ニューロンに接続する部分でのシナプス前あるいは後抑制（図4-7, 拡大図Ⅰ），あるいは，抑制性介在ニューロンが運動野錐体路細胞にシナプスしている部分でのシナプス前抑制（図4-7, 拡大図Ⅱ）であろう．前者の場合，抑制性介在ニューロンの発火自体が抑えられ，後者の場合は，抑制性介在ニューロンは発火するが，その影響は運動野錐体路細胞には及ばな

表4-1　大脳半球間抑制モデルを用いてトレーニング前と比較したトレーニング後のパワーの相対的変化

腕伸展トレーニング後	トレーニング肢				非トレーニング肢			
	腕伸展			両側性機能	脚伸展			両側性機能
	両側	一側左	一側右	低下の割合	両側	一側左	一側右	低下の割合
両側トレーニングI	++	+	+	減少（BIは増加）	±	±	±	変化なし
両側トレーニングII	++	+	+	減少（BIは増加）	−	±	±	増加（BIは減少）
一側トレーニング	±	+	+	増加（BIは減少）	−	±	±	増加（BIは減少）

脚伸展トレーニング後	脚伸展			両側性機能	腕伸展			両側性機能
	両側	一側左	一側右	低下の割合	両側	一側左	一側右	低下の割合
両側トレーニングI	++	+	+	減少（BIは増加）	±	±	±	変化なし
両側トレーニングII	++	+	+	減少（BIは増加）	−	±	±	増加（BIは減少）
一側トレーニング	±	+	+	増加（BIは減少）	−	±	±	増加（BIは減少）

両側トレーニングI：抑制性介在ニューロンの細胞体への入力部分で脱抑制された場合
両側トレーニングII：抑制性介在ニューロンからの出力部分で脱抑制された場合
（谷口有子ほか：トレーニングが運動中の大脳皮質活動に及ぼす効果の評価に関する研究：III．レジスタンス・トレーニングがトレーニングを行わなかった上肢および下肢の両側性機能低下に及ぼす影響．武道・スポーツ科学研究所年報　5: 149-159, 2000）

い．両側トレーニングを行うと，トレーニングを実施した体肢の両側性機能低下の割合は減少するが，トレーニングを実施しなかった体肢の両側性機能低下の割合は変化しないので，この脱抑制の機構には課題特異性があることになる．一方，図4-7Bは，一側トレーニングを繰り返し行った結果，強化された神経経路が示されている．

図4-7に示したモデルに基づいて，トレーニング前に対するトレーニング後のパワーの相対的増減を示した（表4-1）[43]．

表4-1の左半分は，トレーニングを実施した体肢についての変化である．たとえば，腕伸展トレーニング後の両側トレーニングI（抑制性介在ニューロンの細胞体への入力部分で脱抑制された場合）の行を横にみていく．腕伸展の両側の欄には，＋＋と記載されている．これは次のような意味である．両側腕伸展トレーニングを行うと（図4-7C），運動野錐体路細胞から上肢の筋へ至る神経経路はトレーニング前と比較して強化され，発揮パワーは相対的に増加するはずである．この効果を＋で表す．また大脳半球間抑制は，抑制性介在ニューロンの細胞体への入力部分で脱抑制されるので，これによっても両側腕伸展パワーは相対的に増加することになる．この＋効果を合わせた2重の増加効果を＋＋と表している．両側腕伸展トレーニング後（図4-7C）に一側左腕伸展を行った場合，運動野錐体路細胞から左上肢の筋へ至る神経経路はトレーニング前と比較して強化されており，発揮パワーは相対的に増加する（＋）．一側右腕伸展も同様である．これを表4-1では＋と表している．この結果，両側腕伸展パワーと一側腕伸展パワーを比較すると，両側のほうが相対的に増加率が大きいので，両側性機能低下の割合は，トレーニング前と比べて減少（BIが増加）する．

このように表4-1の左半分（トレーニング肢）を見ると，モデルI，IIともに，両側性トレーニング後には両側性機能低下の割合が減少し，一側性トレーニング後には両側性機能低下の割合が増加し，研究結果と一致している．また，トレーニングを実施しなかった体肢の変化（表4-1の右半分）は，一側性トレーニングでは両側性機能低下が増加し，研究結果と一致するが，両側性トレーニングによる変化は，脱抑制が

抑制性介在ニューロンの細胞体への入力部分で起こる（モデルⅠ）か細胞体からの出力部分で起こる（モデルⅡ）かによって結果が異なり，前者の場合は両側性機能低下に変化は見られないが，後者の場合は両側性機能低下が増加する．

図4-6の両側トレーニング3週間後の非鍛錬肢のBIはモデルⅠを支持するが，6週間後には若干BIが減少（両側性機能低下が増加）し，モデルⅡの可能性も考えられる．しかしこの低下は統計的に有意ではなかったので，どちらかといえばモデルⅠの可能性が強いと考えられる．これらのことから，大脳半球間抑制モデルで，脱抑制が抑制性介在ニューロンの細胞体への入力部分で起こる場合が，研究結果にもっともよく当てはまることが明らかにされた．ただし，この点についてはさらなる検討が必要である．

2. 複数指の同時活動時の発揮筋力

(1) 遠心性協同筋抑制

Ohtsuki[21]は，握力を発揮している場合に個々の指（Ⅱ～Ⅴ指）が発揮している筋力を測定し（図4-8），それを各指が単独で発揮しうる最大筋力と比較した．右手，左手ともに，どの指も握力発揮時の分担筋力のほうが1指単独筋力より小さかった（表4-2）．筋内埋入電極により示指分画から記録した筋活動（筋電図積分値）も他指との協同活動時には単独発揮時より活動が明らかに低下していた（図4-9）．筋電図積分値と示指屈指力との間には，統計的に有意な相関関係がみられており，この筋力低下が筋活動の低下によって引き起こされていることが明らかにされた．さらにOhtsukiは，2本ないし3本の指を同時に屈曲させた場合の各指の発揮筋力も測定しており，筋力発揮に参加する指の数が増えるにつれて，各指の発揮する筋力が減少していくことを明らかにした．そして，このような数指の同時屈曲時の各指筋分画の活動抑制の神経機構を次のように推測している[26]．「1本の指を屈曲するとき，その指の屈筋を支配するα運動ニューロンには，上位運動中枢から興奮性の運動指令が行く

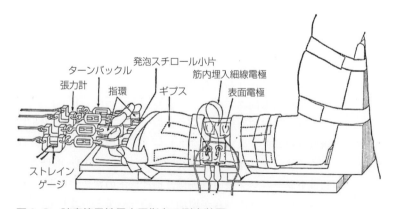

図4-8　随意等尺性最大屈指力の測定装置
(Ohtsuki T.: Decrease in grip strength induced by simultaneous bilateral exertion with reference to finger strength. Ergonomics 24: 37-48, 1981)

表4-2 ヒトの屈指力

		指の組み合わせ条件						
		一指単独	Ⅱ Ⅲ	Ⅲ Ⅳ	Ⅳ Ⅴ	Ⅱ Ⅲ Ⅳ	Ⅲ Ⅳ Ⅴ	Ⅱ Ⅲ Ⅳ Ⅴ
右手	Ⅱ	149.0±19.6 (10)	121.5±17.6 84.6±10.3 (8)			107.8±9.8 75.3±7.6 (8)		105.8±21.6 72.2±16.1 (10)
	Ⅲ	192.1±44.1 (10)	158.8±36.3 86.5±6.8 (8)	153.9±31.4 85.2±12.1 (8)		147.0±31.4 80.6±8.4 (8)	130.3±19.6 82.1±7.5 (5)	141.1±22.5 75.8±13.4 (10)
	Ⅳ	151.9±33.3 (10)		118.6±16.7 82.4±13.3 (8)	122.5±23.5 82.0±3.3 (3)	108.8±15.7 76.0±11.4 (8)	119.6±18.6 84.1±8.1 (5)	115.6±11.8 78.5±14.2 (10)
	Ⅴ	95.1±16.7 (10)			86.2±12.7 86.3±6.9 (3)		68.6±23.5 70.1±16.4 (5)	66.6±12.7 70.5±10.2 (10)
左手	Ⅱ	132.3±24.5 (10)	119.6±28.4 89.7±9.8 (10)			98.0±23.5 75.1±14.1 (10)		89.2±20.6 68.8±17.4 (10)
	Ⅲ	156.8±38.2 (10)	140.1±25.5 90.6±10.8 (10)	137.2±23.5 90.5±14.2 (10)		134.3±18.6 87.4±11.6 (10)	127.4±27.4 85.2±10.6 (8)	129.4±21.6 84.6±14.7 (10)
	Ⅳ	129.4±33.3 (10)		122.5±30.4 96.6±12.4 (10)	123.5±23.5 93.1±5.2 (6)	110.7±23.5 87.5±11.8 (10)	106.8±18.6 85.7±17.8 (8)	105.8±15.7 84.8±15.2 (10)
	Ⅴ	92.1±28.4 (10)			82.3±13.7 87.8±13.8 (6)		68.6±15.7 76.2±22.7 (8)	58.8±17.6 68.6±26.2 (10)

Ⅱ：示指，Ⅲ：中指，Ⅳ：環指，Ⅴ：小指．組み合わせ条件ⅢⅣなどとあるのは，Ⅲ指とⅣ指を同時に屈曲させることを意味する．単位はニュートン（N, 9.8N＝1kg重）．
上：平均値±標準偏差，中：一指単独筋力に対する％値の平均±標準偏差，カッコ内は測定値数．
(Ohtsuki T.: Decrease in grip strength induced by simultaneous bilateral exertion with reference to finger strength. Ergonomics, 24: 37-48, 1981)

が，それとほぼ同時に，他指の屈筋を支配するα運動ニューロンには抑制性の運動指令が行く．したがって2本の指が同時に働けば1本の指にはもう1本からの抑制が加わるだけですむが，3本が同時に働けばそれぞれの指には他の2本から抑制が加わるので抑制は強くなり，4本同時に働けば3本から抑制が及ぼされるのでさらに抑制が強まる．このような仕組みによって，筋力は段階的に低下すると考えられる．」

大築[26]はこの指同士の間の相互抑制作用を運動系における「周辺抑制」の機能的表現であると考え，協同筋間における周辺抑制のニューロン結合が実証されていないことから，現象面を強調して，仮に「遠心性協同筋抑制」と呼ぶとしている．

(2) 周辺抑制

感覚系では，あるニューロンが活動すると，介在ニューロンを介してそれに隣接するニューロンの活動が減少するという生理学的メカニズムの存在が知られている．これは刺激の位置情報を明瞭にする過程であり[5]，すべての感覚系に機能する基礎的な神経機構のパターンのようである[18]．これを生じさせる神経機序は周辺抑制(surround

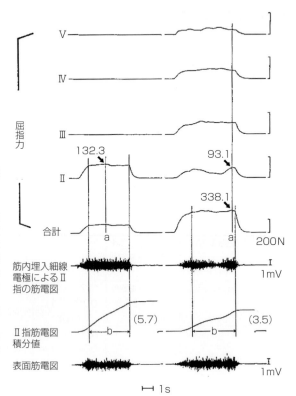

図4-9 単独発揮時と握力発揮時のⅡ指の筋力と筋活動

上から小指，環指，中指，示指の屈指力，四指の合計筋力，筋内埋入細線電極による筋電図，その積分値（電位を時間について積分したもの．筋活動量の定量的指標），表面電極による指屈筋相当部皮膚表面から記録した筋電図．細線電極による筋電図は，力の増減とよく対応している．これに対し表面電極法による筋電図は，指示分画以外の筋活動がいっしょになって記録されてしまうため，実際の力の大きさと対応していない．
a: 最大合計筋力発揮時刻，b: 最大合計筋力の90％以上の筋力が発揮されている時間．
(Ohtsuki T.: Decrease in grip strength induced by simultaneous bilateral exertion with reference to finger strength. Ergonomics 24: 37-48, 1981)

inhibition）または側方抑制（lateral inhibition）と呼ばれている．

運動系では，近年，一次運動野を非侵襲的に刺激し，皮質内の興奮性の機序を調べることができる経頭蓋磁気刺激法（transcranial magnetic stimulation: TMS）を用いて，周辺抑制の存在，機能的意義，および生理学的メカニズムを明らかにしようとする試みがなされている．これらの研究において，周辺抑制は，ある課題に動員されない（隣接）筋から記録された運動誘発電位（motor evoked potential: MEP）の減少として定量されている．周辺抑制は動作の開始期に限定され[3]，課題の種類によって修飾を受ける[1,4,33]．そして，それは主として脊髄上位の機構によるものであり[2,3,35,36]，運動障害によって周辺抑制は損なわれる[35]．

さらに，周辺抑制の発現に含まれる皮質回路を確定しようとして磁気2連発刺激法（paired-pulse TMS technique）が用いられた．磁気2連発刺激法で誘発される短潜時皮質内抑制（short interval intracortical inhibition: SICI）によって，ヒト運動野内のgamma-aminobutyric acid（GABA）系抑制機構を評価することができる．これにより，手の局所性失調症（focal hand dystonia: FHD）はいくつかの皮質回路の障害であることが明らかになったが，健常人の周辺抑制に関与している特定の半球内あるいは半球間経路の特定には至っていない[2]．

Postonら[27]は，手の小指外転筋（abductor digiti minimi: ADM）を独立で活動させた時と比べて，小指外転と示指屈曲とを同時に行った時の方が，ADMに誘発した

運動誘発電位（MEP）の振幅は減少し，ADMの皮質におけるサイレントピリオド（cortical silent period: CSP）の持続時間は増加する，すなわち，より抑制が大きくなるという仮説を立て，GABA$_B$受容器を介した半球内抑制が運動系における周辺抑制の発生に関与しているかどうかを評価した．その結果，ADMに誘発したMEPの振幅は減少し，周辺抑制の存在が確認されたものの，仮説とは逆に，ADMのCSPの持続時間は減少し，このタイプの半球内抑制が減少したと考えられた．これらの知見から，CSPの持続時間によって測定したGABA$_B$受容器を介した半球内抑制は，手の筋における周辺抑制の発生には関与していないことが示唆された．

(3) 複数指の同時活動時の発揮筋力とトレーニング

Shinら[34]は，長期間にわたり楽器演奏のトレーニングのような手の運動を繰り返すと，運動野（M1）における構造的および機能的変化によって運動系における周辺抑制が増加するという仮説を立て，示指の自発的屈曲から3〜1,000msのさまざまな間隔で与えたTMSによりADMに誘発されたMEPの振幅を安静時を基準に標準化し，プロの音楽家と一般人の周辺抑制を比較した．示指の自発的屈曲から3〜80ms（運動中）において，音楽家の周辺抑制が有意に低く，仮説とは逆の結果になった．彼らは，音楽家の周辺抑制の減少について，機能的妨害ではなく，複雑な指の動きのパフォーマンスを助ける異なる指同士の機能的結びつきの強化を表しているかもしれないとしている．

Kangらは，短期の指の運動が周辺抑制に及ぼす影響を健康な一般人[14]プロの音楽家[15]について調べている．行わせた運動は，0.5Hzで30分間，小指外転のみの「一指」条件と，示指屈曲と小指外転を同時に行う「二指」条件であった．周辺抑制は，示指の自発的屈曲から3msの間隔で与えられたTMSによりADMに誘発されたMEPの振幅と安静時の振幅の差を安静時の振幅で除して求めた．運動前，運動0，10，20，30分後に周辺抑制を測定した．一般人においては，「一指」条件と比較して，「二指」条件でMEPの有意な増加と長期増強が見られ，周辺抑制が大きく減少した．「二指」条件における周辺抑制の減少は，おそらく興奮性結合の増強もしくは抑制性結合の減弱によるものであり，手の筋を繰り返し使用することとFHDにみられる周辺抑制の妨害との関係を説明できるかもしれないとしている．一方，音楽家においては，2つの条件間に差がなく，「一指」条件においても「二指」条件においても，示指の自発的屈曲後のTMSによるMEPが増加した．これらのことから，一過性の指の運動が周辺抑制に及ぼす影響は一般人とプロの音楽家では異なり，音楽家には「一指」条件においてもMEPの増強が見られたのは，おそらくこれまでの音楽トレーニングにより大脳皮質における指間結合が強化されているためとしている．

Sugawaraら[37]は，簡単な指の動作のトレーニング中に周辺抑制が変化するかどうかを調べるために，SICIの機能的変化を研究した．第一背側骨間筋（FDI）が最大随意筋力の40％の示指外転筋力を維持する間，小指外転筋の発揮筋力を最大随意筋力の5％以下に減少させるようトレーニングさせ，トレーニング前後に，左の一次運動野に単発刺激および2連発刺激を与え右FDIとADMにMEPを誘発した．FDIの随意収縮中に両筋からMEPを記録することに加えて，運動イメージ中にもMEPを記録し

た．FDIから記録したMEPはトレーニングによって変化せず，FDI領域のSICI回路に機能的変化が起こらないことが示唆された．これに対し，FDIの収縮中と運動イメージ中の両方において，ADMのベースラインEMG活動は減少し，トレーニング後のMEPが減少したことから，ADM領域のSICI回路はトレーニングによって有意に増強されることが示された．彼らは，SICI回路は動作トレーニング中の機能的可塑性を示し，動作スキルの習得につれて非主働筋への周辺抑制が増加するとしている．

[谷口　有子]

[文　献]

1) Beck S, Hallett M.: Surround inhibition is modulated by task difficulty. Clin Neurophysiol **121**: 98-103, 2010.
2) Beck S, Hallett M.: Surround inhibition in the motor system. Exp Brain Res **210**: 165-172, 2011.
3) Beck S, et al.: Short intracortical and surround inhibition are selectively reduced during movement initiation in focal hand dystonia. J Neurosci **28**: 10363-10369, 2008.
4) Beck S, et al.: Surround inhibition depends on the force exerted and is abnormal in focal hand dystonia. J Appl Physiol **107**: 1513-1518, 2009.
5) Blakemore C, et al.: Lateral inhibition between orientation detectors in the human visual system. Nature **228**: 37-39, 1970.
6) Di Stefano M, et al.: Hemispheric control of unilateral and bilateral movements of proximal and distal parts of the arm as inferred from simple reaction time to lateralized light stimuli in man. Exp Brain Res **38**: 197-204, 1980.
7) Ferbert A, et al.: Interhemispheric inhibition of the human motor cortex. J Physiol **453**: 525-546, 1992.
8) Hakkinen K, et al.: Neuromuscular adaptation during bilateral versus unilateral strength training in middle-aged and elderly men and women. Acta Physiol Scand **158**: 77-88, 1996.
9) Henry FM, Smith LE.: Simultaneous vs. separate bilateral muscular contractions in relation to neural overflow theory and neuromotor specificity. Res Q **32**: 42-46, 1961.
10) Howard JD, Enoka RM.: Maximum bilateral contractions are modified by neurally mediated interlimb effects. J Appl Physiol **70**: 306-316, 1991.
11) Jakobi JM, Chilibeck PD.: Bilateral and unilateral contractions: possible differences in maximal voluntary force. Can J Appl Physiol **26**: 12-33, 2001.
12) Jeeves MA.: A comparison of interhemispheric transmission times in acallosals and normals. Psychon Sci **16**: 245-246, 1969.
13) Jeeves MA, Dixon NF.: Hemisphere differences in response rates to visual stimuli. Psychon Sci **20**: 249-251, 1970.
14) Kang SY, et al.: Synchronized finger exercise reduces surround inhibition. Clin Neurophysiol **123**: 2227-2231, 2012.
15) Kang SY, et al.: Exercise-induced strengthening of inter-degital connections in musicians. Clin Neurophysiol **124**: 1622-1627, 2013.
16) Kerr M, et al.: Cerebral dominance in reaction time responses. Brit J Psychol **54**: 325-336, 1963.

17) Koh TJ, et al.: Bilateral deficit is larger for step than for ramp isometric contractions. J Appl Physiol **74**: 1200-1205, 1993.
18) Nabet B, Pinter RB.: Sensory neural networks: lateral inhibition. Boca Raton, 1991.
19) Oda S, Moritani T.: Movement-related cortical potentials during handgrip contractions with special reference to force and electromyogram bilateral deficit. Eur J Appl Physiol **72**: 1-5, 1995.
20) Oda S.: Motor control for bilateral muscular contractions in humans. Jap J Physiol **47**: 487-498, 1997.
21) Ohtsuki T.: Decrease in grip strength induced by simultaneous bilateral exertion with reference to finger strength. Ergonomics **24**: 37-48, 1981.
22) Ohtsuki T.: Increase in simple reaction time of knee extension induced by simultaneous biateral performance. Percept Mot Skills **53**: 27-30, 1981.
23) Ohtsuki T.: Decrease in human voluntary isometric arm strength induced by simultaneous bilateral exertion. Behav Brain Res **7**: 165-178, 1983.
24) Ohtsuki T.: Change in strength, speed, and reaction time induced by simultaneous bilateral muscular activity. In: Swinnen S, et al. (Eds.) Interlimb coordination: neural, dynamical, and cognitive constraints. Academic Press, pp.259-274, 1994.
25) 大築立志：複数体部の同時使用による筋力低下現象．バイオメカニクス研究　**1**: 122-131, 1997.
26) 大築立志：「たくみ」の科学．朝倉書店，1988.
27) Poston B, et al.: Cortical silent period duration and its implications for surround inhibition of a hand muscle. Eur J Neurosci **36**: 2964-2971, 2012.
28) Rube N, Secher NH.: Effect of training on central factors in fatigue following two and one-leg static exercise in man. Acta Physiol Scand **141**: 87-95, 1990.
29) Sale D, MacDougall D.: Specificity in strength training: a review for the coach and athlete. Can J Appl Sport Sci **6**: 87-92, 1981.
30) Schantz PG, et al.: Maximal voluntary force of bilateral and unilateral leg extension. Acta Physiol Scand **136**: 185-192, 1989.
31) Secher NH, et al.: Contralateral influence on recruitment of curarized muscle fibres during maximal voluntary extension of the legs. Acta Physiol Scand **103**: 456-462, 1978.
32) Secher NH, et al.: Strength of two- and one-leg extension in man. Acta Physiol Scand **134**: 333-339, 1988.
33) Shin HW, et al.: Hemispheric asymmetry of surround inhibition in the human motor system. Clin Neurophysiol **120**: 816-819, 2009.
34) Shin HW, et al.: Reduced surround inhibition in musicians. Exp Brain Res **219**: 403-408, 2012.
35) Sohn YH, Hallett M.: Disturbed surround inhibition in focal hand dystonia. Ann Neurol **56**: 595-599, 2004.
36) Sohn YH, Hallett M.: Surround inhibition in human motor system. Exp Brain Res **158**: 397-404, 2004.
37) Sugawara K, et al.: Functional plasticity of surround inhibition in the motor cortex during single finger contraction training. Neuroreport **23**: 663-667, 2012.
38) Taniguchi Y.: Lateral specificity in resistance training: The effect of bilateral and

unilateral training. Eur J Appl Physiol **75**: 144–150, 1997.
39) 谷口有子：レジスタンス・トレーニングにおける lateral specificity. 体育の科学 **47**: 549–554, 1997.
40) Taniguchi Y.: Relationship between the modifications of bilateral deficit in upper and lower limbs by resistance training in humans. Eur J Appl Physiol **78**: 226–230, 1998.
41) Taniguchi Y.: Effect of practice in bilateral and unilateral reaction-time tasks. Percept Mot Skills **88**: 99–109, 1999.
42) Taniguchi Y.: Right hemispheric contribution to motor programming of simultaneous bilateral response. Percept Mot Skills **88**: 1283–1290, 1999.
43) 谷口有子ほか：トレーニングが運動中の大脳皮質活動に及ぼす効果の評価に関する研究：Ⅲ．レジスタンス・トレーニングがトレーニングを行わなかった上肢および下肢の両側性機能低下に及ぼす影響．武道・スポーツ科学研究所年報 **5**: 149–159, 2000.
44) 谷口有子：複数体肢の同時動作の制御．矢部京之助ほか編：入門運動神経生理学．市村出版, pp.280–302, 2003.
45) Vandervoort AA, et al.: Comparison of motor unit activation during unilateral and bilateral leg extension. J Appl Physiol **56**: 46–51, 1984.

【動きのための筋力発揮】

5章 摘み力の制御

1. 摘みと握り

　ヒトの身体部位の中で手指は，もっとも器用な作業を可能にする特異的な器官であり，その器用さの基本は物体の把握能力にある．それにより物体の自由な移動や回転，さらには道具利用も可能となっている．把握機能は，機能面，形態面，神経支配面で握りベースの「強力把握(power grip)」と摘みベースの「精密把握(precision grip)」に大別できる[40]．強力把握は，指と手掌部が関与する形態の把握様式であり，ハンマー使用時などでみられるように強い握りを必要とする場面で活用されている．この把握方法は，新生児で観察される原始反射のひとつである「手掌反射」の運動機能を随意的に制御できるように発達させたものと考えられる．通常，全指を同時に屈曲するので前腕部筋群を使っての把握力発揮が主体となる[34]．一方，精密把握は，指先のみで物体を把握する方法であり，細やかな指動作を可能にする手掌の内在筋群が重要となる[34]．この指先での運動には個々の指を独立に操作することが必要となるが，それをもっとも発達させたのがサルやヒトなどの霊長類である．その背景には，大脳皮質と脊髄を結ぶ脊髄路の中で霊長類で特異的に発達し，脳の指令を直接的に脊髄の運動ニューロンに伝達することが可能な直接結合路（direct pathway）がある[34]．その起点にある大脳皮質一次運動野の錐体路ニューロンの活動をサルによる精密把握と強力把握で比較したのがMuirとLemonである（図5-1）[38]．その結果，精密把握時のみに発火するニューロン群の存在が確認されたのと同時に，その活動が発揮される力の強さには関係ないことも明らかとなった．MuirとLemonは，このニューロン群-脊髄の直接結合路は，把握力の制御ではなく個々の指を独立的に動かすための神経機序であると報告している．

　ヒトでは運動肢と対側の一次運動野を経頭蓋的磁気刺激（TMS）し，手掌の内在筋（第一背側骨間筋）の筋活動を調べる方法で精密把握と強力把握を比較している研究がある[13,53]．それぞれの把握様式や個人で最大力の何%かの目標力を発揮させると，一次運動野の活動は，精密把握の方が強力把握よりも高水準となるようであり，予想どおり精密把握の方が手の内在筋への脳指令が強いことが確認されている．TMSのように一部の脳活動を細かいレベルで調べるのではなく，全脳の血流測定から神経活動を推定する方法（PET：ポジトロン断層撮像法やfMRI：機能的核磁気共鳴画像法）で，運動に関連するさまざまな脳領域を比較している研究もある[11,33,50]．これらの研究からは，ほとんどの脳領域における活動水準が精密と強力把握様式でほぼ同様であ

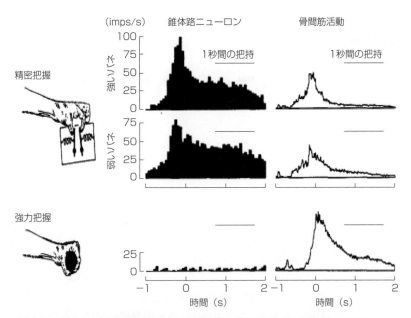

図5-1 サルによる精密把握と強力把握中の大脳皮質一次運動野の錐体ニューロン活動と指の屈筋活動
力の強さ（摘むバネの剛性度）には影響されない指の独立的運動に特異的に発火するニューロンがある.
(Muir RB, Lemon RN.: Corticospinal neurons with a special role in precision grip. Brain Res 261: 312-316, 1983)

り，統計的な様式差が認められたのは精密把握の方が強力把握よりも運動肢と同側のいくつかの部位での活動増という多少意外な報告であった[11]．これに関してEhrssonらは，指先での物体操作への注意や難しさを反映した結果と推察している[11]．TMS研究で見出されている対側の一次運動野での把握様式の差は，これらの全脳を対象とする血流計測方法で検知できるほど大きくは出現しないようである．また，これらの結果は，精密把握も強力把握も脳内では，ほぼ同様の脳内の神経回路で準備実行されているが，作業依存的に必要となる特異的な脳機序が動員されることで，それぞれの把握様式を特徴づける形となっている，ということも示唆している．

　皮質脊髄路を下降する一次運動野からの指令は，指の独立性を制御するニューロンからばかりでなく筋の力量や運動の方向などを制御する数多くのニューロンからの指令も運んでいる．また，同時に他の運動関連脳皮質や小脳からの指令も皮質脊髄路以外の赤核脊髄路，前庭脊髄路，網様体脊髄路などを介して脊髄のニューロン群に入力されている．最近，これらの遠心性入力を受ける脊髄介在ニューロンが把握運動を制御する複数の筋の協働による単一化制御（シナジー制御）を可能にしていることも明らかとなってきた[20,51]．日常の把握運動が比較的に簡単に準備，実行されていることをふまえると，この介在ニューロンの神経基盤によるシナジー機能が精密把握用，強力把握用，把握共通用などとして獲得され，活用されている可能性が高い．

2. 摘み力の制御

　摘み力の制御機序を，小物体を母指と示指で摘んで鉛直方向に持ち上げる動作を対象として，把握物体の把握面に対して法線（垂直）方向に働く力（把握力）と接線（鉛直）方向に作用する力（持ち上げ力）から調べている研究も多い（図5-2A）．既知の重量や把握面材質をもつ物体を持ち上げ・保持する運動では，把握面接触後から把握力が滑らかに増加し，物体が持ち上がった直後に最大値となり，その後少し減少してからほぼ一定した値となる（図5-2B）．持ち上げ力は，把握力から少し遅れて増加し，物体の離机直後にほぼ一定となる．物体の持ち上げ動作がすばやい場合には，上昇時の運動加速度成分が大きくなるので持ち上げ力も把握力と同様に持ち上がった直後に明らかな最大値が観察できる[26]．しかし，加速度成分は持ち上がり直後に減少し安定状態（物体重量）となる[26]．把握力研究では，これらの力特性をいくつかの時間相に区分し，それにかかわる制御機序が調べられている．たとえば，「持ち上げ相」では予測的な運動制御（手や指のダイナミックスや操作対象物についての内部モデルなど）と予測誤差の修正機序を調べることが多い[22,26]．また，「安定保持相」では一定の把握力を可能にしているフィードバック制御にかかわる中枢や末梢の神経機能がよく調べられてきた[22,26]．

　図5-3は予測運動制御に関する研究の一例である．重量は同じであるが大きさの異なる物体（図5-3A）を持ち上げたときの把握力と持ち上げ力，およびそれらの時間微分（単位時間当たりの力量），さらに鉛直変位の波形である[14]．いわゆる，「大きさ・重量の錯覚現象」による把握力の予測的発揮を調べた研究結果である（図5-3B）．第1試行が見た目のみでの予測的な力発揮の様相を表している．それに対し第8試行は，繰り返し同じサイズの物体を持ち上げることによって物体の重さを認知し，視覚情報依存から体性感覚記憶依存に変わった後での結果（ただし，把持者の主観報告では錯覚現象は継続していた）である．第8試行目の結果と比較して顕著なのは，第1試行

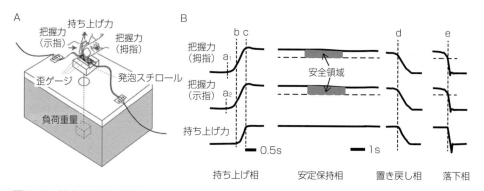

図5-2　精密把握力の測定
　A：軽量把握力測定器例，B：物体持ち上げ保持後に置き戻し，または滑り落とし課題時の典型的な作用力例．a1, 2：把握力開始，b：持ち上げ力開始，c：離机，d：接机，e：滑り開始．
　(A: Hiramatsu Y, et al.: Control of precision grip force in lifting and holding of low-mass objects. PLoS One 10: e0138506, 2015)

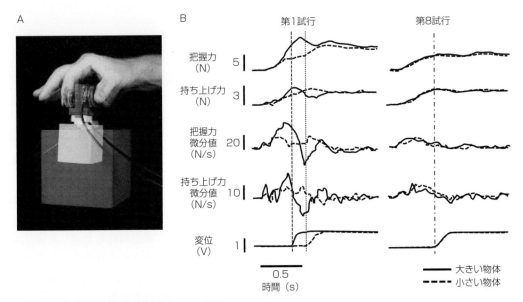

図5-3 異なる大きさの物体持ち上げ運動
A：把握物体と作用力計測装置，B：持ち上げ時の作用力の例．
(Flanagan JR, Beltzner MA.: Independence of perceptual and sensorimotor predictions in the size-weight illusion. Nat Neurosci 3: 737-741, 2000)

での把握，持ち上げ力が大きな物体では強めに発揮されているのに対して，小さい物体ではその逆になる点である．これら力発揮様相差は，それらの時間微分値でより明確に観察できる．すなわち，大きな物体では把握直後から一気に強めの力で握り，持ち上げ運動を行っているが，小さい物体では必要以下の力で運動を実施しており，結果として微分波形において多くの上下動が出現している．また，大きな物体では，それによって過大な上昇加速度が持ち上げ力に加わるので，離机も早期になるのに対して，小さい物体では，その逆に離机が遅れる．類似する研究が把握面の見た目（見た目につるつるとざらざらな把握面，下広がりと上広がりのような傾斜形状の物体など）についても実施されており，視覚情報が把握力発揮の重要な要因となっていることが証明されている[24]．これらに共通するのは，われわれの日常の把握運動での力発揮は視覚情報とその記憶に大きく依存した予測によって実行されているが，いったん体性感覚情報が入手可能になると，より直接的である体性感覚情報が優先される点である．また，それは，視覚情報に依存した錯覚下でも体性感覚を適切に利用した制御が発現できることから，これらの情報処理の神経回路がほぼ独立に活動できることも示している[14]．

物体の安定保持相に関しては，保持中の把握力と持ち上げ力，そしてゆっくりと把握力を弱めることで物体を滑り落とさせ（図5-2Bの「落下相」），滑りが発生する直前の把握力（最小把握力）を計測することから把握力の安全領域（安定把握力から最小把握力を引いた値）を評価指標とすることが多い（図5-2Bの「安全領域」）[19, 22, 26, 27, 28, 29]．この指標は，把持者が物体の滑り落としを防ぐために随意的に調節している力成分を表している．安定把握力や安全領域に大きな影響を及ぼすのが物体の重量，把握面，

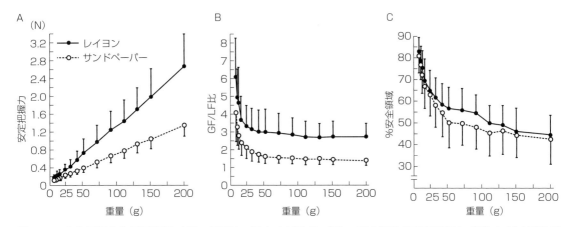

図5-4 安定把握力と重量関係（A），把握力／持ち上げ力比（B），安全領域の安定把握力（C）に対する比率
安定把握力は，重量に対してほぼ比例的な変化を示すが，軽量域（30g未満）では，比例関係が崩れる．また，安定把握力に占める安全領域の割合も増える．各重量でのデータは17名の健常者の平均値と標準偏差を表している．
(Hiramatsu Y, et al.: Control of precision grip force in lifting and holding of low-mass objects. PLoS One 10: e0138506, 2015)

トルク（物体の回転力）などである[22, 26, 28, 58]．ここでは重量の影響に関する最近の研究について紹介する．これまでの報告では，安定保持時の把握力は重量変化（>100g未満）に比例して調節されるので安定把握力／持ち上げ力（重量）比はほぼ一定となることが報告されてきた[28, 30, 58]．ところが最近極めて軽い把握力測定の装置の開発や放物線飛行中に発生する無重力空間での研究から軽重量域（100g未満）では，その関係が崩れるということがわかってきた．Hiramatsuら[19]が4gという軽い把握・持ち上げ力測定装置（図5-2A）を開発し，さまざまな重量での把握力と持ち上げ力関係を調べた結果からは，軽量域（30g未満）になると把握力に占める安全領域（％安全領域値）が大きくなり，それに伴い把握力／持ち上げ力比も顕著に増大することが明らかとなった（図5-4）．これについてHiramatsuらは，軽量物体把握時における指先の物体接触面積および皮膚変形量の減少に伴う触圧感覚入力量の減少，把握力設定の脳からの指令に依存したノイズ（信号依存性ノイズ）の増大，微小な把持力を一定に保つことの困難さ，などを補う中枢神経系の方略（安全性>落下の恐怖）によるものと考察している[19]．軽量物体の把握力については放物線飛行での落下中の微小重力条件という特殊な環境下での研究ではあるが，ほぼ質量ゼロ状態の把握物体でも安定把持中には1N程度の把握力が発揮されているという報告もある[18]．われわれの生活において指先で操作する物体のほとんどが50g以下であることを考えると，日常の摘み把持での力制御には触圧感覚情報以外の高次の脳機能による安全性重視の戦略的制御がかなり大きな割合でかかわっている可能性が高い．

3. 摘みの筋活動と筋シナジー

物体の把握や操作運動には少なくとも大小29個の上肢筋群がかかわると考えられるが，母指と示指による把握運動では手の内在（手内部）と外在（前腕部）の15程

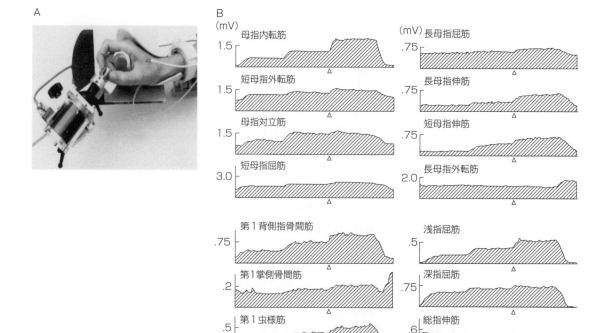

図5-5　摘み運動時の筋活動様相
A：針筋電と摘み力計測実験の様子，B：手掌部および前腕部の筋活動と把握力．
(Hepp-Reymond MC, et al.: Precision grip in humans: temporal and spatial synergies. In: Wing AM, et al. (Eds) Hand and brain: the neurophysiology and psychology of hand movements. Academic Press, pp.37-68, 1996)

度の筋群が主要な役割を果たしている[36]．それに関して小さな固定の力覚センサーを拇指と示指の先端部で摘んでいる際の主要な筋群の活動を針電極を用いて調べたHepp-Reymondらの研究が興味深い（図5-5）[17]．それによると，摘み力の増減には，内在筋群である第一背側骨間筋，第一掌側骨間筋，第一虫様筋，長母指内転筋，短母指屈筋が，そして外在筋群では，深指屈筋と浅指屈筋が強く寄与することを明らかにしている．その他の内在筋である母指対立筋，短母指外転筋と外在の長母指屈筋，長母指伸筋，短母指伸筋，長母指外転筋は，強い力発揮が必要になる場合に活動が顕著となるので，Hepp-Reymondらは上記の筋の補強的な機能を果たしていると考察している．

図5-5でもわかるように，運動にかかわる複数の筋群の活動様相には，量的および時間的にある種の共通性がある．それは「脳が筋制御を簡略化するために複数の筋を目的に沿ってひとつまたは複数の機能的単位（シナジー）として制御している」という「筋シナジー」説を支持している．これについてHepp-Reymondらは，異なる筋

間の活動の量と時間のそれぞれで共通度合いを相関関係で調べた結果，摘み力の制御においては強固に固定された筋シナジー（fixed muscle synergy）と断定できる筋の組み合わせは観察できなかった，と報告している[17]．ただし，限られた条件（力量）内および個人内では，内在筋群を中心に同期した活動が認められるので，個人のレベルで繰り返しの体験などによって課題依存的に獲得されたと考えられる柔軟なシナジー（flexible muscle synergy）は存在する，とも報告している．精密把握運動は，歩行などと比べると筋の使い方も極めて複雑であり，対象物体に大きく依存するので，この柔軟なシナジーとしての日常での利用はきわめて妥当な考え方と考えられる[49,56]．

筋シナジーの神経基盤に関して最近，日本の研究者グループを中心にサルを用いた摘み研究から脊髄内の運動ニューロンに投射する脊髄介在ニューロン群が重要な役割を果たしていることが明らかとなってきた[20,51,52]．すなわち，大脳皮質からの運動指令の一部は直接的に脊髄の運動ニューロンに投射するが，その他の多くは，脊髄の介在ニューロンに投射してから運動ニューロンに投射する．TakeiとSeki[52]は，この間接的な系路にある前運動性介在ニューロンの活動が把握運動時に観察される複数の筋活動の様相と類似することから筋シナジーの神経基盤をなしていると考察している．

4. 指先の感覚受容器と求心性神経活動機能

物体を指先から滑り落とさずに持ち上げ，少ない安全領域での安定保持や空間移動などの運動において物体と個々の指先の把握状況を常に脳に伝える末梢神経の求心性情報源として皮膚の伸張や変形をモニターする表在感覚受容器が重要な役割を果たしている[22]．その証拠に指先の局所麻酔やグローブの使用によって感覚を遮断または減退させると物体重量や把握面に応じた適量の摘み力の（最大把握力，安定把握力，安全領域）が大きく増大する（図5-6）[27,37]．

ヒトの手掌側の皮下組織にはマイスナー小体（FAI：速順応・小受容野型），メルケル盤（SAI：遅順応・小受容野型），パチニ小体（FAII：速順応・大受容野型），ルフィニ終末（SAII：遅順応・大受容野型）と称される4種類の触圧覚受容器が散在している（図5-7A）．マイスナー小体は皮下浅部，表皮に付着した形で散在し，おもに表皮の変形速度に比例した発火頻度の信号を送る触覚機能を果たしている．変形速度は通常一過性に発生・消失するので，応答も比較的即時に消失する．皮膚に加えられる低周波（40Hz以下）の振動もモニターしており，手指では数が多い（全受容器数の約43％）．また，この受容器は，皮膚表皮直下にあるために刺激を感知する範囲（受容野）は13mm²程度と小さい．物体把握場面では，指と物体の接触開始や終了とそれらの事象にともなう皮膚の変形情報（図5-7B），物体の指先での滑り振動[24]などの求心信号を脊髄・脳へと送っている．メルケル盤も皮膚表皮下に散在しており，指先では全受容器の約25％を占めている．また，受容野も11mm²と小さい．その機能としては皮膚の変形量に比例した信号を持続的に検知する遅順応型受容器である．したがって，把握運動では物体に接触した直後から保持中を通して，物体との接触状況の情報を提供している．パチニ小体は，真皮下層組織に散在する直径1mm程度の大

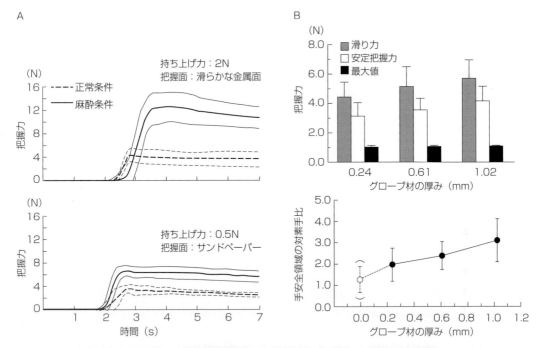

図5-6　指先の感覚入力減退による把握器具持ち上げ力発揮時の摘み力調節への影響
A：1名の被験者によるキシロカイン局所麻酔の影響．
図は10試行の持ち上げ試技の平均経時波形とその標準偏差．
B：異なる厚みのゴム製グローブの使用時の摘み力調節．安全領域比は素手での値に対する割合（素手条件：白丸）．10名の健常者の平均と標準偏差．
（A: Monzee J, et al.: The effects of digital anesthesia on force control using a precision grip. J Neurophysiol 89: 672-683, 2003. B: Kinoshita H: Effect of gloves on prehensile forces during lifting and holding tasks. Ergonomics 42: 1372-1385, 1999）

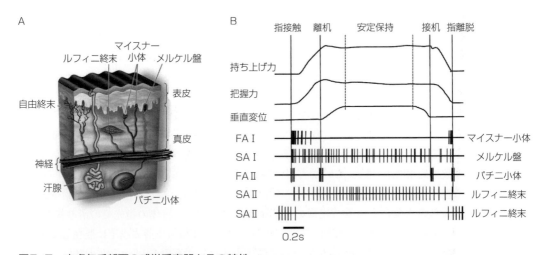

図5-7　皮膚無毛部下の感覚受容器とその特性
A：感覚受容器の略図，B：把握運動時の各受容器からの求心性インパルスの概略．
（Johansson RS.: Sensory control of dexterous manipulation in humans. In: Wing AM, et al. (Eds) Hand and brain: the neurophysiology and psychology of hand movements. Academic Press, pp.381-414, 1996）

きな受容器である．マイスナー小体やメルケル盤に比べて指先での受容野が広く（101mm²前後），受容器の数は少ない（全受容器の10〜15％）．機能的には高頻度（100Hz以上）の皮膚振動に強く反応し，一過性の速順応型である．把握運動では，さまざまな局面での皮膚への振動刺激（物体接触，物体離机時の振動，滑り振動，置き戻し時振動など）を検知している．とくに，物体の持ち上がり時に発生する振動は，重さの予測誤差修正にとって重要な求心性信号を供給している[24]．

ルフィニ終末は，皮膚の表皮下の真部組織内に存在しパチニ小体よりも上層に散在するために，受容野はパチニ小体よりも小さい（59mm²前後）が，受容器の数はパチニ小体よりも多く，指では全体の約20％を占める．機能的には持続する皮膚の変形情報を広い範囲でモニターする役割を果たしており，皮膚の引っ張り度合とその方向などを検知している．把握運動では，物体との接触前後の指の開閉動作に伴う皮膚の伸張（図5-7B最下段のSAⅡ）や物体把持中の指や爪周辺の皮膚変形状況（図5-7B上段のSAⅡ）を持続的にモニターする役割を果たしていると考えられている[24]．

皮膚の表在受容器に関する最近の研究からも，その活動が物体と直接接触している皮膚直下の受容器からばかりでなく，接触部位の周辺は勿論のこと，少し離れた部位の受容器からも認められている（図5-8A）[3]．離れた部位での活動は，その部位の皮膚が把握時の筋収縮や運動，または物体の重量などによって伸張されることに起因すると考えられる．脳はそれらすべてを含めた求心性の触圧覚信号をほぼ同時に集団的に

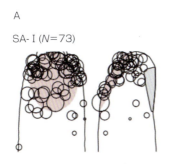

図5-8 指先部への圧力に応答する表在受容器分布と作用力の方向特異性応答を有する表在受容器の例

A：指先皮膚に垂直方向の力（4N）が加えられた時の皮膚表在受容器（SAⅠ：メルケル盤）の神経インパルス量分布（○の大きさが皮膚変形中での総インパルス量を表す）．皮膚中心の網部が物体と直接接触している領域．接触領域外の受容器も応答を示している．B：方向特異的な個々の表在受容器反応例．指皮膚に記した黒丸が接触している領域の作用力中心．下図は，5試行での受容器の応答とその総インパルスの時間変化を表している．P：身体中心（手首）方向，U：尺骨（小指）方向，D：末梢（指先）方向，R：橈骨（親指）方向，N：垂直方向．SAⅠ（左列）は，末梢方向（最大）と，橈骨方向の間に特異性があり，SAⅡ（右列）は，身体中心と橈骨方向の間に特異性を持った受容器である．

（Johansson RS, Flanagan JR.: Sensorimotor control of manipulation. In: Squire LR. (Ed.) Encyclopedia of neuroscience. Academic Press, pp.593-604, 2009）

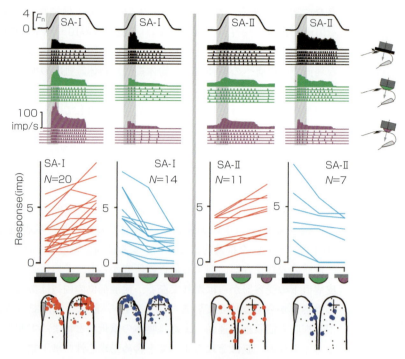

図5-9　接触面の球面形状に反応した皮膚受容器例
上から指への作用力（垂直方向），5試行での作用力による神経インパルスとその総インパルス，個々の受容器応答（総インパルス）と形状との関係，形状に強く反応した受容器の指先内での位置（大きなマル印）．接触面の曲率（湾曲度）に応答して増加する受容器（SA IとSA IIの各右図），とその逆の応答を示す受容器（各左図）を示している．
(Johansson RS, Flanagan JR.: Sensorimotor control of manipulation. In: Squire LR. (Ed.) Encyclopedia of neuroscience. Academic Press, pp.593-604, 2009 より引用改変)

処理しているはずなので，いわゆる集団符号化（population coding）という形での接触情報の解析がなされていると考えられる．接触面への作用力の方向認知もその解析のひとつであり，それには個々の受容器の持つ方向選択的な応答が利用されている可能性が高い（図5-8B）．これは大脳皮質運動野ニューロンの腕の運動方向に応じた応答[16]や中央側頭視覚野（MT野）ニューロンの視覚刺激の動きの方向に対する応答[61]などでの解釈と同様である．

　これらの方向選択的応答を有する受容器と平行して接触面の形状にも同時に応答を示すメルケル盤やマイスナー小体，およびルフィニ終末が多数存在することも確認されている（図5-9）[23,24]．それらの発火頻度は，面に接触直後の短い時間帯に接触面の形状（ここでは球面の曲率）に比例して増加するものと逆に減少するもの，さらにそれらが力の方向にも影響を受けるものなどが多数存在している．加えて，それらが接面下以外の皮膚でも散在して認められるので，把握面の形状認識も集団符号の形で処理されていると推察されている[23,24]．皮膚の感覚入力の集団符号化の考えは，従来から証明されてきた個々の感覚受容器の発火頻度による情報処理とは完全に異なる点で重要である．この発火頻度による情報処理では，皮膚の変形量などを正確に捉える

ことができるが，ある程度の信号量を得るための時間が必要となる．一方，集団的な処理では，刺戟後に発生する複数の受容器からの第一神経インパルスのみでの情報処理が可能であり，極めて短時間での状況認知が可能となる．おそらく最初に速い応答のマイスナー小体が皮膚に作用している力の方向や接触面の形状を大まかに認知し，次いでメルケル盤やルフィニ終末からの集団情報が加わることでより正確な認知がなされる[23]．発火頻度による感覚信号は，これらに遅れる形で中枢内で処理されると考えられる．

5. 摘み運動の中枢機構

　摘み運動を制御する脳機能は，サルとヒトを用いた多くの研究により近年少しずつ明らかとなってきた．図5-10は，健常な成人を対象に右手の母指と示指で小物体を閉眼（図5-10A）および開眼（図5-10B：物体と手を見ながら）で摘んで持ち上げ，数秒間空間保持し，置き戻す作業を繰り返した際の脳各部の血流増加（神経活動の推定）である[31,54]．精密把握運動で動員されるおもな脳部位は，運動肢と反対側である左半球の感覚運動中枢回路を成す一次運動野，一次感覚野，運動前野，補足運動野，帯状皮質運動野，視床と大脳基底核であり，右半球では下頭頂小葉と小脳の活動が顕著である（図5-10C）．運動前野と補足運動野は右半球でも活動が認められる．日常

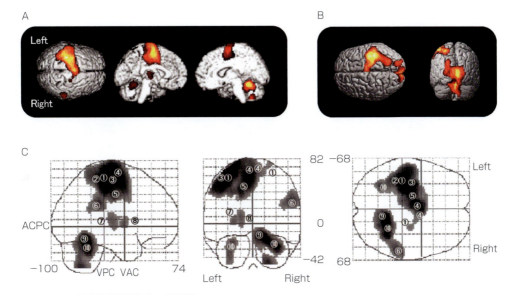

図5-10　精密把握運動時の脳活動
A：閉眼での小物体の持ち上げ運動での健常成人10名の共通活動部位（黄色部：強活動，赤色部：中，軽活動）．
B：開眼での小物体の持ち上げ運動時
C：閉眼時（A）の活動部位の透視図
1．一次運動野，2．一次感覚野，3．運動前野，4．補足運動野，5．帯状回運動皮質，6．下頭頂小葉，7．大脳基底核，8．視床，9．小脳虫部，10．小脳半球部．
(A·C: Kinoshita H, et al.: Functional brain areas used for the lifting of objects using a precision grip: a PET study. Brain Res 857: 119-130, 2000. B: Tsuda H, et al.: Functional brain areas associated with manipulation of a prehensile tool: a PET study. Hum Brain Mapp 30: 2879-2889, 2009)

での把握運動のように視覚が伴う場合は視覚野と後部の頭頂皮質での強い活動が加わる．これらのおもな脳領域の摘み力制御へのかかわりについて少し触れてみたい．

一次運動野は中心溝の前方に位置し，把握運動では，上述したように直接経路を介した指の独立的運動の脳制御中枢として，および間接経路を介した前腕と手掌部の筋群シナジー制御中枢として極めて重要な機能を果たしている．一次運動野の神経細胞は筋の活動量（発揮力）や異なる筋群の活動量関係（力の方向）などを出力していることは良く知られる．PETやfMRIによる脳機能研究でも把握力の増大に伴い一次運動野の活動（血流）が増大することが確認されている[10, 31]．一方，TMSによる一次運動野の機能抑制で直前の持ち上げ経験で得た力の記憶が次の持ち上げで利用できなくなるという報告がある[6]．したがって一次運動野は力量の短期的な記憶保持を支える機能にもかかわっている可能性もある．

頭頂皮質前方部の一次感覚野は，全身の体性感覚器からの入力を視床を介して受け，頭頂連合野や一次運動野への投射を通して運動制御に参画している．把握運動では，上述したように皮膚の表在感覚受容信号が把握力調節に極めて重要な機能を果たしている．サルの研究からは物体の指先での滑りにすばやく応答する一次感覚野のニューロン群の存在が確認されており，それらが直接一次運動野を介して把握力の応答を促していると考えられている[45]．また，一次感覚野の神経活動を神経伝達物質阻害薬（ムシモール剤）で一過性に麻痺させると，サルは麻痺前より明らかに強い力で物体を摘むのに加えて，母指と示指の対向精度も低下する[4]．ヒトでのPETやfMRI研究からは物体重量の増加などによる把握力の増大で一次感覚野の活動も増大したという報告[10, 31]や，TMSにより一次感覚野の機能を抑制すると接触してから物体を持ち上げるまでの時間が抑制前より明らかに長くなる[46]などの報告がある．これらの結果は，一次感覚野が体性感覚入力に基づく摘み力のオンライン制御に大きくかかわっていることを示している．

運動前野は，一次運動野の前方外側に位置する領域であり，連絡網および機能の面で異なる背側（PMD）と腹側（PMV）に区分され，さらにそれらの領域も細胞構築学的に前方（吻側）部と後方（尾側）部に分けられる[9, 43]．背側（尾側）部は視覚野から外側頭頂間野を介する背内側路と呼ばれる入力経路を形成するのに対して，腹側尾側部は視覚野から前頭頂間野（AIP）の入力を受け，背内側路より下方の背外側路と呼ばれる経路を形成している．背・腹側のどちらも尾側部は一次運動野との連絡路を有するので運動制御に深くかかわる[43]．一方，吻側部は前頭皮質と密に連絡網があり，高次の脳機能処理を介して後方の尾側部に信号を送っている．把握運動中のTMS研究からは腹側部が把握対象物の形状，大きさ，傾きなどの視覚情報に基づき摘み力発揮を可能とする指や手の構えを用意することにかかわり，背側部は把握と持ち上げ力のシナジーを発現する中枢機能の一部と考えられている[7, 55]．

運動前野との連携が強い上・下頭頂小葉は，視覚野や体性感覚野，側頭野との連絡網の中で多種の感覚情報を統合処理し，把握運動においては，対象物体の空間位置や形の認識と，そこへの手の誘導に強くかかわっている．事実，これらの領域を損傷すると目標物への視覚誘導性の到達運動が困難となり，さらに把握に際して物体の大きさや形状に則した適切な指の広がりや手の傾きを準備することができなくなる[15]．ま

た，これらの領域の損傷患者では，運動も感覚も健在の身体部位（時には半身）が自己の意識から抜け落ちる「身体部位の失認」，または空間自体が抜け落ちる「左右失認」などが出現することもある[60]．

　補足運動野は，一次運動野の前方内側部に位置し，運動前野の上部の領域に当たる．運動前野と同様に補足運動野も前方部（pre-SMA）と後方部（SMA proper）とに区分されており，前方部は前頭前野，吻側帯状皮質運動野と，後方部は一次運動野，運動前野，尾側帯状皮質運動野，脳幹，脊髄との連絡網が密であるため，補足運動野前方部は，認知機能へのかかわり，また後方部は運動機能へのかかわりが強い[43]．サルの電気生理学的研究や脳損傷患者の行動観察からは，補足運動野後方部の損傷により随意運動の開始と反射運動の抑制，複数の動作の順序や強度の制御，両手の協調運動などが不能になることが繰り返し報告されている[39,43]．摘み力の制御に関してサルでの研究からは，把握力発揮の直前に顕著な補足運動野ニューロンの活動が観察されるという報告がある[47]．一方，ヒトでのTMS研究からは，左側の補足運動野の機能抑制により把握開始時の把握力が通常より増大した[58]，またfMRI研究からは，物体保持時に意図的に通常の安全領域を減少させ物体落下への注意を高めた場合に補足運動野前方部の活動が上昇した，などの報告がある[10,32]．補足運動野の把握運動制御へのかかわりは，まだ十分に解明されていないのが現状であり推測の域を脱し得ないが，補足運動野後方部（SMA-proper）は，おそらく摘み力発揮の時間的・空間的パターンを準備する過程に強くかかわり，前方部（pre-SMA）は，視覚や体性感覚入力（微細な把握力発揮時）などへの注意保持などで重要な機能を果たしていると考えられる．

　帯状皮質運動野（または前側帯状皮質：ACC）は，補足運動野の内側下部に位置し大脳辺縁系や補足運動野などの周辺の多領域と連絡網を有している[43]．連絡網の観点からいくつかの領域（前吻側部，後吻側部，尾部など）に区分されているが，個々の領域の範囲や機能についてはまだ不明な部分が多い[2]．吻側の機能として挙げられているのは，周辺領域から入る内部および外部情報を統合・評価し，合目的的な行動を選択するという高次的な機能である[2]．一方，尾側部は一次運動野や脳幹，脊髄への直接投射が豊富であり，内的に準備される運動の意図を運動発現に結び付ける機能を有していると報告されている[43]．ヒトでのfMRIによる把握研究からは，精密把握時の微細な力操作時には後吻側部での活動が顕著となるのに対して強力把握時には尾側部の活動がより顕著となるという結果が得られている[11]．後吻側部では個々の指からの体性感覚や視覚入力などの外部入力と落下リスクへの対応などの内的入力を統合して運動指令を作り出すことにかかわり，尾側部では補足運動野，運動前野，大脳基底核と連携して現状の把握運動に必要な力量の判断と調節にかかわっている可能性が示唆されている[10]．

　大脳基底核は，脳深部にある灰白質組織であり，複数の神経核（被殻と尾状核からなる線条体，視床下核，淡蒼球内節・外節，緻密部と網様部からなる黒質）の集まりを総称している．これらの核は，大脳皮質の多数の領域および視床，脳幹と連絡網を介して円滑な随意運動制御に深くかかわっている．その証拠に大脳基底核の神経変性疾患であるパーキンソン病やハンチントン舞踏病では明らかな運動障害（無動，寡動，安静時振戦，筋固縮，不随意運動など）が発現する．把握運動へのかかわりについて

調べた研究は少ないが，Sprakerら[48]のfMRI研究からは視床下核と淡蒼球内節が把握の力量調節に関与し，被殻と淡蒼球外節がその力発揮の時間調節にかかわるという結果が示されている．また，パーキンソン病の患者群では，持ち上げ運動時の把握力発揮が同年齢の健常者群よりも明らかに強く[41,57]，ハンチントン舞踏病でも安定保持中の把握力の変動が顕著に大きい[44]などの報告がある．大脳基底核の把握運動への機能的なかかわりについては未だに不明な点が多いが，これまでの研究からは，少なくとも大脳基底核が適量の把握力で物体を円滑に持ち上げ，一定の安全領域で保持し続けることに何らかの機能的なかかわりをもっていることは確かなようである．

　大脳の後方下部に位置し，独立的な形態を有する小脳は，重量的には大脳の1/10程度ではあるが，神経細胞の数では6〜7倍（約1,000億個）を有する高度に発達した神経器官である．構造面では頭上から前葉，後葉，片葉小節葉の3葉構造を成している．随意運動制御（神経支配・機能面）においては前葉と後葉のかかわりが強く，これらの2葉部の正中部を虫部，その外側に隣接する部位を半球中間（傍虫）部，さらにその外側に広がる部位を半球外側部の3領域に分けて議論されることが多いが，それぞれの境界線は明確ではない．基本的に虫部は，前庭核や赤核などからの入力で姿勢や体幹筋の制御を司り，半球中間部と外部はともに大脳皮質や脳幹などの入出力を介して四肢の運動制御に大きく貢献する．機能面では中間部が運動の実行，外側部が運動の計画や学習に重要な機能を果たしていると考えられている．さらに，半球外側部は運動制御とは独立の高次の脳機能（情動，認知，記憶，言語，自律神経調節など）にもかかわることが近年明らかとなってきた[5]．把握運動を含む随意運動時の小脳の神経活動は図5-10でも明らかなように，運動肢と同側の小脳が主体となる．大脳皮質では対側優位となるので，運動制御に関する小脳・大脳連携は異なる半球間で行われている．把握運動で虫部および半球中間部の活動が顕著なのは，この運動に必要な肩，胸部などの体幹筋および運動肢である腕と手指の感覚処理と運動実行の制御を反映しているためと考えられる．また，活動の一部が半球外側部でも認められるのは，物体の形状や重量，把握面が既知であるので，計画された運動を実施していたことに関係していると推察される．サルの電気生理学的研究からも小脳半球部の神経核の活動は，摘み力発揮に先行するのと同時にその活動水準は操作物体の重量や把握面状況を反映していることが明らかとなっている[8,12]．また，サルで半球部（とくに中間部）にある神経核の活動をムシモール剤で阻害した場合やヒトの小脳失調症患者による把握力・持ち上げ力協調機能評価からも，それらの力の予測的で円滑な発現能力に半球部の健全な機能が重要であることが示されている[1,42]．さらにKawatoら[25]のfMRI研究からは操作物体を含む摘み力制御の内部モデルが小脳半球に構築されている可能性が示されており，小脳は物体操作における摘み力発揮の円滑性，すなわち自動化された発揮を可能とする上できわめて重要な役割を果たしていると考えられる．

［木下　博］

［文　献］
1) Babin-Ratte S, et al.: Impaired anticipatory finger grip-force adjustments in a case of cerebellar degeneration. Exp Brain Res **128**: 81-85, 1999.

2) Beckmann M, et al.: Connectivity-based parcellation of human cingulate cortex and its relation to functional specialization. J Neurosci 29: 1175-1190, 2009.
3) Birznieks I, et al.: Slowly adapting mechanoreceptors in the borders of the human fingernail encode fingertip forces. J Neurosci 29: 9370-9379, 2009.
4) Brochier T, et al.: The effects of muscimol inactivation of small regions of motor and somatosensory cortex on independent finger movements and force control in the precision grip. Exp Brain Res 128: 31-40, 1999.
5) Buckner RL.: The cerebellum and cognitive function: 25 years of insight from anatomy and neuroimaging. Neuron 80: 807-815, 2013.
6) Chouinard PA, et al.: Role of the primary motor and dorsal premotor cortices in the anticipation of forces during object lifting. J Neurosci 25: 2277-2284, 2005.
7) Davare M, et al.: Dissociating the role of ventral and dorsal premotor cortex in precision grasping. J Neurosci 26: 2260-2268, 2006.
8) Dugas C, Smith AM.: Responses of cerebellar Purkinje cells to slip of a hand-held object. J Neurophysiol 67: 483-495, 1992.
9) Dum RP, Strick PL.: Motor areas in the frontal lobe of the primate. Physiol Behav 77: 677-682, 2002.
10) Ehrsson HH, et al.: Differential fronto-parietal activation depending on force used in a precision grip task: an fMRI study. J Neurophysiol 85: 2613-2623, 2001.
11) Ehrsson HH, et al.: Cortical activity in precision-versus power-grip tasks: an fMRI study. J Neurophysiol 83: 528-536, 2000.
12) Espinoza E, Smith AM.: Purkinje cell simple spike activity during grasping and lifting objects of different textures and weights. J Neurophysiol 64: 698-714, 1990.
13) Flament D, et al.: Task dependence of responses in first dorsal interosseous muscle to magnetic brain stimulation in man. J Physiol 464: 361-378, 1993.
14) Flanagan JR, Beltzner MA.: Independence of perceptual and sensorimotor predictions in the size-weight illusion. Nat Neurosci 3: 737-741, 2000.
15) Galletti C, et al.: Role of the medial parieto-occipital cortex in the control of reaching and grasping movements. Exp Brain Res 153: 158-170, 2003.
16) Georgopoulos AP, et al.: Neuronal population coding of movement direction. Science 233: 1416-1419, 1986.
17) Hepp-Reymond MC, et al.: Precision grip in humans: temporal and spatial synergies. In: Wing AM, et al. (Eds.) Hand and brain: the neurophysiology and psychology of hand movements. Academic Press, pp.37-68, 1996.
18) Hermsdorfer J, et al.: Grip forces exerted against stationary held objects during gravity changes. Exp Brain Res 126: 205-214, 1999.
19) Hiramatsu Y, et al.: Control of Precision Grip Force in Lifting and Holding of Low-Mass Objects. PLoS One 10: e0138506, 2015.
20) Isa T, et al.: Direct and indirect cortico-motoneuronal pathways and control of hand/arm movements. Physiology (Bethesda) 22: 145-152, 2007.
21) Jeannerod M, et al.: Grasping objects: the cortical mechanisms of visuomotor transformation. Trends Neurosci 18: 314-320, 1995.
22) Johansson RS.: Sensory control of dexterous manipulation in humans. In: Wing AM, et al. (Eds.) Hand and brain: the neurophysiology and psychology of hand move-

ments. Academic Press, pp.381-414, 1996.
23) Johansson RS, Birznieks I.: First spikes in ensembles of human tactile afferents code complex spatial fingertip events. Nat Neurosci **7**: 170-177, 2004.
24) Johansson RS, Flanagan JR.: Sensorimotor control of manipulation. In: Squire LR. (Ed.) Encyclopedia of neuroscience. Academic Press, pp.593-604, 2009.
25) Kawato M, et al.: Internal forward models in the cerebellum: fMRI study on grip force and load force coupling. Prog Brain Res **142**: 171-188, 2003.
26) 木下　博：把握運動．宮村実晴編：新運動生理学（上巻）．真興交易医書出版部, pp.41-50, 2001.
27) Kinoshita H.: Effect of gloves on prehensile forces during lifting and holding tasks. Ergonomics **42**: 1372-1385, 1999.
28) Kinoshita H, et al.: Tangential torque effects on the control of grip forces when holding objects with a precision grip. J Neurophysiol **78**: 1619-1630, 1997.
29) Kinoshita H, Francis PR.: A comparison of prehension force control in young and elderly individuals. Eur J Appl Physiol Occup Physiol **74**: 450-460, 1996.
30) Kinoshita H, et al.: Contributions and co-ordination of individual fingers in multiple finger prehension. Ergonomics **38**: 1212-1230, 1995.
31) Kinoshita H, et al.: Functional brain areas used for the lifting of objects using a precision grip: a PET study. Brain Res **857**: 119-130, 2000.
32) Kuhtz-Buschbeck JP, et al.: Human brain activity in the control of fine static precision grip forces: an fMRI study. Eur J Neurosci **14**: 382-390, 2001.
33) Kuhtz-Buschbeck JP, et al.: Brain activity is similar during precision and power gripping with light force: an fMRI study. NeuroImage **40**: 1469-1481, 2008.
34) Lawrence DG, Kuypers HG.: The functional organization of the motor system in the monkey. I. The effects of bilateral pyramidal lesions. Brain **91**: 1-14, 1968.
35) Long C 2nd, et al.: Intrinsic-extrinsic muscle control of the hand in power grip and precision handling. An electromyographic study. J Bone Joint Surg Am **52**: 853-867, 1970.
36) MacKenzie CL, Iberall T.: The Grasping Hand, vol.104. Advances in Psychology. North Holland, 1994.
37) Monzee J, et al.: The effects of digital anesthesia on force control using a precision grip. J Neurophysiol **89**: 672-683, 2003.
38) Muir RB, Lemon RN.: Corticospinal neurons with a special role in precision grip. Brain Res **261**: 312-316, 1983.
39) Nachev P, et al.: Functional role of the supplementary and pre-supplementary motor areas. Nat Rev Neurosci **9**: 856-869, 2008.
40) Napier JR.: The prehensile movements of the human hand. J Bone Joint Surg Br **38-B**: 902-913, 1956.
41) Nowak DA, Hermsdorfer J.: Predictive and reactive control of grasping forces: on the role of the basal ganglia and sensory feedback. Exp Brain Res **173**: 650-660, 2006.
42) Nowak DA, et al.: The role of the cerebellum for predictive control of grasping. Cerebellum **6**: 7-17, 2007.
43) Picard N, Strick PL.: Imaging the premotor areas. Curr Opin Neurobiol **11**: 663-672,

2001.
44) Reilmann R.: Grip-force analysis in Huntington's disease- a biomarker for clinical trials. In: Nowak DA, Hermsdorfer J. (Eds.) Sensorimotor control of grasping: physiology and pathophysiology. Cambridge University Press, pp.326-332, 2009.
45) Salimi I, et al.: Neuronal activity in somatosensory cortex of monkeys using a precision grip. III. Responses to altered friction perturbations. J Neurophysiol **81**: 845-857, 1999.
46) Schabrun SM, et al.: Role of the primary motor and sensory cortex in precision grasping: a transcranial magnetic stimulation study. Eur J Neurosci **27**: 750-756, 2008.
47) Smith AM.: The activity of supplementary motor area neurons during a maintained precision grip. Brain Res **172**: 315-327, 1979.
48) Spraker MB, et al.: Functional magnetic resonance imaging studies of the basal ganglia and precision grip. In: Nowak DA, Hermsdorfer J. (Eds.) Sensorimotor control of grasping: physiology and pathophysiology. Cambridge University Press, pp.99-109, 2009.
49) Tagliabue M, et al.: Differences between kinematic synergies and muscle synergies during two-digit grasping. Front Hum Neurosci **9**: 165, 2015.
50) Takasawa M, et al.: Cerebral and cerebellar activation in power and precision grip movements: an H2 15O positron emission tomography study. J Cereb Blood Flow Metab **23**: 1378-1382, 2003.
51) Takei T, Seki K.: Spinal interneurons facilitate coactivation of hand muscles during a precision grip task in monkeys. J Neurosci **30**: 17041-17050, 2010.
52) Takei T, Seki K.: Spinal premotor interneurons mediate dynamic and static motor commands for precision grip in monkeys. J Neurosci **33**: 8850-8860, 2013.
53) Tinazzi M, et al.: Task-dependent modulation of excitatory and inhibitory functions within the human primary motor cortex. Exp Brain Res **150**: 222-229, 2003.
54) Tsuda H, et al.: Functional brain areas associated with manipulation of a prehensile tool: a PET study. Hum Brain Mapp **30**: 2879-2889, 2009.
55) Turella L, Lingnau A.: Neural correlates of grasping. Front Hum Neurosci **8**: 686, 2014.
56) Weiss EJ, Flanders M.: Muscular and postural synergies of the human hand. J Neurophysiol **92**: 523-535, 2004.
57) Wenzelburger R, et al.: Dyskinesias and grip control in Parkinson's disease are normalized by chronic stimulation of the subthalamic nucleus. Ann Neurol **52**: 240-243, 2002.
58) Westling G, Johansson RS.: Factors influencing the force control during precision grip. Exp Brain Res **53**: 277-284, 1984.
59) White O, et al.: The role of left supplementary motor area in grip force scaling. PLoS One **8**: e83812, 2013.
60) 山鳥　重：神経心理学入門．医学書院，1985．
61) Zemel RS, Dayan P.: Distributional population codes and multiple motion models. In: Kearns MS. (Ed.) Advances in neural information processing system 11. MIT Press, pp.174-180, 1999.

【動きのための筋力発揮】

6章 素早い筋力発揮に先行する筋放電休止

随意に発揮される力の大きさや時間的な調節は，大脳の運動プログラムと脊髄レベルの運動ニューロンの様相によって決まるが，その背景には中枢神経系の促通機構と抑制機構との密接な協調作用が営まれている．なかでも抑制機構の果たす役割は極めて大きい．たとえば，中枢性運動麻痺者の筋緊張の増強は，上位中枢からの抑制の減少または消失に起因する解放現象と理解されている．このことは抑制機構の重要性を示唆するものである．

本章では，素早い筋力発揮に先行する筋放電休止を手がかりとして，身体運動を支える抑制機構の一端を紹介する．具体的には，「仮説 素早い動作は抑制から始まる」の検証である．

1. 筋力発揮直前の抑制現象（動作前サイレントピリオド）

あらかじめ主働筋に軽い緊張を加えた状態から，光刺激に応じて素早い反応動作をおこすと，主働筋の動作に先行して筋放電の休止期（silent period）が出現する（図6-1)[11]．この現象は動作直前に出現することから，動作前サイレントピリオド（premotion silent period: PMSP）と名付けられた[31]．

この抑制現象の特徴は，素早い随意動作だけに観察される現象であり，続いておこる相動性筋放電の同期化を促進し，力の立ち上がりを高めることに役立っている．しかもその出現は敏捷性動作にすぐれた者に多く観察されるが，中枢性の運動麻痺を伴う筋には出現しないなど上位中枢の関与が示唆される．

たとえば，脳性麻痺者や片麻痺者の患側肢では脚伸展の加速度は低く，しかもPMSPは観察されない．しかし片麻痺者の健側肢では加速度も大きく，PMSPの出現率は対照群（14.5％）よりも高い出現率（22.0％）が得られている（図6-2)[32]．いわば片麻痺者におけるPMSPの出現効果が一種の補償作用を果たすものであり，上位中枢の興奮と抑制が合目的的に作動しているものと推察される．同様な補償作用は，骨折によって筋力低下を示した症例の健側肢にも認められる[35]．

(1) サイレントピリオド実験の背景

具体的な実験方法は，肘掛け椅子に安静椅座位の姿勢を取り，右肘関節60度屈曲位で，前腕を回外位にしたままで前面の台上に乗せる．手首の下にひずみゲージを貼付した木製板を置き，肘関節の伸展動作を歪圧変化として記録する（図6-3左）．検者の「用意」の合図とともに木製板をかるく圧抵（10-20％/MVC）した状態から，

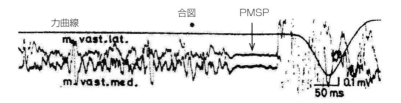

図6-1 表面電極による動作前サイレントピリオド (PMSP)
同一の運動神経(大腿神経)支配下の記録例.
(Yabe K.: Premotion silent period in rapid voluntary movement. J Appl Physiol 41: 470-473, 1976)

被検者	右腕 試行数	PMSP	%	左腕 試行数	PMSP	%
OKD (脳性麻痺)	88	0	0	87	0	0
URM (片麻痺)	141	0	0	91	20	22.0
対照群 (n=6)	241	36	14.9	242	35	14.5

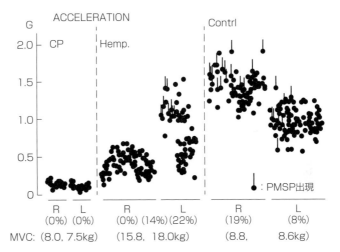

図6-2 中枢性運動麻痺者の肘関節伸展動作の最大加速度と動作前サイレントピリオドとの関係
(Yabe K.: Electromyographic silent period preceding a rapid voluntary movement. In: Komi PV. (Ed.): Biomechanics V-A. University Park Press, pp.75-81, 1976より引用改変)

光刺激に対してできるだけ素早く肘関節を伸展する.光刺激を加える時点は用意の合図から3～5秒である.なお,準備姿勢の筋収縮は,サイレントピリオド出現の有無に用いられている.

　筋電図は,ワイヤー電極(釣り針型)を用いて主働筋の上腕三頭筋から導出した.図6-3右の上段より,力曲線と刺激時点,上腕三頭筋から導出した筋放電である.反応動作の光刺激が出るまで出現していた多数の干渉波は,刺激呈示後に消失する傾向が認められる.これが深部の局所的な筋活動から導出したサイレントピリオドである.

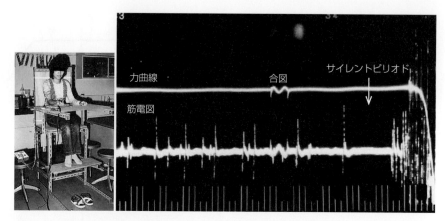

図6-3 素早い動作特有の筋力発揮に先行するサイレントピリオド
ワイヤー電極による記録例.
(矢部京之助:人体筋出力の生理的限界と心理的限界.杏林書院,pp.114-150,1977)

単一の筋線維の活動電位を導出できるので,インパルスの周波数を容易に計測できる[34].

また,皮膚の表面に電極を貼付して筋放電を導出する表面電極がある.測定に際して皮膚の痛みもなく,行動を伴う動作解析や,サイレントピリオド出現の確認などに適している.図6-1は表面電極によるPMSPの筋電図記録の典型例である.垂直跳び動作から導出された主働筋の内側広筋と外側広筋の筋電図である.静的な準備姿勢の持続的な筋放電に続いて光刺激(黒丸印)の約80ms後に,PMSPが出現し,続いて相動性筋放電の同期化(バリスティック収縮)が生じる.なお,PMSPの持続時間は約80msであった.刺激時点からサイレントピリオド出現時までを潜時とした.

(2) 2種類の筋放電休止期

動作中に出現するサイレントピリオドは,Hoffmann P.(1922)の報告以降[10],身近な抑制研究の対象になった[9].この抑制現象のひとつであるサイレントピリオドは2種類に大別される(図6-4)[37].分類Iは動作前のサイレントピリオド(猪飼,1955)[11]であり,分類IIは相動性筋放電の同期化に続いておこる動作中のサイレントピリオド(Hoffmann P., 1922)[10]である.前者はフィードフォワード系の運動制御,後者はフィードバック系の運動制御に属する.

サイレントピリオドの出現機構としては,分類Iは上位中枢レベルの関与による視覚性体肢反射,神経系の切り替え,予測性の姿勢制御,シナプス前抑制や脱促通,そして分類IIは脊髄・筋レベルの関与による相反性抑制,同期性放電の後過分極,求心性インパルス(GIa)の停止,求心性インパルス(GIb),Renshaw側枝による抑制や長潜時伸張反射などが推察される.本章は分類Iの現象に焦点を合わせることにする.

(3) 動作前サイレントピリオドの略史

動作前サイレントピリオド研究の先人については,StetsonとBouman[19]の急速反

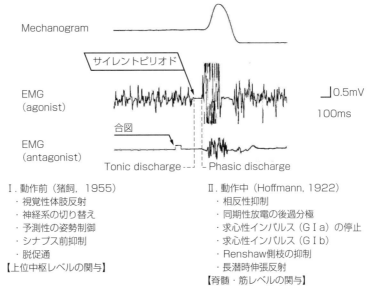

図6-4 2種類の筋放電休止期 (silent period)
図中文献は本文文献一覧を参照 (猪飼, 1955は文献11, Hoffmann, 1922は文献10).
(矢部京之助:力の出し方の科学:動作前silent periodを中心にして. 体育学研究 40: 324-328, 1996)

復動作の筋電図記録にみられるが，その出現機構については何の考察も加えられてない．その後，猪飼 (1955)[11] は反応時間の測定時に動作に先立つサイレントピリオドを見出し，視覚体肢反射による遠心性神経衝撃が脊髄前角の運動ニューロンの興奮水準を変容させることによって生じたものと想定した．

乳幼児を対象としたGatev (1972)[8] は，肘関節の屈曲動作を行った際の拮抗筋に抑制現象が出現するのは，生後1～2カ月で17％，7～9カ月では28％であり，2.5～3歳になると80％に達するという．しかも3歳児に成長すると動作に先行する抑制現象，いわゆるPMSPが観察されたと報告している．

また，動作前サイレントピリオドと類似している予測性姿勢調節 (anticipatory postural adjustment) については，Balen'kii, et al. (1967)[4] が立位姿勢から素早く一側上肢を水平前方に挙上する時は，主働筋の三角筋に先立って同側下肢の筋活動が起こることを見出した．

2. 動作前サイレントピリオドの特性

動作の直前に出現するPMSPは，運動肢の主働筋だけに観察される現象ではなく，同時に拮抗筋にも認められる (図6-5)[30]．図の上段 (A) と下段 (B) の記録は同一記録であるが，下段は増幅感度を2倍に高めた記録である．各段の記録は，上段より光刺激の合図 (上向きのふれが刺激時点)，上腕三頭筋，上腕二頭筋から導出した筋放電である．

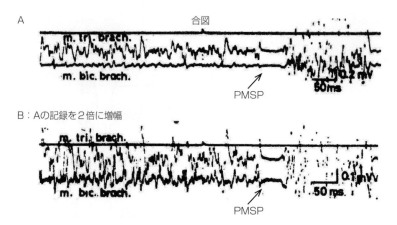

図6-5 主働筋と拮抗筋に出現する動作前サイレントピリオド
（矢部京之助，村地俊二：随意動作に先行するsilent periodの役割．日本生理学雑誌 37: 91-98, 1975）

　増幅度を高めた下段の記録からは，肘関節伸展動作の拮抗筋である上腕二頭筋にも主働筋と同様なPMSPが認められる．刺激の合図からPMSP出現までの潜時や持続時間は，主働筋と拮抗筋ともほぼ同一であった．したがって，このPMSPは相反性神経支配に起因するものではないことになる．

　また，同一の運動神経支配下の複数の筋はそれぞれ同期して筋放電を休止すること（図6-1），運動肢主働筋ばかりでなく対側の非運動肢の同名筋にも出現する（図6-11）．

　さらには，肘掛け椅子に座った姿勢から，光刺激に応じて肘関節と膝関節の同時伸展動作を行うと，上腕三頭筋と内側広筋の両筋にPMSPがみとめられる．その出現時期は，同一被検者の18試行例で上肢が下肢よりも16±4.5ms（平均値±標準偏差）先行していた．なお，両者の差は同一の伝導速度の運動神経を前提とした値である．

　同一の運動神経支配下の複数の筋はそれぞれ同期して放電を休止すること，さらに運動肢主働筋ばかりでなく対側の非運動肢の同名筋にもPMSPは出現することから，PMSPは脊髄全体の同時抑制現象と理解される（図6-6）．この脊髄全体の同時抑制現象は，全身の力の伝達を高める身体の剛体化の合図でもある[30]．

（1）上肢にみられる出現率

　健康な成人男女5名の単純反応（10試行）と選択反応（60試行）の平均値を比較すると，単純反応の右肘関節伸展動作は14±22％（平均値±標準偏差），左肘の伸展動作は18±16％であり，選択反応の右肘の伸展動作は26±18％，左肘の伸展は23±15％であった．PMSPの出現頻度は単純反応よりも選択反応の試行の方が高くなる傾向がみられた[30]．しかしその差は統計的には有意ではない．加えて，マイペースの方が力も強く高い頻度でPMSPが出現するという[17,28]．

　運動経験年数別にPMSPの出現率をみると，18～25歳の健康な右利き男女大学生81名の右肘関節伸展動作による非運動部群は12％，短期運動部が25％，長期運動部

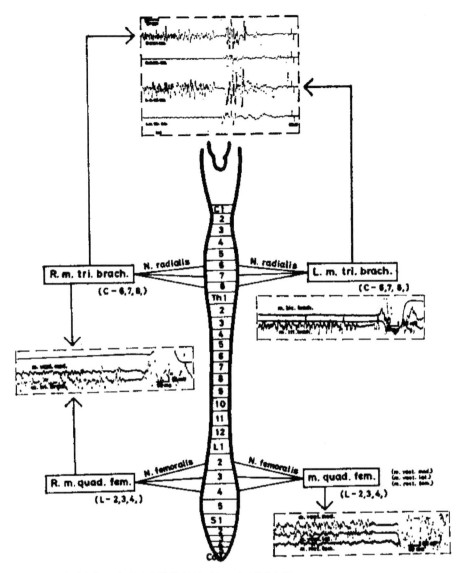

図6-6　脊髄全般に出現する動作前サイレントピリオド
（矢部京之助，村地俊二：随意動作に先行するsilent periodの役割．日本生理学雑誌　37: 91-98, 1975）

36％，および左肘の伸展動作では，それぞれ16％，26％，31％であり，運動部所属年数の長期化に伴って増加する傾向がみられた[24]．所属年数が増えるにしたがって高い出現率を示すのは，日々のトレーニングから受けるSSC運動（Stretch-Shortening cycle）の影響か[27]，あるいは意識的なSSC運動と無意識的なPMSPとの接点を示唆するものである．

　サイレントピリオド出現のトレーニングを行ったところ，出現率は二極に分かれた（図6-7）[25]．右肘関節伸展の反応動作を1回50試行，週3回の頻度で7〜9週間のトレーニングを行い，コントロールとして週に1回の左肘の伸展動作を加えた．その結果，

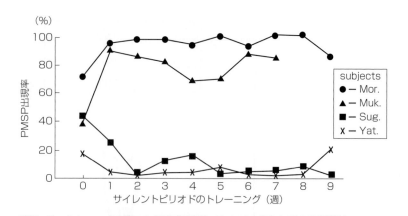

図6-7　トレーニングによる動作前サイレントピリオドの出現傾向
（脇田裕久ほか：動作前silent periodの出現率について　第2報　単純反応動作のトレーニングによる効果．三重大教育学部研究紀要，自然科学　33: 125-132, 1982）

トレーニング2週後にはPMSP出現率の増加する者と減少する者が明確に分かれた．しかも両者の増減の差は極めて大きい．動作の指示は「できるだけ素早く肘関節を伸展する」であった．したがって，反応時間をできるだけ短縮させようと努力した者と，各試行後にPMSP出現の有無を知らせたことから，筋収縮速度の増大に努力した者がいたことになる．つまり，被検者の意識が素早い反応（PMSP短）か，あるいは強い力発揮（PMSP長）のいずれかに重点を置くことよって，PMSPの出現率はかなり変化するものと推察した．

(2) 下肢にみられる出現率

動作前サイレントピリオドの出現率を指標として，発育期の敏捷性動作の発達を横断的視点から検証した．対象は，13～18歳の健常な男子143名，女子125名である．測定は，膝関節約50度屈曲の立位姿勢から光刺激に応じてできるだけ素早く垂直跳びを行う動作である．跳躍の回数は15試行とし，右脚の外側広筋，内側広筋から表面双極導出法による筋電図を記録した[26]．

男子学生（図6-8A）の内側広筋のPMSP出現率は，13歳が22.6％，15歳が29.0％，17歳が29.8％，外側広筋ではそれぞれ34.5％，39.9％，36.6％であり，加齢にともなう変化は観察されない．両筋ともいずれの年齢間にも有意な差が認められない．女子学生（図6-8B）のPMSP出現率は，内側広筋の13歳が27.6％，15歳が25.4％，17歳が24.4％，そして外側広筋ではそれぞれ36.6％，31.5％，34.8％であった．

男女差については，各年齢ともに男子が女子に比較して高いPMSP出現率を示したが，いずれの年齢においても有意な差は見られない．また，男女とも外側広筋のPMSP出現率が内側広筋のPMSP出現に比較してやや高くなるが，有意な差は認められない．

また，本測定と同時に測定した体重当たりの筋力は，男子では加齢とともに急激な増加傾向をしめすが，女子は緩やかな増加傾向である．両者間のいずれの年齢においても1％水準の有意な差が認められた．これらの傾向はスキャモンの発育発達曲線に

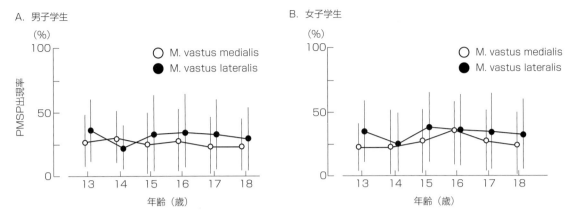

図6-8　垂直跳び反応動作による動作前サイレントピリオドの発達傾向
(脇田裕久，矢部京之助：反応動作直前に出現する抑制現象の発達的研究．Nagoya J Health Physical Fitness Sports 11: 5-13, 1988)

沿った結果であり，神経型は12歳でほぼ100%に達することを支持するものである．

(3) サイレントピリオド出現の潜時と持続時間の関連性

肘関節伸展動作によるサイレントピリオド出現潜時の最小値は音刺激と光刺激ともに40msである[34]．この記録は同一被検者の合計750試行（出現率約15%）から得られた値であるが，最頻値は音刺激が50ms，光刺激が100msであり，分布の幅は前者が40〜90ms，後者が40〜150msであった．つまり非常に強いピストル音（音刺激）にびっくり反射が含まれた場合でも，また光刺激に対して随意的に反応した場合でも，ともにサイレントピリオド出現潜時の最小値は音・光とも同じ値を示したことになる．

この値は猪飼と芝山（1965）の報告と一致する．興奮剤（amphetamine sulphate, 10mg）や睡眠剤（bromovalerylurea, 1g）を投与した際の潜時は，平常時と変わらない数値であったが，反応時間は薬剤によって異なるという[12]．したがってPMSPは意識の関与しない反射機構の関与による抑制現象であると推察した．さらに，上肢の潜時の最小値が約40msと一致することは，上位中枢の神経回路の構築（ハード面）に費やす時間といえよう．下肢の場合は約80msが多い．

PMSPの持続時間（duration）は10〜100msが多く報告されている．この時間帯は，alpha-gamma linkageによる準備姿勢を保持している状態から，急速なalpha運動経路だけの筋収縮に移行する際の緩衝材的な存在に思える．

持続時間の前後をみると，肘関節伸展動作によるPMSPの出現から18ms後に筋力の低下（MVCの0.27%）が生じ，肘関節の屈曲動作がおこる（図6-9）[2]．ついで，主動筋の相動性放電が開始した後も，屈曲を続けながら伸張性収縮による弾性エネルギーを蓄え，瞬時にリコイルされて発揮筋力は増強される[1,5,18]．いわば無意識の脱力の効果であろう．

PMSPの持続時間は動作の目的によって異なる傾向がある．たとえば，筋の収縮速度を高めると出現率は高まり，サイレントピリオドの持続時間は長くなる[22]．持続時

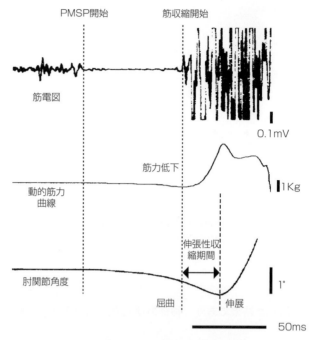

図6-9　PMSP出現に伴う筋力低下と伸張性収縮
（青木　久ほか：動作前筋放電休止期の筋力増強機構．臨床脳波 31: 289-293, 1989より引用改変）

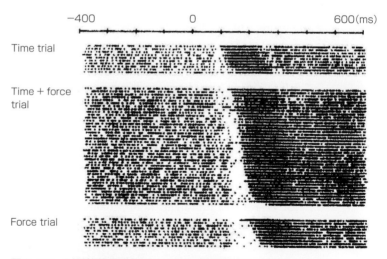

図6-10　肘関節伸展動作時の上腕三頭筋筋電図（ラスター表示）
（塚原玲子ほか：予測の生理学．Jpn J Sports Sci 10: 666-671, 1991）

間は筋収縮の加速度と比例する報告もある[23]．

　空手選手の肘関節伸展動作のように反応時間が短いと出現率は低下し，出現した場合でも持続時間は短くなる[38]．図6-10は，1名の肘関節伸展動作の上腕三頭筋から得られた筋電図ラスター表示である．得られた結果は反応時間の記録順に並べ，時間軸

の0は反応刺激の合図，続いて潜時，持続時間（空白），相動性筋放電の同期化である．被検者に与えた指示は，a.できるだけ早く反応するようにという指示（time trial），b.早く強くする（time + force trial），c.できるだけ強くする（force trial）である．

その結果，指示の与え方によってPMSPの出現様相は明らかに異なってくる．早さを求めるとPMSPの出現率は低下し，力を求めるとPMSPの出現は増加するが遅くなる．force trialの相動性筋放電の同期化が遅れた場合では，力の立ち上がりが鋭く，力が増強されるので，もっとも短いtime trialの反応時間程度にすぎない[21]．

3. 対側肢に出現するサイレントピリオド （素早い動作は抑制から始まる）

よくトレーニングをしたダンス選手は，手先，腕，肩の筋緊張を自由に調節することができるという．その背景には中枢神経系の促通機構と抑制機構とが互いに密接な協調作用を営んでいるというメカニズムがある．

身体運動を支える抑制機構の一端を担うPMSPの存在に加えて，選択反応動作にみられる対側肢（非運動肢）に出現するサイレントピリオドがある．つまり，交叉性神経支配との関与など不明だが，選択反応動作によって非運動肢の主働筋（同名筋）に抑制現象が観察されるのである（図6-11）[33]．

21〜33歳の右手利き男女6名を対象に選択反応動作（60試行）では左肘関節を伸展したときの右腕に出現するサイレントピリオドは37±10.9％（平均値±標準偏差）であり，右肘関節を伸展したときの左腕のサイレントピリオドは，57±22.6％であった．両者の20％の差は統計的に有意であるが，被検者が右手利きであることから，利き手の反応動作の方が対側肢の抑制現象は出現しやすいものと推察した．図6-12の下段は，対側肢サイレントピリオドの出現率を10試行ごとにまとめた図である．6名の平均値でみると，試行回数の増加とともに出現率は増大する傾向であり，とくに第41〜50試行では73.3±17.5％である．上段の図は左右上肢の合計を表している．交叉性神経支配との関与など課題は残るとしても，これは学習効果の一種である．

対側肢サイレントピリオドの潜時は，もっとも早い値であっても運動肢主働筋にPMSPが出現した時間にほぼ一致する．したがって本実験で得られた現象は，PMSPと類似した抑制機構と推察される．

そこで仮説として，静の準備姿勢から素早い動の反応動作に移る際は，まずは運動肢と非運動肢に上位中枢から抑制性のインパルスが送られる．続いて運動肢のみに上位中枢から促進性インパルスが運動ニューロンに送られて同期性放電となる．

さらに，刺激の合図からPMSPが出現するまでの最小値は，上肢の場合に約40msであって，意識では起こらないほどに短い時間である．したがって，この随意動作に先行する抑制現象は，反射機構の関与する抑制現象と考えられ，さらには，大脳皮質運動領，小脳，脳幹の抑制領域がかかわる脳脊髄全体の同時抑制を示唆するものである．つまり，「素早い動作は抑制から始まる」となる．

90　6章　素早い筋力発揮に先行する筋放電休止

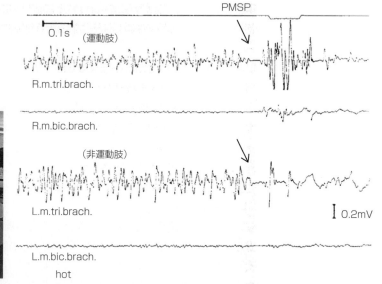

図6-11　対側肢に出現するサイレントピリオド
選択反応動作による.
(Yabe K, Tamaki Y.: Inhibitory effect of unilateral contraction on the contralateral arm. Percept Mot Skills 43: 979-982, 1976)

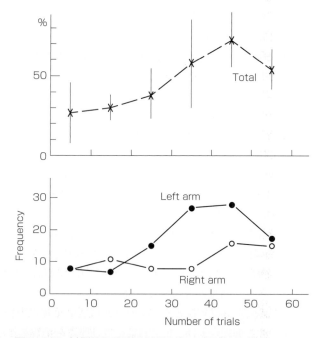

図6-12　対側肢に出現するサイレントピリオド
(Yabe K, Tamaki Y.: Inhibitory effect of unilateral contraction on the contralateral arm. Percept Mot Skills 43: 979-982, 1976より引用改変)

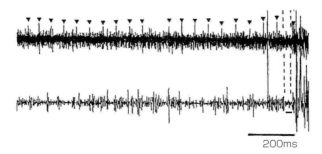

図6-13　筋紡錘活動（上）と動作前サイレントピリオドとの関係
(Tsukahara R, et al.: Muscle spindle activity during the electromyographic silent period preceding rapid muscle contraction. Environ Med 35: 183-186, 1991より引用改変)

4. 動作前サイレントピリオド出現の検証

（1）筋レベル

　動作前サイレントピリオドが出現するためには，2つの条件が必要である．ひとつは静的な準備姿勢の安定した筋緊張であり，他のひとつは動的な筋の収縮速度を高めることである．前者の準備姿勢は最大筋力の10〜20％が至適条件である．後者についてはバリスティックな筋収縮である．

　静的な準備姿勢では軽度な持続性収縮はアルファーガンマ連関(alpha-gamma linkage)に依存すると考えられることから，準備姿勢における筋紡錘の活動水準とPMSPの出現との関係について検討した．被検者は健康な成人6名である．対象の動作は足関節の等尺性収縮による底屈であり，脛骨神経支配下の外側腓腹筋の紡錘から求心性インパルス（Ia線維）と筋放電を導出した（図6-13）[20]．

　4unitsからのPMSPは38試行のうち15試行に得られ，2unitsは10％ MVCでは活動が低下し，51試行で17試行にPMSPが得られた．随意収縮による放電頻度の高いユニットは，サイレントピリオドでの活動が低下する傾向にある．一方，随意収縮の放電頻度の低下したユニットの活動はサイレントピリオドでは低下しない．したがってgamma運動系の活動水準が比較的低い状況の時にPMSPは出現するものと推察される．PMSPの出現は筋放電の周波数を減少し，相動性筋放電開始の時間を延長し，下降性信号に対する運動単位の感受性を高めるものと推察した．

　ヒトの筋紡錘の活動様式を記録する方法を開発したHagbarth，Vallboの報告によると，随意収縮中にも筋紡錘からの求心性インパルスは持続的に発射しているという[9]．さらに，彼らは何の考察も加えてないが，随意的な筋収縮を開始する直前の神経電図（neurogram）には，インパルス発射の減少がみられる．この現象は，とくに等張力性の随意収縮の場合に顕著である．つまり，筋収縮開始直前に筋放電の減少がみられるということであり，本実験の随意動作に先行するサイレントピリオドの関連性を示唆するものである．

92　6章　素早い筋力発揮に先行する筋放電休止

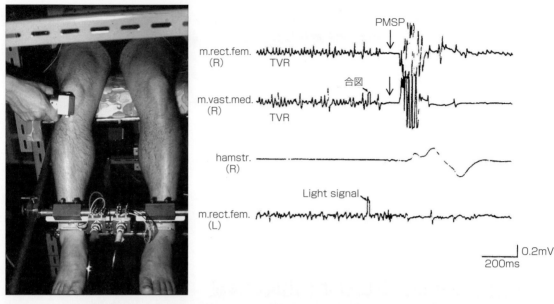

図6-14　緊張性振動刺激（60Hz）に誘発された筋収縮に出現する動作前サイレントピリオド
(Yabe K.: Temporal depression of EMG activity prior to a rapid voluntary movement in normal and handicapped subjects. In: Kumamoto M. (Ed.) : Neural and mechanical control of movement. Yamaguchi Shoten, pp.52-59, 1984)

　動的なバリスティック収縮については，主働筋の相動性筋放電を同期化するインパルスの周波数を高めることである．たとえば，足関節の背屈動作をした際の前脛骨筋から導出された周波数をみると，PMSPが出現した時は110.4±3.1Hzであり，出現しない時は90.6±9.1Hzである[23]．なお，電極は針電極（ワイヤー電極）と表面電極を同時に用いている．

(2) 脊髄レベル

　動作前サイレントピリオドの出現は上位中枢の抑制（inhibition）機構によるものか，あるいは脱促通（disfacilitation）に起因する現象なのか，その出現メカニズムは明らかではない．そこで緊張性の振動刺激に誘発された反射性の筋放電を手掛かりとして発現メカニズムの解明を試みた．つまり振動刺激を加えている期間に光刺激の反応動作を行うと，a) 脊髄レベルの反射性筋放電が消失すれば中枢性の抑制機構に起因することになり，b) 反射性の筋放電が消失しなければ脱促通を示唆することになるからである（図6-14）[20]．

　被検者は健康な男性6名（24～39歳）であり，肘掛け椅子に右膝関節90度屈曲位の姿勢を取り，大腿四頭筋の膝蓋腱に60Hzの振動刺激を加えた．刺激の10～30秒後から得られた緊張性振動反射（tonic vibration reflex: TVR）による筋収縮に加えて，随意による反応動作を計60回試行した．その結果，脊髄レベルのTVRが一時的に消失したので，PMSPの出現は上位中枢の抑制機構に由来するa) の仮説を支持する結論である[36]．脊髄運動ニューロンに対する抑制性入力は，振動刺激によって誘発され

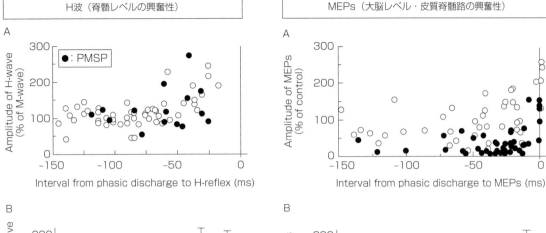

図6-15　PMSP出現とH波・MEPsとの関係（下腿三頭筋）
(Aoki H, et al.: Cortical and spinal motor excitability during the premovement EMG silent period prior to rapid voluntary movement in humans. Brain Res 949: 178-187, 2002)

た反射性の筋放電を消失させた結果から勘案してもかなり強い抑制性入力と思われる．

なお，TVRによる筋収縮はシナプス前抑制によって抑制されるので，反応時間や相動性放電の同期化の開始も遅くなった．刺激からサイレントピリオドまでの潜時は約100ms，持続時間は約90msであった．

(3) 大脳レベル

あらかじめ軽度な随意筋収縮の状態から，合図に応じて電気刺激を末梢の運動神経に加えても，PMSPは観察されない．これに対して振動刺激による脊髄レベルの反射性筋収縮の状態から，合図に応じて随意収縮による反応動作を加重すると，PMSPは出現する[36]．そこで大脳レベルの抑制機構を検証するために，頭皮上から磁気刺激を大脳皮質運動野に加え，下腿三頭筋より運動誘発電位（MEPs）を導出したところ，PMSP出現時のMEPsの振幅は低下することが認められた（図6-15）．いわば磁気刺激に賦活された皮質脊髄路の興奮性低下（抑制・下行性斉射の減少）である．

皮質脊髄路の興奮性を大脳レベル（MEPs）と脊髄レベル（H波）とに分けて比較してみると，PMSPの出現に伴ってMEPsの振幅は低下するが，H波（下腿三頭筋）の振幅は低下しないことが明らかになった[3]．つまりPMSPの出現は大脳皮質レベルの興奮性を低下させるが，脊髄レベルの興奮性にはそれほど影響を与えてないことに

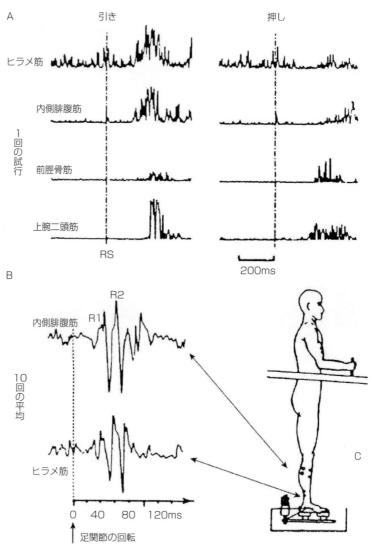

図6-16 立位姿勢における前腕の反応動作（A）と外乱による下腿三頭筋の筋電図記録（B）
(Woollacott MH, et al.: Preparatory process for anticipatory postural adjustments: modulation of leg muscles reflex pathways during preparation for arm movements in standing man. Exp Brain Res 55: 263-271, 1984)

なる．したがってPMSP出現の中枢機構は大脳皮質を含む上位中枢にあると推察される．他方，脊髄レベルの興奮性については，振動刺激による反射性の筋放電が休止（PMSP）すること，あるいはPMSP出現の40ms前にH波は低下する報告など，検証の余地は残されている[3, 13, 15, 16]．

5. 動作前サイレントピリオドと類似なサイレントピリオド

　動作前サイレントピリオドと予測性姿勢調節（anticipatory postural adjustment）には共通点がある．両者とも主働筋の筋放電に先行してサイレントピリオドが出現することである．しかし，予測性姿勢調節のサイレントピリオドは，おもに準備姿勢時の筋放電が対象であって主働筋の筋放電ではない．主働筋のサイレントピリオドを対象とする研究とはいささか視点が異なるが，ピンポイントの主働筋の動向や広角な筋群の動向も互いに関連する現象である．

　上位の中枢神経系は，随意動作に先立って種々のレベルで姿勢制御系の活動水準を変えている．たとえば立位姿勢で上肢の動作を行う場合，体重心の変動を予測して筋の活動水準を変えている[6,7,14]．これは一種のフィードフォワードによる運動制御といえる．

　立位姿勢のまま光刺激に対して前腕の「引き動作」あるいは「押し動作」を行うと，前もって方向を予告した場合は，引き動作では上肢の筋放電開始より約60ms先行して下腿三頭筋の活動がはじまる．これに対して押し動作では下腿三頭筋の活動が抑制される（図6-16）[29]．これは上位中枢関与の一種の予測性の姿勢制御である．

まとめ

　動作前サイレントピリオド（PMSP）の出現には中枢神経系の「切り換え機構」の関与が推察される．すなわちalpha-gamma linkageによる準備状態から，急速なalpha運動経路だけのバリスティック筋収縮に移行するためには，何らかの神経系の切り換え機構（neural switching mechanism）が必要になるからである．そこに一過性の抑制性信号が上位中枢から送られ，PMSPは出現するものと推察した．現象的には動作直前の意識のない脱力である．

　このPMSPの出現は，次におこる動作を素早く確実に，しかも効率よく力を立ち上げるためのタイミングをはかる信号でもある．いわば主たる動作をスムースに遂行するための「露払い」に似た機能ともいえる．したがって切れの良い動作や素早い力の発揮には，この「露払い理論」を利用して力を発揮することを提案したい．切れの良い動作は抑制が主役である．

[矢部京之助]

[文　献]

1) Aoki H, Tsukahara R, Yabe K.: Effects of pre-motion electromyographic silent period on dynamic force exertion during a rapid ballistic movement in man. Eur J Appl Physiol Occup Physiol 58: 426-432, 1989.
2) 青木　久，塚原玲子，矢部京之助：動作前筋放電休止期の筋力増強機構．臨床脳波 31: 289-293, 1989.
3) Aoki H, Tsukahara R, Yabe K.: Cortical and spinal motor excitability during the premovement EMG silent period prior to rapid voluntary movement in humans.

Brain Res **949**: 178-187, 2002.
4) Belen'kii VE, Gurfinkel VS, Paltsev EI.: Control elements of voluntary movements [Article in Russian]. Biofizika **12**: 135-141, 1967.
5) Conrad B, Benecke R, Goehmann M.: Premovement silent period in fast movement initiation. Exp Brain Res **51**: 310-313, 1983.
6) Cordo PJ, Nashner LM.: Properties of postural adjustments associated with rapid arm movements. J Neurophysiol **47**: 287-302, 1982.
7) Crenna P, Frigo C.: A motor programme for the initiation of forward-oriented movements in humans. J Physiol **437**: 635-653, 1991.
8) Gatev V.: Role of inhibition in the development of motor co-ordination in early childhood. Dev Med Child Neurol **14**: 336-341, 1972.
9) Hagbarth KE, Vallbo AB.: Discharge characteristics of human muscle afferents during muscle stretch and contraction. Exp Neurol **22**: 674-694, 1968.
10) Hoffmann P.: Untersuchungen uber die eigenrelexe (sehnenreflex) menschlicher muskeln. Springer, 1922.
11) 猪飼道夫：動作に先行する抑制機構．日本生理学雑誌 **17**: 292-298, 1955.
12) 猪飼道夫，芝山秀太郎：動作の敏捷性：その生理的背景．体育の科学 **15**: 149-156, 1965.
13) Iwase Y, Uchida T, Takanashi Y, Suzuki N, Hashimoto M, Yamamoto Y, Takegami T, Koyama H.: A silent period in sural muscle occurring prior to the voluntary forward inclination of the body. Neurosci Lett **21**: 183-188, 1981.
14) Massion J.: Movement, posture and equilibrium: interaction and coordination. Prog Neurobiol **38**: 35-56, 1992.
15) 三田勝己，青木 久，矢部京之助：反応動作開始前における運動ニューロンの興奮水準の変化過程．医用電子と生体工学 **20**: 162-169, 1982.
16) Moritani T, Shibata M.: Premovement electromyographic silent period and α-motoneuron excitability. J Electromyogr Kinesiol 4: 27-36, 1994.
17) Mortimer JA, Eisenberg P, Palmer SS.: Premovement silence in agonist muscles preceding maximum efforts. Exp Neurol **98**: 542-554, 1987.
18) Ohta Y, Yabe K.: The effects of muscle architectural change with a pre-motion silent period on the subsequent muscular output during rapid voluntary movement. J Electromyogr Kinesiol **20**: 136-141, 2010.
19) Stetson RH, Bouman HD.: The coordinaton of simple skilled movement. Arch Neerl Physiol **20**: 174-254, 1935.
20) Tsukahara R, Aoki H, Yabe K, Mano T.: Muscle spindle activity during the electromyographic silent period preceding rapid muscle contraction. Environ Med **35**: 183-186, 1991.
21) 塚原玲子，青木 久，矢部京之助：予測の生理学．Jpn J Sports Sci **10**: 666-671, 1991.
22) Tsukahara R, Aoki H, Yabe K, Mano T.: Effects of premotion silent period on single motor unit firing at initiation of a rapid contraction. Electroencephalogr Clin Neurophysiol **97**: 223-230, 1995.
23) Van Cutsem M, Duchateau J.: Preceding muscle activity influences motor unit discharge and rate of torque development during ballistic contractions in humans. J

Physiol **562**: 635-644, 2005.

24) 脇田裕久, 水谷四郎, 東海政義, 三田勝己, 青木 久, 矢部京之助：随意動作に先行するsilent periodの出現率について. 体育学研究 **24**: 227-236, 1979.

25) 脇田裕久, 八木則夫, 矢部京之助：動作前silent periodの出現率について 第2報 単純反応動作のトレーニングによる効果. 三重大教育学部研究紀要, 自然科学 **33**: 125-132, 1982.

26) 脇田裕久, 矢部京之助：反応動作直前に出現する抑制現象の発達的研究. Nagoya J Health Physical Fitness Sports **11**: 5-13, 1988.

27) Walter CB.: The influence of agonist premotor silence and the stretch-shortening cycle on contractile rate in active skeletal muscle. Eur J Appl Physiol Occup Physiol **57**: 577-582, 1988.

28) Wierzbicka MM, Wolf W, Staude G, Konstanzer A, Dengler R.: Inhibition of EMG activity in isometrically loaded agonist muscle preceding a rapid contraction. Electromyogr Clin Neurophysiol **33**: 271-278, 1993.

29) Woollacott MH, Bonnet M, Yabe K.: Preparatory process for anticipatory postural adjustments: modulation of leg muscles reflex pathways during preparation for arm movements in standing man. Exp Brain Res **55**: 263-271, 1984.

30) 矢部京之助, 村地俊二：随意動作に先行するsilent periodの役割. 日本生理学雑誌 **37**: 91-98, 1975.

31) Yabe K.: Premotion silent period in rapid voluntary movement. J Appl Physiol **41**: 470-473, 1976.

32) Yabe K.: Electromyographic silent period preceding a rapid voluntary movement. In: Komi PV. (Ed.): Biomechanics V-A. University Park Press, pp.75-81, 1976.

33) Yabe K, Tamaki Y.: Inhibitory effect of unilateral contraction on the contralateral arm. Percept Mot Skills **43**: 979-982, 1976.

34) 矢部京之助：人体筋出力の生理的限界と心理的限界. 杏林書院, pp.114-150, 1977.

35) 矢部京之助, 三田勝己, 青木 久, 塚原玲子, 見松健太郎：姿勢変化にともなう動作前silent periodの出現. 臨床脳波 **24**: 401-405, 1982.

36) Yabe K.: Temporal depression of EMG activity prior to a rapid voluntary movement in normal and handicapped subjects. In: Kumamoto M. (Ed.): Neural and mechanical control of movement. Yamaguchi Shoten, pp.52-59, 1984.

37) 矢部京之助：力の出し方の科学：動作前silent periodを中心にして. 体育学研究 **40**: 324-328, 1996.

38) Zehr EP, Sale DG, Dowling JJ.: Ballistic movement performance in karate athletes. Med Sci Sports Exerc **29**: 1366-1373, 1997.

【筋力発揮能力の個体内変動】

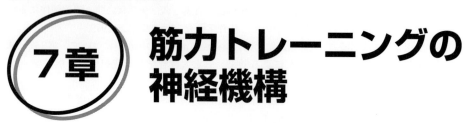
7章 筋力トレーニングの神経機構

　ヒトは，ボディビルディングや最近流行し始めたフィジーク，ベストボディなど，骨格筋を獲得することへの関心が非常に高い．また，スポーツアスリートはもちろんのこと，最近では，サルコペニア（加齢性筋肉減少症）のカウンターメジャーとして，一般人や高齢者までもが筋量・筋力の増進・維持法に関心を持つ．それゆえに，動機は色々あれ，筋量や筋力を得るために，ヒトはあえて筋力トレーニングをする稀有な生物であり，筋力トレーニングに対するヒト生体の適応への関心も高い．文字通り，筋力トレーニングの効果である筋力の増加の貢献因子として，学術的には，「神経系の適応」と「筋肥大（形態的変化）」の2つがおもに挙げられている．では，前者の「神経系の適応」とは，具体的に何であろうか？

　本章では，主に筋力トレーニングがもたらす「神経系の適応」について，古くから筋電図学的に解明されてきた知見，および最大筋力以外の機能への効果，さらには最新の実験機器を用いた追試的研究について紹介する．

1. 表面筋電図による筋力トレーニング効果（最大筋力増加）の生理学的メカニズムの解明

　随意的に力を発揮する場合，その力の大きさは，運動単位の動員数とその運動単位の発火頻度の2つの因子によって調節される．つまり，力の増大に伴い，運動単位の動員数および発火頻度は増加する．筋表面上に貼り付けた電極から非侵襲的に得られた筋電位は，表面筋電図と呼ばれ，その波形の大きさ（筋電図振幅値）は，その2つの因子が混在した筋活動量として反映される．一部の筋を除き，等尺性筋収縮時において，力の増大に対して直線的に筋電図の振幅値（筋活動量）が増大する．この関係性は，高い再現性が得られることから，トレーニング前後における筋活動様相の変化を捉えるために，しばしば採用されている．

　日本発の古典的な研究として，等尺性筋収縮を用いた筋力トレーニングを行った結果，92％の筋力増加に対し，超音波法で定量化した筋横断面積の増大が23％程度であったことがIkaiとFukunaga[31]によって報告された．加えて，筋力トレーニング開始初期においては，最大筋力が増加しているにもかかわらず，筋横断面積はほとんど変化していなかった．この結果から，筋力トレーニングにおける最大筋力の増加には，力は筋の横断面積に比例する[30]という形態的要因に加え，神経的要因も関与しているという仮説が提唱された．

　その後，この仮説を立証したのが，MoritaniとdeVries[46]である．その研究では，

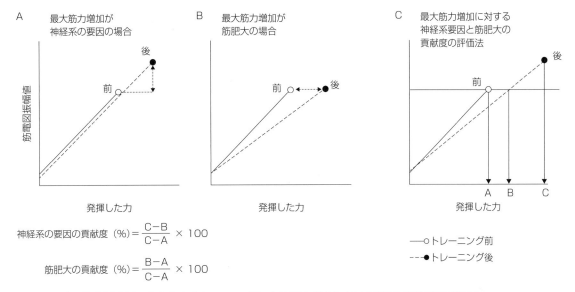

図7-1 力-筋電図関係の変化からトレーニングによる筋力増大に対する要因の貢献度の算出
(Moritani T, deVries HA.: Neural factors versus hypertrophy in the time course of muscle strength gain. Am J Phys Med 58: 115-130. 1979)

　等尺性の肘関節屈曲動作を最大下から最大まで発揮した場合，力-筋電図振幅値は直線関係であることから，8週間の筋力トレーニング期間における最大筋力の増加に対して，2週間ごとに神経的要因と形態的要因の貢献度の定量化を試みた（図7-1）．

　詳しく述べると，まず，最大筋力の増加が，筋（線維）そのものの形態的変化ではなく（インパルスの発火頻度の増加や運動学習効果による運動単位参画パターンの改善等に起因した），神経系の適応であるならば，最大下の同一力発揮時における筋電図振幅値はトレーニング前後で変化しないが，最大筋力発揮時には，最大筋力の増加分だけ，筋電図振幅値も増加する（図7-1A）．つまり，単位発揮筋力あたりの筋活動量は変化しないため，力-筋電図振幅値の直線関係の傾きはトレーニング前後で同一であり，直線が右上に延長されるだけである（横軸が力，縦軸が筋電図振幅値の場合）．一方で，最大筋力の増加が，形態的変化によるものであれば，単位発揮筋力あたりに対する運動単位の動員数もしくは発火頻度は減少できることから，トレーニング前後で力-筋電図振幅値の直線関係の傾きは低下し，直線は下方にシフトすることになる（図7-1B）．さらに，神経的要因がないため，最大筋力発揮時の筋電図振幅値は変化がない．MoritaniとdeVries[46]は，この方法を用いて算出した結果，若齢者，高齢者ともに，筋力トレーニング開始初期に見られる最大筋力の増加の多くは，神経的要因によるものであることを明らかにした．これ以降は，この表面筋電図法を用いた研究手法を模倣し，また，最大筋力発揮中に外因的に超最大電圧での電気刺激を運動神経に行って活動レベルを定量する方法（interpolated twitch法）との併用から，さまざまな様式でのトレーニングに対する神経系の適応について数多く研究が行われてきている[1, 2, 26, 29, 51]．

　一方で，このような非侵襲的な手法の弱点として，表面筋電図は，運動単位の動員

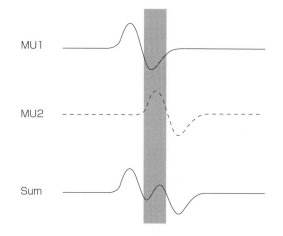

図7-2 表面筋電図で発生するcancellation effectの概念図

2つの運動単位(MU)がほぼ同時に発火(synchronization)した場合，活動電位が負の方向へのU字型（MU1），正の方向へのU字型（MU2）であった場合は，重なりあうことで，皮膚表面で取得される筋電図信号は（本来であれば大きくなるはずが），減衰することになる．
(Keenan KG, et al.: Influence of amplitude cancellation on the simulated surface electromyogram. J Appl Physiol 98: 120-131, 2005)

数や発火頻度を筋活動量として統合的に評価したものに過ぎず，運動単位の活動を厳密に評価できないことが挙げられる．さらに，表面筋電図波形は，いわゆる"cancellation effect"によって，筋活動量を正確には捉えていない可能性も最近ではしばしば指摘されている[23,34]．後者は，たとえば2つの運動単位が同時に発火した場合，本来であれば，合算されて表面筋電図の波形の振幅値が大きくなり，筋活動量は大きくなる，と評価されるべきであるが，仮に，ある運動単位の活動電位が正極に，別の運動単位のそれが負極に電位を発した場合は，その合算した表面筋電図の波形は相殺されて小さくなり，筋活動量が過小評価されてしまう（図7-2）[34]．このように各運動単位の活動電位の波形と発火のタイミング次第では，表面筋電図の振幅値からでは正確に筋活動量を推定できない可能性がある．実際に，筋力トレーニングの結果，最大筋力が増加したにもかかわらず，それに伴う表面筋電図の振幅値が増加しなかった例もある[8,50]．したがって，表面筋電図の結果の解釈には注意を要する．

2. ワイヤー筋電図によるトレーニング効果（最大筋力増加）の生理学的メカニズムの解明

ワイヤーもしくは針を筋内に直接埋入して筋電位を取得する侵襲的な筋電図法（本章ではワイヤー筋電図と称す）は，単一の運動単位ごとの動員閾値や発火頻度の定量化を可能とする．このワイヤー筋電図法にも数多くのlimitationが存在するため（後述），研究数は表面筋電図法と比較して非常に少ないが，トレーニング前後において測定が行われ，単一運動単位の活動様相の適応について報告がなされている．そのほとんどの研究において，2週間から12週間という比較的短い期間の筋力トレーニング後に，最大努力での筋収縮中，筋力の増加とともに，運動単位の最大発火頻度も増加していたことが示されている[12,32,54,65]．Force-frequency関係[6]より，（ある閾値頻度までは）発火頻度の増加に伴い，力は増大する．つまり，トレーニング開始初期に認められる最大筋力の増加の1つの要因には，運動単位の発火頻度の増加という神経系の適応があったと考えられる．一方で，最大筋力の増加と最大発火頻度の増加の間に

は，相関関係が認められず[32]．また，最大筋力が増加（35％）したにもかかわらず，最大発火頻度は変化しなかったという報告もある[55]．これらの結果から，最大筋力の増加には，運動単位の最大発火頻度の増加とは異なる神経系の適応も存在することが考えられる．

可能性として考えられる別の神経系の適応のひとつに，同一筋内もしくは筋間の異なる運動単位が同時に発火するという，いわゆる，"synchronization（同期発火）"の増加が挙げられる．とくに，筋収縮開始時や一定筋力保持（筋疲労）時に認められる運動単位の同期発火は，異なる筋線維を同時に筋収縮させるため，力の加重から考慮すると異なるタイミングで筋収縮するよりも，力発揮に対して有利に働く．したがって，最大筋力発揮時において，たとえば運動単位の参画動員数および発火頻度が同一であっても，発火頻度のタイミングが同期していれば，力はより大きく発揮できる．一方で，この考察に関しても，現段階では表面筋電図の測定より得られた結果から推定解釈したに過ぎず[44, 45]．トレーニングに対する適応に関しては，いまだ詳細は不明である．しかしながら，ウエイトリフター，ミュージシャン，一般人において，低強度での力発揮中における運動単位の発火の振る舞いを比較したところ，ウエイトリフターにおいて運動単位の同期発火の程度が高かったことから[58, 59]，間接的証拠ではあるが，筋力トレーニングによる神経系の適応として運動単位の同期発火が高まることが示唆される．その一方で，やはり，最大筋力の増加に対してsynchronizationは関与しないとする反証論文もある[37]．

さらに別の神経系の適応として，筋間のコーディネーションが考えられる．とくに，主働筋-拮抗筋間の同時活動，いわゆる，co-activation（共収縮）が，トレーニングによって変容することが示唆されている．この場合，co-activationは，随意的な主働筋の活動に付随する無意識（不随意）的な拮抗筋の活動を意味する．しばしば同義的に混同されて使用されているco-contractionは，いわゆるスタビライゼーション運動中に見られるような，意図的な拮抗筋の活動という意味であることに留意されたい[18]．主働筋-拮抗筋間では，筋収縮による力の方向は真逆の関係にあるため，co-activationが大きければ，外的に働く最大筋力に対し不利に働く．エリートアスリートは，最大等張性筋収縮時においてco-activationレベルが低いことや[3]，トレーニング開始1週目には最大筋力の増加に拮抗筋活動量の低下の関与が認められることから[10]，co-activationの低下という神経系の適応が示唆されている[10]．しかし，これもまた，反証論文がある[13, 27]．

あらゆるスポーツ競技で見られる「爆発的（ballistic）な筋力発揮」に対する運動単位の発火の振る舞いに関し，トレーニングによる適応に着目した興味深い研究がある．たとえば，図7-3Aにあるように，発揮する力をランプ状に増加させ300gに到達した際に初めて発火する（動員された）運動単位があるとする．この運動単位は，発揮する力をステップ（階段）状に少しずつ増大させる場合は（図7-3B），動員閾値よりも低い強度にもかかわらず，力を増大させる瞬間だけ動員され，かつ，発火間隔が非常に短い[9]．doubletsもしくはdouble dischargeと呼ばれるこの現象は，catchlike property（低周波数での連続刺激に先行して単発の高頻度刺激を付加するだけで，過剰の力の発揮および維持が起こる）に見られるように[7, 47]，とくに力発揮の初期（力

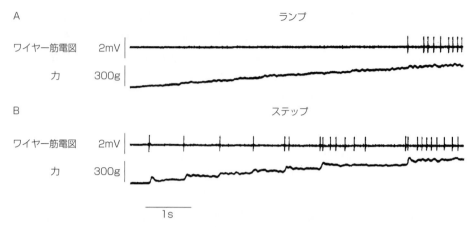

図7-3　等尺性示指伸展動作における発揮する力の増加の仕方による運動単位の活動の違い

力をランプ上に少しずつ増加させる場合は，高い強度で動員される運動単位（A）が，ステップ上に増加させた際には，低強度にもかかわらず急激に力を増加させる局面にてすでに動員され，かつ発火の間隔も非常に短い．

(Budingen HJ, Freund HJ.: The relationship between the rate of rise of isometric tension and motor unit recruitment in a human forearm muscle. Pflugers Arch 362: 61-67, 1976)

の立ち上がり）を効率よく実行させるために有利に働く．Duchateauらのグループは[65]，12週間のballisticな筋収縮を用いた筋力トレーニングを行った結果，最大筋力の増加に加えて，力の最大立ち上がり速度も有意に増加したと報告している．その際，トレーニング前後で，ワイヤー筋電図を用いて定量化されたballisticな筋収縮中における運動単位の平均発火頻度は，69Hzから96Hzに増加していた．また，その運動単位の中で，とくに2～5ms間隔（発火頻度に換算すると，200～500Hz）で発火（doublets）を呈する運動単位の率が5％から33％に増加していた（図7-4）．この場合，安静時に運動神経へ電気刺激を行って誘発した単収縮の力や収縮・弛緩時間には変化がないため，筋の形態的変化はないと考えられる．統合すると，ballisticな運動形態での筋力トレーニングによる力の立ち上がり速度の増加は，トレーニングの特異性の原理に従い，運動単位の瞬時発火頻度の増加という適応を引き起こすことによって実現されたと考えられる．

3. 運動制御能力に対する筋力トレーニングの効果

　　ヒトの日常生活活動は，これまで取り上げてきたような最大筋力を発揮するような機会は少なく，むしろ，最大筋力の20％以下の強度で占められている[35]．加えて，その力発揮は単純なものではなく，要求された目標値に対して適切に力や四肢の位置を制御することが多い（例：タブレット端末の操作，タイピング動作，紙をめくるなど）．しかしながら，たとえば自身が制御する力や四肢の位置をターゲットに対して，できるだけ精確に一致する課題を試みた場合，実際に出力される力もしくは位置は，必ず変動・誤差を伴う．このような制御動作中の運動出力の変動は，筋収縮様式や収縮部位の種類などに依存するが，その中でも，加齢に伴い，等尺性筋収縮における一

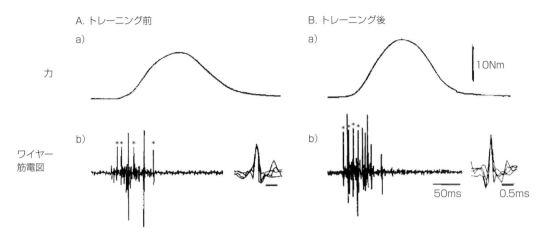

図7-4 動的トレーニング（30〜40%1RM）の前後において，できるだけ速く目標の力に到達するよう等尺性筋収縮を行わせた際の力（上）およびワイヤー筋電図波形（下）
トレーニング前後の比較において，到達した力はほぼ同等であるが，到達するまでの時間は短縮され，また運動単位の発火の間隔が短くなっている．＊は同一運動単位と思われる活動電位．
(Van Cutsem M, et al.: Changes in single motor unit behaviour contribute to the increase in contraction speed after dynamic training in humans. J Physiol 513: 295-305, 1998)

定の力制御課題時の「力変動」や，動的筋収縮における四肢の位置制御課題時の四肢の「位置変動」もしくは「加速度」が増大することが，ほとんどの収縮部位で報告されている[21,70]．また，若齢者においても，顕著な不活動状況下（ベッドレスト）を強いられれば，力変動が増大する[20,62]．一方で，筋力トレーニングによって高齢者のこれらの運動出力（motor output）の変動が減少し[21,70]，また，若齢者においてもベッドレスト生活中に筋力トレーニングを施せば，力変動の増大が抑制できる[61,62,71]．とくに，数週間の筋力トレーニングによって運動出力の変動は減少することから（図7-5）[33]，筋力トレーニングによる制御能力の向上には，神経系の適応が関与していると考えられる．一方で，太極拳のように強度が高くない運動トレーニング[68]や2つの小さいボールを掌で巧みに動かす低強度の運動トレーニング[56]によって，最大筋力の増加を伴わない運動出力の制御能力は向上（変動が減少）する．したがって，運動出力の制御能力の向上には，必ずしも（高強度での）筋力トレーニングは必要ではなく，最大筋力を増加させるように適応した神経系の変化とは異なるメカニズムによってもたらされると考えられる．

　単一筋（出力される力に対して貢献している筋がひとつ）モデルの場合，このような運動出力の変動の最重要規定因子として，運動単位の「発火頻度の変動」が挙げられる[21]．たとえば，単一筋モデルとしてしばしば研究対象となる示指外転動作（第一背側骨間筋収縮が主働筋）の場合，等尺性もしくは等張性筋収縮時に，力もしくは位置の制御課題をそれぞれ行った場合，高齢者の方が若齢者よりも，顕著に変動が大きい[42]．その際，筋内から直接取得した筋電図（ワイヤー筋電図）から定量化した複数の運動単位の発火頻度は，平均値そのものには差はないが，発火頻度の変動は高齢者の方が顕著に大きい[42]．加えて，低強度のskill training後に運動出力の変動が減少した場合，運動単位の変動の減少が付随して起こる（図7-5）[38]．運動単位の発火頻度

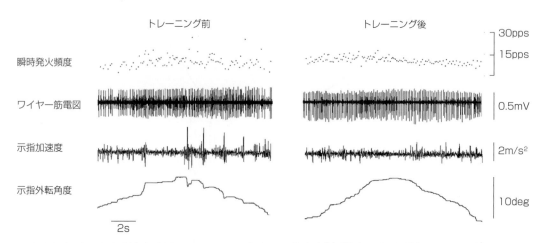

図7-5 示指の外・内転動作のskill training前後に，低強度で示指外転・内転動作をした際のワイヤー筋電図波形（2段目），それより導出した運動単位の瞬時の発火頻度（上段），示指の加速度（3段目），示指外転・内転の角度（下段）
加速度の変動，角度の変動が減少するとともに，運動単位の発火頻度の変動も減少している．
(Kornatz KW, et al.: Practice reduces motor unit discharge variability in a hand muscle and improves manual dexterity in old adults. J Appl Physiol 98: 2072-2080, 2005)

の変動と運動出力の変動の関連性は，実験およびシミュレーション実験双方において確認できることから[48]，運動単位の「発火頻度の変動」が，「単一筋収縮」を対象とした運動制御に対するおもな規定因子であるといえる．したがって，低強度のトレーニングによって運動出力の変動が減少するメカニズムとして，運動単位の発火の変動が減少することが挙げられ，事実，その2変数間には強い相関関係が認められる[38]．

協働筋（出力される力に対して貢献している筋が複数）モデルの場合，単一筋と比較して，いささか解釈が複雑となる[70]．これは，たとえば等尺性筋収縮による力制御課題を対象にした場合，解析対象となる力（変動）が，各筋から発生した力の「和」（合力）であるのに対し，ヒト生体においては各筋から発生した力を直接測定することができないことによる．すなわち，たとえトレーニングによって力変動が減少したとしても，どの筋の力変動が変化したためであるのか，もしくは，筋間の相互作用に変化が生じたためなのか，詳細なメカニズムはいまだ特定できていない．

4. 運動単位レベルでのメカニズム解明の限界と今後の展望

以上のように，最大筋力および力発揮の精確性を決定する神経系を反映する最終的な出力として，ワイヤー筋電図法により運動単位の動員や発火様相を定量化することは，神経系の適応を検証する際，非常に重要な研究手法であることに間違いない．しかしながら，筋力トレーニングに関する運動単位の活動の適応を詳細に検証した研究は，いまだ少ない．その最大の理由として，筋力トレーニング前後において，同一の運動単位から活動電位を取得することが実質不可能であるためである．たとえば，図7-4，図7-5に見られるように，トレーニング前後で運動単位の瞬時発火頻度の比較

を試みたところで，これは同一の運動単位の変化を比較検証しているわけではない．各々の運動単位の識別には，筋電図測定より得られた活動電位の波形の形状や振幅値などのパラメータを用いて統合的に行われる．したがって，各運動単位の活動電位を確実に分離定量化するためには，異なる運動単位の活動電位が同時に発生した場合や多くの運動単位の活動電位が混在してしまった場合には，識別が難しくなる．このような理由により，一般的には動員数が少ない「低強度での筋収縮」中において，筋内に挿入する2本のワイヤー（双極誘導の場合）の間隔を狭めて，「限られた運動単位」しか取得しないような条件下での測定を強いられる．したがって，そもそも運動単位数の多い大きな筋の場合は，たとえ，数（十）個の運動単位の発射頻度や動員様相を定量化したとしても，それらの運動単位が実際測定された力に及ぼす貢献度は非常に低くなり，加えて，非常に限定された運動単位同士の比較を強いられるため，筋力トレーニングに対する神経系の適応のメカニズムの直接的な証拠になり得ない．さらに，協働筋モデルである足関節底屈や膝伸展動作などでは，文字どおり，複数筋が関与しているため，個々の筋が比較的大きいことに加えて，たとえばsynchronizationの程度の定量化を試みようにも，限定された運動単位の組み合わせでは，得られた結果の解釈には限界がある．以上のように，ワイヤー筋電図法は，限定された条件，かつ数が限定された運動単位の活動の振る舞いからの検証を強いられるため，結果の信憑性が保たれているか疑問が生じる．最大筋力の増加と最大発火頻度の増加の間に相関関係が認められなかった結果は[32]，このような背景が影響しているのかもしれない．

一方で，一定強度での等尺性筋収縮中において，全波整流した表面筋電図波形の低周波数成分（おおよそ5Hz以下）は，運動単位の発火頻度の変動を反映していることが明確にされつつある（図7-6）[52,72]．運動単位の発火頻度の変動は，運動単位間の共通入力による制御成分，いわゆるcommon driveによって制御されており，かつ，その変動と力の変動とは時間空間的に非常に類似している[14]．つまり，globalではあるが運動単位の発火頻度の変動を（全波整流した）表面筋電図波形より推定することが可能である．さらに，近年，Merlettiのグループにより，アレイ状に敷き詰められた多チャンネルの表面筋電図法によって，筋表面からでも各運動単位の発火頻度の定量化が，さらには比較的高強度の筋収縮中でも可能となった[43]．ワイヤー筋電図では，1回の課題において，挿入したワイヤーごとに数個の運動単位の活動電位しか取得できなかったが，この新しい方法では，より多くの運動単位の活動を定量化できる．先に述べたように，筋活動もしくは運動単位活動の結果から得られたトレーニング効果に対する神経系の要因は，複数かつ複雑に関与している可能性が高い．今後，これらのような測定・解析手法の発達により，筋力トレーニングに対する運動単位発火の振る舞いの適応様相について，とくに協働筋モデルを対象に新たな知見が得られることが期待できる．

5. 大脳レベルにおけるトレーニング効果のメカニズム

これまでは，力発揮を決定する神経系を反映する最終的な出力（決定因子）である運動単位（筋線維）の活動（動員・発火）から，その適応について述べた．では，そ

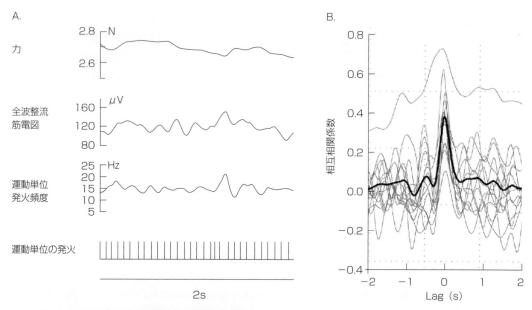

図7-6 単一筋（第一背側骨間筋）収縮中の各図
A）力（上段），全波整流筋電図（2段目），ワイヤー筋電図から導出した運動単位の発火のタイミング（下段），算出した運動単位の発火頻度．
B）全波整流筋電図と運動単位の発火頻度の相互相関係数．これより，全波整流筋電図は，運動単位の発火頻度を反映している成分を含んでいることがわかる．
(Yoshitake Y, Shinohara M.: Oscillations in motor unit discharge are reflected in the low-frequency component of rectified surface EMG and the rate of change in force. Exp Brain Res 231: 267-276, 2013)

の運動単位活動の制御する大基である大脳の適応とはどのようなものであろうか？　ここからは，より大脳レベルの活動を定量化する手法を用い，トレーニングに対する適応を検証した研究の近況を説明したい．

近年，手法の進歩が著しい経頭蓋磁気刺激法（TMS）は，おもに大脳の興奮・抑制の定量化を可能とし，医学・臨床分野だけではなく，スポーツ医科学分野においても広く活用されている．TMSは，Barkerが1985年にヒト生体において，大脳運動野から筋への神経伝達活動，いわゆる，「皮質脊髄路の興奮性」を痛みを伴わずに検証できることを発表して以来[4]，今日までさまざまな実験条件下にて応用されてきている．この皮質脊髄路の興奮性は，大脳運動野を磁気刺激した反応を骨格筋において運動誘発電位（motor evoked potential: MEP）として表面筋電図法で取得し，その振幅値（peak to peak）を用いて評価を行っている．一方で，MEPの出現は，確かに起点は大脳運動野であるものの，単発磁気刺激によるMEP振幅値に関しては，大脳運動野の興奮性だけではなく，脊髄レベルでの興奮・抑制性や運動神経および筋の電気的反応性にも影響を受けるため[25,57]，結果の解釈には慎重を期す必要がある．このように，単発磁気刺激によって得られたMEPには複数部位の活動が含まれているためかどうかは定かではないが，筋力トレーニング前後でのMEPの反応性，つまり皮質脊髄路の興奮性の変化については，一致した見解が得られていない．その要因としては，多くの総説にも記述されているように，対象とする筋（上肢 vs. 下肢），動作様

式，トレーニング強度や期間，実験設定など，さまざまな因子が混在しているためであるとされている[11, 19, 36]．

前述したように，単発のTMS刺激は，複数部位（大脳，脊髄，筋）での興奮・抑制を統合した形でしか評価ができない[25, 57, 62]．一方，近年盛んになってきている2連発刺激法では，テスト刺激（@閾値上強度）とそれに先行して行う条件刺激（@閾値下強度）との間隔を1～5msと8～30ms以上の異なる条件で行うことで，それぞれ皮質内抑制および促進を外因的に生みだすことができる．この方法を用いて，通常条件時に得られたMEPの振幅値との比較によって，皮質内興奮・抑制の様相を明確に定量化することが可能になった[28, 40, 53, 74]．今後，確固たる研究プロトコルによって，トレーニングによる神経系の適応について，TMSを用いたより詳細な知見が得られることが期待される．

頭皮表面より得られる脳波は，TMSやfMRIよりも，被験者に対する心理的負担が少ない状況下での測定が可能であり，最近では，その再現性を検証した上で，トレーニング実験にも応用されている．脳波においては，随意的な運動が発現する1.5～2秒前に，運動関連脳電位（movement-related cortical potential: MRCP）と呼ばれる陰性の緩徐波形が観察される（図7-7）[5, 66]．その波形の成分は大まかに，運動1～2秒前に出現する運動準備電位（bereitschaftspotential: BP，またはreadiness potential: RP），0.8秒前に発現するintermediate slope（IP），0.4～0.5秒前に出現するnegative slope（NS'）などに分類される．BPは両側性で発生した補足運動野の活動を[39]，IPは運動前野での活動を[5]，NS'は随意運動の対応する運動野活動を反映しているといわれている[60]．脳波の陰性成分は大脳のシナプスの活動が増加したことを反映し，陽性成分はシナプスの不活動を意味することから[15]，MRCPは，運動に対する戦略決定や準備に関する大脳の活動を反映していると考えられている．事実，MRCPの各成分の大きさは，おおよそ発揮する力の大きさおよび力発揮の立ち上がりの勾配に直線的に比例して増加する[16, 17, 64]．

MRCPを活用した"筋力"トレーニングの適応に関する研究は，知る限り現在ひとつだけである[22]．これは，脚伸展での筋力トレーニング前後において，最大下の同一絶対強度での膝伸展動作を行った際のMRCP振幅値は低下するというものである．最大脚伸展筋力はトレーニング後に増加しているため，MRCP振幅値は，同一絶対強度の力発揮であれば，努力度（大脳の活動量）とともに低下して然るべきであろう．一方で，TMSによるMEPの同定時よりも，MRCPの同定には脳波波形の加算平均が必要であるため，対象となる動作を50回以上行うことが強いられる．したがって，筋疲労などを考慮した場合，トレーニング前後における最大筋力発揮時の大脳活動量の変化をMRCPで捉えるのは，現実的には困難である．現時点で知る限りでは，イメージトレーニングの効果検証時に，最大筋力発揮時のMRCPの変化が検証されているのみである（後述）．

6. 今の流行りと今後の課題

一方で，近年では，skill trainingやmotor learningによる大脳レベルの適応を検証

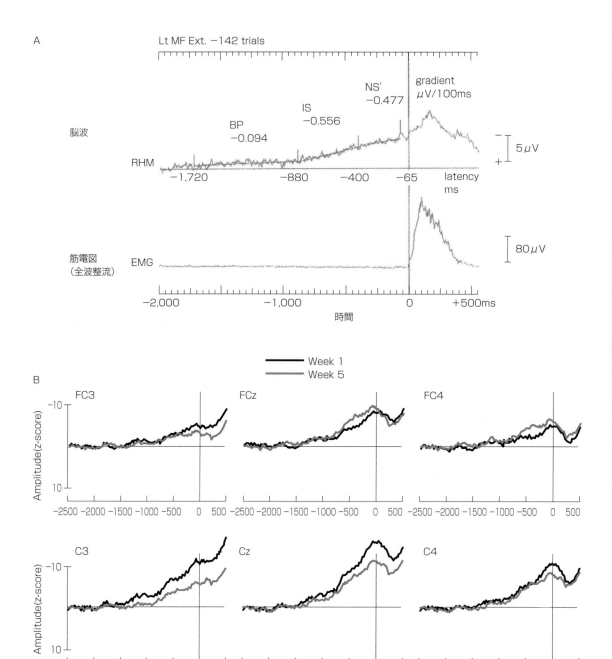

図7-7　A MRCPの概要，B 約4週間のギター練習前後におけるMRCPの変化
筋電図が発現する前に，MRCPは出現する．
(A: Barrett G, et al.: Cortical potentials preceding voluntary movement: evidence for three periods of preparation in man. Electroencephalogr Clin Neurophysiol 63: 327-339, 1986,
B: Wright DJ, et al.: Reduced motor cortex activity during movement preparation following a period of motor skill practice. PLoS One 7: e51886, 2012)

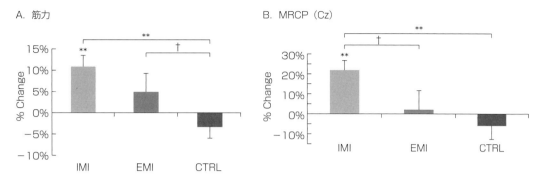

図7-8 6週間の異なる最大筋力発揮イメージの繰り返しによる最大筋力およびMRCPへの効果
IMI（Internal motor imagery：1人称運動イメージ）
EMI（External motor imagery：3人称運動イメージ）
CTRL（Control：コントロール）
筋力発揮イメージトレーニングによって最大筋力は増加する．ただし，1人称での運動イメージが最大筋力およびMRCP振幅値の増加の度合いが高い．
(Yao WX, et al.: Kinesthetic imagery training of forceful muscle contractions increases brain signal and muscle strength. Front Hum Neurosci 7: 561, 2013)

する手法として，MRCPが重宝されている[67]．一過性のskill trainingにより，MRCP振幅値が低下したことから，大脳運動野や運動関連脳領域での活動が，運動を獲得した際（＝自動化）には，低下することを示唆する研究が多い．また，すでにその動作に類似したskillを獲得しているexpertと初心者のnoviceのMRCPを比較した一連の研究結果から，長期的に運動学習を獲得することによって，運動に対するプランや準備に関与した運動関連脳領域の活動は低下することを推察している．さらに，縦断研究として，初心者が約4週間のギター練習を行った結果，NS'等の振幅値が有意に低下したことが報告されている（図7-7）[66]．

測定技術の進歩や機器自体の発達により，生理学分野においても新しい知見が日々報告されている．そのような環境下においても，筋力トレーニング開始初期に見られる「神経系の適応」に関しては，歴史的には末梢部位である筋から導出した筋電図を用いた研究がもっとも一致した見解を呈しているのが現実である．しかし，片側肢の筋力トレーニングを施したにもかかわらず，反側肢の最大筋力も増加することや[24,41,49]，筋力を発揮しているイメージを繰り返して行っただけにもかかわらず最大筋力が増加することから[63,73]，神経系の適応は，脊髄上位部位にて惹起されていることは間違いないであろう．最近では，片側肢において，筋力発揮のイメージの仕方に依存して，トレーニング効果（筋力の増加率）が異なり，かつ，その増加率の大きさに伴い，最大筋力発揮中のMRCPの増加率も大きいことが報告されているように（図7-8）[69]，やはり"神経系の適応"による力発揮能力の向上には，大脳部位での適応が大きく貢献していることを示唆している．一方で，先端機器を用いた研究結果から一致した結果が得られない要因として，いつまでも実験設定や条件の違いを述べていては進歩がない．今後，「神経系の適応」「神経系の改善」という便利な単語から一歩踏み込んだ用語が作成できるよう，確固たるプロトコルに沿って，研究が進むことが期待される．

［吉武　康栄］

[文　献]

1) Aagaard P, et al.: Increased rate of force development and neural drive of human skeletal muscle following resistance training. J Appl Physiol **93**: 1318-1326, 2002.
2) Aagaard P, et al.: Neural adaptation to resistance training: changes in evoked V-wave and H-reflex responses. J Appl Physiol **92**: 2309-2318, 2002.
3) Amiridis IG, et al.: Co-activation and tension-regulating phenomena during isokinetic knee extension in sedentary and highly skilled humans. Eur J Appl Physiol Occup Physiol **73**: 149-156, 1996.
4) Barker AT, et al.: Non-invasive magnetic stimulation of human motor cortex. Lancet **1**: 1106-1107, 1985.
5) Barrett G, et al.: Cortical potentials preceding voluntary movement: evidence for three periods of preparation in man. Electroencephalogr Clin Neurophysiol **63**: 327-339, 1986.
6) Bigland-Ritchie B, et al.: Contractile speed and EMG changes during fatigue of sustained maximal voluntary contractions. J Neurophysiol **50**: 313-324, 1983.
7) Binder-Macleod S, Kesar T: Catchlike property of skeletal muscle: recent findings and clinical implications. Muscle Nerve **31**: 681-693, 2005.
8) Blazevich AJ, et al.: Effect of contraction mode of slow-speed resistance training on the maximum rate of force development in the human quadriceps. Muscle Nerve **38**: 1133-1146, 2008.
9) Budingen HJ, Freund HJ.: The relationship between the rate of rise of isometric tension and motor unit recruitment in a human forearm muscle. Pflugers Arch **362**: 61-67, 1976.
10) Carolan B, Cafarelli E.: Adaptations in coactivation after isometric resistance training. J Appl Physiol **73**: 911-917, 1992.
11) Carroll TJ, et al.: Neural adaptations to strength training: moving beyond transcranial magnetic stimulation and reflex studies. Acta Physiol (Oxf) **202**: 119-140, 2011.
12) Christie A, Kamen G.: Short-term training adaptations in maximal motor unit firing rates and afterhyperpolarization duration. Muscle Nerve **41**: 651-660, 2010.
13) de Boer MD, et al.: Changes in antagonist muscles' coactivation in response to strength training in older women. J Gerontol A Biol Sci Med Sci **62**: 1022-1027, 2007.
14) De Luca CJ.: Control properties of motor units. J Exp Biol **115**: 125-136, 1985.
15) Deecke L.: Planning, preparation, execution, and imagery of volitional action. Brain Res Cogn Brain Res **3**: 59-64, 1996.
16) do Nascimento OF, et al.: Relationship between plantar-flexor torque generation and the magnitude of the movement-related potentials. Exp Brain Res **160**: 154-165, 2005.
17) do Nascimento OF, et al.: Movement-related parameters modulate cortical activity during imaginary isometric plantar-flexions. Exp Brain Res **171**: 78-90, 2006.
18) Duchateau J, Baudry S.: The neural control of coactivation during fatiguing contractions revisited. J Electromyogr Kinesiol **24**: 780-788, 2014.
19) Duchateau J, et al.: Training adaptations in the behavior of human motor units. J Appl Physiol **101**: 1766-1775, 2006.

20) Enoka RM, et al.: Task- and age-dependent variations in steadiness. Prog Brain Res **123**: 389-395, 1999.
21) Enoka RM, et al.: Mechanisms that contribute to differences in motor performance between young and old adults. J Electromyogr Kinesiol **13**: 1-12, 2003.
22) Falvo MJ, et al.: Resistance training induces supraspinal adaptations: evidence from movement-related cortical potentials. Eur J Appl Physiol **109**: 923-933, 2010.
23) Farina D, et al.: The extraction of neural strategies from the surface EMG: an update. J Appl Physiol **117**: 1215-1230, 2014.
24) Farthing JP, et al.: Cross-education of arm muscular strength is unidirectional in right-handed individuals. Med Sci Sports Exerc **37**: 1594-1600, 2005.
25) Ferreri F, et al.: Motor cortex excitability in Alzheimer's disease: a transcranial magnetic stimulation study. Ann Neurol **53**: 102-108, 2003.
26) Häkkinen K, et al.: Neuromuscular adaptation during prolonged strength training, detraining and re-strength-training in middle-aged and elderly people. Eur J Appl Physiol **83**: 51-62, 2000.
27) Häkkinen K, et al.: Changes in agonist-antagonist EMG, muscle CSA, and force during strength training in middle-aged and older people. J Appl Physiol **84**: 1341-1349, 1998.
28) Hanajima R, et al.: Mechanisms of intracortical I-wave facilitation elicited with paired-pulse magnetic stimulation in humans. J Physiol **538**: 253-261, 2002.
29) Hortobágyi T, et al.: Greater cross education following training with muscle lengthening than shortening. Med Sci Sports Exerc **29**: 107-112, 1997.
30) Ikai M, Fukunaga T.: Calculation of muscle strength per unit cross-sectional area of human muscle by means of ultrasonic measurement. Int Z Angew Physiol **26**: 26-32, 1968.
31) Ikai M, Fukunaga T.: A study on training effect on strength per unit cross-sectional area of muscle by means of ultrasonic measurement. Int Z Angew Physiol **28**: 173-180, 1970.
32) Kamen G, Knight CA.: Training-related adaptations in motor unit discharge rate in young and older adults. J Gerontol A Biol Sci Med Sci **59**: 1334-1338, 2004.
33) Keen DA, et al.: Training-related enhancement in the control of motor output in elderly humans. J Appl Physiol **77**: 2648-2658, 1994.
34) Keenan KG, et al.: Influence of amplitude cancellation on the simulated surface electromyogram. J Appl Physiol **98**: 120-131, 2005.
35) Kern DS, et al.: Long-term activity in upper- and lower-limb muscles of humans. J Appl Physiol **91**: 2224-2232, 2001.
36) Kidgell DJ, Pearce AJ.: What has transcranial magnetic stimulation taught us about neural adaptations to strength training? A brief review. J Strength Cond Res **25**: 3208-3217, 2011.
37) Kidgell DJ, et al.: Motor unit synchronization measured by cross-correlation is not influenced by short-term strength training of a hand muscle. Exp Brain Res **175**: 745-753, 2006.
38) Kornatz KW, et al.: Practice reduces motor unit discharge variability in a hand muscle and improves manual dexterity in old adults. J Appl Physiol **98**: 2072-2080,

2005.
39) Kornhuber HH, Deecke L.: Changes in the brain potential in voluntary movements and passive movements in man: readiness potential and reafferent potentials. [Article in German], Pflugers Arch Gesamte Physiol Menschen Tiere **284**: 1-17, 1965.
40) Kujirai T, et al.: Corticocortical inhibition in human motor cortex. J Physiol **471**: 501-519, 1993.
41) Lagerquist O, et al.: Increased spinal reflex excitability is not associated with neural plasticity underlying the cross-education effect. J Appl Physiol **100**: 83-90, 2006.
42) Laidlaw DH, et al.: Steadiness is reduced and motor unit discharge is more variable in old adults. Muscle Nerve **23**: 600-612, 2000.
43) Merletti R, et al.: Analysis of motor units with high-density surface electromyography. J Electromyogr Kinesiol **18**: 879-890, 2008.
44) Milner-Brown HS, et al.: Synchronization of human motor units: possible roles of exercise and supraspinal reflexes. Electroencephalogr Clin Neurophysiol **38**: 245-254, 1975.
45) Moritani T.: Neuromuscular adaptations during the acquisition of muscle strength, power and motor tasks. J Biomech **26** (Suppl 1): 95-107, 1993.
46) Moritani T, deVries HA.: Neural factors versus hypertrophy in the time course of muscle strength gain. Am J Phys Med **58**: 115-130, 1979.
47) Moritani T, Yoshitake Y.: 1998 ISEK Congress Keynote Lecture: The use of electromyography in applied physiology. International Society of Electrophysiology and Kinesiology. J Electromyogr Kinesiol **8**: 363-381, 1998.
48) Moritz CT, et al.: Discharge rate variability influences the variation in force fluctuations across the working range of a hand muscle. J Neurophysiol **93**: 2449-2459, 2005.
49) Munn J, et al.: Training with unilateral resistance exercise increases contralateral strength. J Appl Physiol **99**: 1880-1884, 2005.
50) Narici MV, et al.: Human quadriceps cross-sectional area, torque and neural activation during 6 months strength training. Acta Physiol Scand **157**: 175-186, 1996.
51) Narici MV, et al.: Changes in force, cross-sectional area and neural activation during strength training and detraining of the human quadriceps. Eur J Appl Physiol Occup Physiol **59**: 310-319, 1989.
52) Negro F, et al.: Fluctuations in isometric muscle force can be described by one linear projection of low-frequency components of motor unit discharge rates. J Physiol **587**: 5925-5938, 2009.
53) Ortu E, et al.: Effects of volitional contraction on intracortical inhibition and facilitation in the human motor cortex. J Physiol **586**: 5147-5159, 2008.
54) Patten C, et al.: Adaptations in maximal motor unit discharge rate to strength training in young and older adults. Muscle Nerve **24**: 542-550, 2001.
55) Pucci AR, et al.: Maximal motor unit firing rates during isometric resistance training in men. Exp Physiol **91**: 171-178, 2006.
56) Ranganathan VK, et al.: Skilled finger movement exercise improves hand function. J Gerontol A Biol Sci Med Sci **56**: M518-522, 2001.
57) Rossini PM, Rossi S.: Transcranial magnetic stimulation: diagnostic, therapeutic, and

research potential. Neurology **68**: 484-488, 2007.
58) Semmler JG, Nordstrom MA.: Motor unit discharge and force tremor in skill- and strength-trained individuals. Exp Brain Res **119**: 27-38, 1998.
59) Semmler JG, et al.: Motor-unit coherence and its relation with synchrony are influenced by training. J Neurophysiol **92**: 3320-3331, 2004.
60) Shibasaki H, et al.: Cortical potentials following voluntary and passive finger movements. Electroencephalogr Clin Neurophysiol **50**: 201-213, 1980.
61) Shinohara M, et al.: Alterations in synergistic muscle activation impact fluctuations in net force. Med Sci Sports Exerc **41**: 191-197, 2009.
62) Shinohara M, et al.: Strength training counteracts motor performance losses during bed rest. J Appl Physiol **95**: 1485-1492, 2003.
63) Sidaway B, Trzaska AR.: Can mental practice increase ankle dorsiflexor torque? Phys Ther **85**: 1053-1060, 2005.
64) Siemionow V, et al.: Relationship between motor activity-related cortical potential and voluntary muscle activation. Exp Brain Res **133**: 303-311, 2000.
65) Van Cutsem M, et al.: Changes in single motor unit behaviour contribute to the increase in contraction speed after dynamic training in humans. J Physiol **513**: 295-305, 1998.
66) Wright DJ, et al.: Reduced motor cortex activity during movement preparation following a period of motor skill practice. PLoS One **7**: e51886, 2012.
67) Wright DJ, et al.: Using the movement-related cortical potential to study motor skill learning. J Mot Behav **43**: 193-201, 2011.
68) Yan JH.: Tai chi practice reduces movement force variability for seniors. J Gerontol A Biol Sci Med Sci **54**: M629-634, 1999.
69) Yao WX, et al.: Kinesthetic imagery training of forceful muscle contractions increases brain signal and muscle strength. Front Hum Neurosci **7**: 561, 2013.
70) Yoshitake Y.: Relation between motor unit/muscle activity and fine motor performance. J Phys Fitness Sports Med **3**: 283-290, 2014.
71) Yoshitake Y, et al.: Modulation of muscle activity and force fluctuations in the plantarflexors after bedrest depends on knee position. Muscle Nerve **35**: 745-755, 2007.
72) Yoshitake Y, Shinohara M.: Oscillations in motor unit discharge are reflected in the low-frequency component of rectified surface EMG and the rate of change in force. Exp Brain Res **231**: 267-276, 2013.
73) Yue G, Cole KJ.: Strength increases from the motor program: comparison of training with maximal voluntary and imagined muscle contractions. J Neurophysiol **67**: 1114-1123, 1992.
74) Ziemann U, et al.: The effect of lorazepam on the motor cortical excitability in man. Exp Brain Res **109**: 127-135, 1996.

【筋力発揮能力の個体内変動】

8章 筋疲労の神経機構

1. 筋疲労

　一般的に，ヒトが実施する運動の強度が高く，ある一定以上の時間運動を継続すると，筋の出力は運動時間の経過に伴い漸減していく．筋疲労は，これらの現象に基づき，運動時に必要とされる，もしくは予期される筋力やパワーを出力するための能力が低下した状態と定義されている[3]．この筋疲労は，運動に関与した筋そのものの疲労（末梢性疲労）および脳や脊髄など中枢神経系の疲労（中枢性疲労）から成ると考えられており[25]，いずれか一方によって生じるものではない．末梢性疲労に関する研究は筋電図（electromyogram: EMG）や発揮筋力の変化による評価を用いて多く報告されている．末梢性疲労は，運動神経線維や神経筋接合部，筋線維自体，筋内の感覚器に起因して生じるが，その中でも筋そのものの疲労の影響が大きく，アデノシン三リン酸やそれの再合成に必要なクレアチンリン酸，グリコーゲン等のエネルギー源の枯渇によるもの，そして，筋の活動によって産出された疲労物質が蓄積することによるもの，さらに，発汗等の水分減少による血液の濃縮や，血液中の電解質バランスへの影響によるもの等がメカニズムとして考えられている．一方，中枢性疲労は，筋が意志のある運動を行う際その指令を出す役割を持つ大脳皮質や，そこから筋まで延びる神経の中継点に当たる脊髄に起因して生じる．これは，運動遂行のためのモチベーションに影響を与え，ヒトの無意識下での生命維持のための一種の警告であるとも考えられている．
　このように，筋疲労はさまざまな場所および要因により生じているが，本章では，筋疲労に伴う筋の活動および脳・神経系の活動について，おもに電気生理学的観点から解説する．

2. 中枢性疲労と末梢性疲労

　中枢神経系の機能低下により生じる疲労を中枢性疲労，末梢の機能低下により生じる疲労を末梢性疲労と呼ぶことは前項で述べたとおりであるが，この研究はイタリアの研究者，モッソーにより飛躍的に進展した．モッソーは，ヒトの継続した最大筋力発揮時に生じる筋疲労において"意志"を除外した筋そのものの疲労，すなわち末梢性疲労を，筋の運動神経に対する電気刺激によって検証することを試みた．図8-1はヒトが運動を疲労困憊まで行った後の電気刺激による意志を除外した筋活動を示して

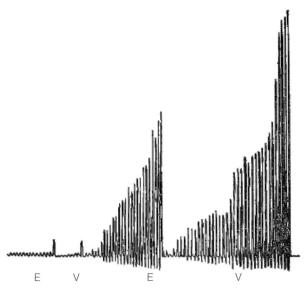

図8-1 最大随意筋力発揮時の筋活動（V）および運動終了後に運動筋支配の運動神経に対して電気刺激を当てた際の筋活動（E）
時間の進行方向は右から左．
（矢部京之助：疲労と体力の科学：健康づくりのための上手な疲れ方．講談社, p.91, 1986）

いる．Vは意志による最大筋力発揮時の筋活動を記録したもので，時間の経過に伴い活動量が減少していることがわかる．その疲労困憊に至る運動終了後，リラックスした運動筋の運動神経に対して電気刺激を施した際の筋活動を記録したものがEである．意志による最大筋力発揮のために疲労困憊に至ったにもかかわらず，電気刺激による評価で筋そのものはまだ活動し得ることが明らかにされた．つまり，意志による最大筋力の低下（V）は末梢性疲労に起因するだけでなく，中枢神経系の機能低下により生じるもので，電気刺激により活動できた分（E）は，末梢の神経筋において活動し得る，意志により活動させることのできない残存エネルギーであることを示唆している．

　図8-2は，5名の被験者それぞれにおける最大筋力の最高値を100％として，最大筋力発揮課題実施時の変化を示しているものである．意志による最大筋力（V）も電気刺激による最大筋力（E）も作業（運動）回数の増加に伴い低下しているが，両者の低下率には明らかな違いがあることがわかる．作業回数が100回時点におけるEの低下は63％に過ぎないが，Vの低下は40％にまで至っている．電気刺激による最大筋力の低下は末梢性疲労によるもので，一方，意志による最大筋力の減少は末梢性疲労と中枢性疲労，両者によるものである．すなわち，最大筋力発揮課題により生じるEとVとの差が中枢性疲労を示していることになる．

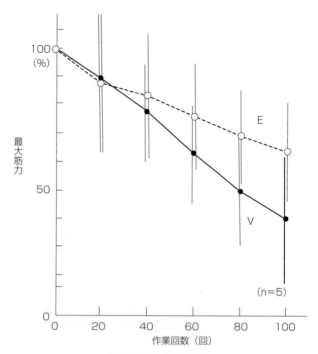

図8-2 意志による最大筋力（V）および電気刺激による最大筋力（E）の推移
（矢部京之助：疲労と体力の科学：健康づくりのための上手な疲れ方. 講談社, p.100, 1986）

3. 生理的限界と心理的限界

　意志によるヒトの最大筋力は，筋の構造的要素と筋を支配する運動単位の興奮水準（機能的要素）に起因する[10]．筋の構造的要素によって決まる筋力の上限（生理的限界）は解剖学的および生理学的な条件によって規定される能力の上限で，機能的要素によって決まる筋力の上限（心理的限界）は大脳皮質の興奮水準に規定される能力の上限である[27]．筋疲労の発生を遅らせて高パフォーマンスを保持するためには，高い生理的限界が求められ，その上いかにしてその生理的限界に心理的限界を近づけられるかが肝要である．猪飼[9]も，『生理的限界が高いことは，高い能力発揮の「必要な条件」であって「十分な条件」ではない．「十分な条件」とは心理的限界の水準が高いということである』としている．
　Nöckerは，ヒトの身体運動能力を4段階に分けており，生理的限界と心理的限界の解釈をすり合わせると次のようになる．
①日常生活における運動強度は全能力，すなわち，生理的限界の20％以下．
②レクリエーションレベルの身体運動，中程度の努力を要する運動強度は生理的限界の20〜70％．
③競技スポーツにおけるトレーニング等の運動強度は生理的限界の70〜90％．

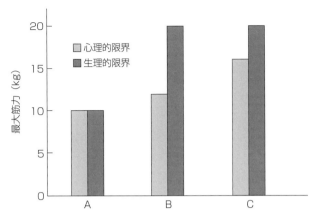

図8-3 ヒトの生理的限界および心理的限界における3パターン
(矢部京之助：疲労と体力の科学：健康づくりのための上手な疲れ方．講談社，p.109，1986より引用改変)

④上記以上のパフォーマンス発揮は意識下のもので，いわゆる「馬鹿力」である．

つまり，「馬鹿力」とは，その人の心理的限界が生理学的限界に対して90％以上にまで，限りなく近付いた際に発揮されるパフォーマンスである．

図8-3は，ヒトにおける生理的限界および心理的限界の3パターンを示しており，Aは生理的限界に対して100％の心理的限界，Bは生理的限界に対して60％の心理的限界，Cは生理的限界に対して80％の心理的限界をもってパフォーマンスが決定している．生理的限界が10kgの人（A）は心理的限界を生理的限界の100％に高め10kgの最大筋力を発揮している．一方，生理的限界が20kgの人（B）は心理的限界が生理的限界の60％に留まっているにもかかわらず12kgの最大筋力を発揮できている．さらに，CはBと生理的限界は同じであるが，心理的限界が生理的限界の80％であるため，16kgの最大筋力を発揮できている．これらより，最大筋力を高めるためには，これまでにも述べてきたとおり，生理的限界を高め，さらに，生理的限界に対する心理的限界も高めることが重要となることがわかる．また，疲労の発生を遅延させ，高い運動量を維持する方法も同様で，高い生理的限界が要求されることはいうまでもない．

最大筋力は，ピストル音や催眠暗示，薬物，ホルモン剤等によっても増加させることができることが知られており，この最大筋力の増加は，心理的限界の一時的な向上，すなわち大脳皮質の興奮水準の一時的に高まったことによるものと考えられている．図8-4は，最大筋力発揮課題中の自発的な「かけ声（shout）」の効果を示したものである．当該運動課題により筋力は漸減していくにもかかわらず，被験者自身が自発的にかけ声（shout）を発しながら筋力を発揮すると，筋力は疲労前の水準にまで回復するだけに留まらず，課題開始前の値を上回っていることがわかる．IkaiとSteinhaus[11]は，最大筋力発揮中にかけ声（shout）を発すると，通常の最大筋力発揮時と比較して12％高くなることを報告している．これは，疲労課題中であるにもか

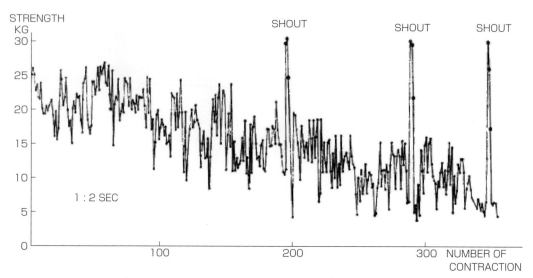

図8-4 最大筋力発揮課題中の自発的な「かけ声(Shout)」の効果
(猪飼道夫:体力の生理的限界と心理的限界に関する実験的研究. 東京大学教育学部紀要 5: 1-18, 1960)

かわらずかけ声(shout)により一時的に大脳皮質内の錐体細胞の興奮水準が向上し,筋活動に動員される運動単位が増加したことに起因すると推察される.したがって,疲労している中であっても,自発的なかけ声(shout)や他動的なピストル音等により大脳皮質の興奮水準を,すなわち,心理的限界を高めることができれば高いパフォーマンス発揮が期待できる.

4. 筋疲労に伴う筋活動の変化

　筋疲労に伴う筋活動の変化を捉えるための評価法として,EMGによる積分値(integrated electromyogram: iEMG)や周波数解析が行われている.iEMGによる解析は,まず,EMGにより得られた生波形の整流化(陰性波形を反転させ陽性波形にすること)平均振幅,もしくは,生波形の振幅値を二乗した平均値の平方根(root mean square: RMS)を求め,その後,指定した運動時間幅の面積を求める方法である.周波数による解析は,EMGにより得られた生波形に含まれるさまざまな周波数を数学的に算出する方法で,高速フーリエ変換法(fast Fourier transform)による平均パワー周波数(mean power frequency: MPF)や中間パワー周波数(median power frequency)がよく使われている.

　最大随意収縮(maximal voluntary contraction: MVC)時には,発揮筋力の低下に伴いRMS値およびMPF値も低下する(低周波帯域への移行,徐波化)(図8-5)[17].高周波帯域は,筋肉を構成する筋線維の中でも疲労しやすい速筋線維の活動を,また,低周波帯域は疲労耐性のある遅筋線維の活動を反映しているとされており,この高周波帯域から低周波帯域への徐波化は,初めに動員されていた速筋線維が疲労により活動できなくなり,遅筋線維の活動へ移行したことによると考えられている.一方,最

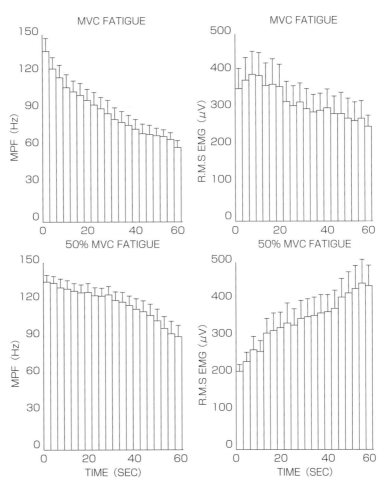

図8-5 最大筋力発揮時（上図）および最大下筋力発揮時（下図）におけるMPF（左図）とRMS（右図）の変化
(Moritani T, et al.: Intramuscular and surface electromyogram changes during muscle fatigue. J Appl Physiol 60: 1179-1185, 1986)

大下の運動強度における筋力維持時には，運動時間の経過に伴いiEMG値が漸増する．これは，筋疲労により低下する発揮筋力を維持するために，代償的に筋活動が増加することに起因する．すなわち，それまでの筋活動に動員されていた運動単位（motor unit: MU）の発火頻度（firing rate）が増加するためというよりは，それまで動員されていたMUの活動を補償するために，新たなMUが動員されたことによると考えられている．

5. 筋疲労に伴う脳活動の変化

　筋疲労のメカニズムに関する研究においては，1990年代以前まで，末梢性疲労に主眼を置いたものが多い．一方，近年，経頭蓋磁気刺激（transcranial magnetic

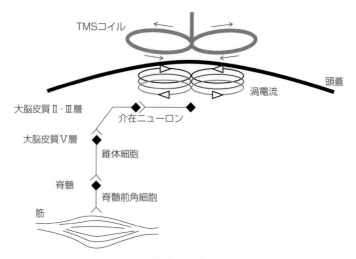

図8-6　TMSによる筋収縮誘発のメカニズム

stimulation: TMS）を用いて，筋疲労に伴う脳や脊髄といった中枢神経系の興奮性変化に主眼を置いた，いわゆる中枢性疲労の研究が電気生理学的に行われている．TMSの台頭以前に使用されていた高電圧低インピーダンス刺激法は，骨を通過させる程の高電圧であるため患者や被験者に対して疼痛や不快感を避けられないという問題点があった．それらの問題を解決したものがBarkerとFreeston[1]により開発されたTMS法である．TMSは頭蓋骨での減衰が少なく，非侵襲的かつ痛みをほとんど伴わないため，中枢神経系の機能評価を比較的容易に行うことが可能となった．

TMSは，頭皮上に置かれた絶縁コイルに高電流を流すことによりコイル周辺に変化率の高い磁場を発生させ，この磁場により二次的に皮質内で渦電流を生じさせる．一次運動野（primary motor cortex: M1）に対するTMSの場合，この渦電流は，大脳皮質の灰白質部に存在するシナプスを介して介在ニューロンを興奮させやすいためI-wave（Indirect-wave）が誘発され，それが錐体路を数ミリ秒間隔で下降し，筋収縮を引き起こす（図8-6）．このTMSにより誘発された筋収縮を運動誘発電位（motor evoked potential: MEP）と呼んでおり，筋疲労が中枢神経系の興奮性に及ぼす影響を評価した研究は，MEP振幅値の変化を測定することにより行われている．

TMSによるおもな刺激方法には，大脳皮質および脊髄路の興奮度を評価できる単発TMS（single-pulse TMS）と，M1における運動性閾値以上の刺激強度で行うtest刺激に先行して運動性閾値以下の刺激強度のconditioning刺激を数ミリ秒から十数ミリ秒までさまざまな刺激間隔時間（interstimulu interval）を用いて二連発で刺激し，大脳皮質内の興奮度，すなわち，抑制（inhibition）と促通（facilitation）の程度を評価できる二連発TMS（paired-pulse TMS），そして，刺激頻度や刺激の時間間隔の調整により，大脳皮質の興奮度を調節できる反復TMS（repetitive TMS: rTMS）やシーターバースト刺激（theta burst stimulation），反復四連発刺激（quadri-pulse stimulation）がある．

(1) 筋疲労を伴う運動中における中枢神経系の興奮性変化

　筋のMVC中，その活動している筋を支配しているM1領域に対してSingle-pulse TMSを当てると，その筋における随意的筋力に付加力はなく，発揮筋力は変化しない．しかしながら，同運動中，筋疲労進展時（発揮筋力低下時）にSingle-pulse TMSを当てると，それによる付加力が生じ，発揮筋力が増大する．これは筋疲労時におけるM1からの随意的出力指令の低下を意味し，すなわち，随意活性（voluntary activation）が100％未満であることを示している．また，これを上脊髄性疲労（supraspinal fatigue）と呼んでいる[8, 23]．

(2) 筋疲労を伴う運動終了直後における中枢神経系の興奮性変化

　Brasil-Netoら[5]は，前腕の疲労に至る等尺性運動直後，橈骨手根屈筋においてsingle-pulse TMSを用いて誘発されたMEPが，運動前のコントロール値と比較して増大したことを示した．これを運動後促通（post-exercise facilitation: PEF）と呼んでおり，図8-7は，それぞれの30秒の運動直後に4回のSingle-pulse TMSにより誘発されたMEP振幅値をプロットした図である．3試行目および8試行目を除く計6試行における運動終了直後の1回目のSingle-pulse TMSによるMEP振幅値が，運動前の約1.5～2倍にまで増大していることが確認できる．同運動後に経皮的電気刺激（transranial electric stimulation: TES）により誘発されたMEPおよびM波，H反射に有意な変化が認められなかったことから，PEFは大脳皮質で生じていることを示唆した．Single-pulse TMSによるMEPは，大脳表層の灰白質（大脳皮質）が刺激さ

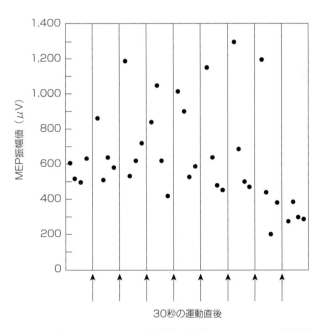

図8-7　全8回それぞれの運動終了直後におけるMEP振幅値
(Brasil-Neto JP, et al.: Postexercise depression of motor evoked potentials: a measure of central nervous system fatigue. Exp Brain Res 93: 181-184, 1993)

れたことによるもので、一方、TESによるMEPは大脳深層の白質が刺激されたことによるものであるため、PEFの発生領域が皮質部位であることを結論付けている。また、筋そのものの興奮性を評価しているM波、脊髄前角にあるα運動ニューロンの興奮性を評価しているH反射においても変化が見られなかったことから、この結論を支持している。

しかしながら、他報告によると、疲労運動終了直後のSingle-pulse TMSによるMEP増大に加え、M波の増大も認められたことから、PEFが中枢由来のみならず末梢由来の関連も指摘されている[13]ことから、PEFの発生起源について一致した見解は得られていない。

(3) 筋疲労を伴う運動終了後回復期における中枢神経系の興奮性変化
1) 運動筋を支配する中枢神経系興奮性の変化

筋疲労を伴う運動終了後回復期における運動筋を支配する中枢神経系の興奮性変化を初めて報告したのは、前項でも記した運動終了直後のPEFの存在を明らかにしたBrasil-Netoら[5]である。彼らは、疲労運動直後に運動筋を支配するM1に対するSingle-pulse TMSにより、まず、MEP振幅値のPEFを確認し、さらに、その後回復期においてはMEP振幅値が一時的に運動前の基準値と比較して50％以下まで低下することを示した。これも、PEF同様、M波およびH反射、TESによるMEP振幅値が、基準値と比較して変化が見られなかったことから、この運動後回復期におけるSingle-pulse TMSによるMEP振幅値の一時的な低下は、中枢性疲労であることを示唆している。これと類似する結果がいくつか報告されているが、Samiiら[19]は橈側手根伸筋における50％ MVC強度での等尺性運動後、回復期に出現するSingle-pulse TMSによるMEPの低下が90秒以上持続する疲労運動後のみに確認されたことを明らかにし、すなわち、運動持続時間に依存することを示した。

上述した研究報告は、いずれもSingle-pulse TMSによるMEPの評価で、MEPの変化がどの部位に依存して生じているのかどうかを調べるためには、Brasil-Netoら[5]の報告にあるようにTESやM波、H反射を調べる必要があった。しかしながら、Kujiraiら[12]によるPaired-pulse TMS法の開発によって、大脳皮質内ニューロン回路活動の部位特性を簡単かつ詳細に調べることが可能となった。Maruyamaら[15]は、第一背側骨間筋における疲労運動課題が、運動終了後回復期に運動筋を支配するM1領域の興奮性に与える影響をSingle-pulse TMSおよびPaired-pulse TMSにより調べた研究成果を報告した。それによると、Single-pulse TMSによる運動後回復期のMEP振幅値は従来の報告通り低下したが、Paired-pulse TMSによる大脳皮質内抑制（intracortical inhibition: ICI）は減少する。すなわち、疲労運動後回復期における運動筋支配M1領域の脱抑制の存在を明らかにした。この脱抑制は、運動学習との関連も深いとされている[14]。たとえば、何か運動技術を習得しようとするとき、一般的に繰り返しその運動を行う。繰り返し運動を実施することで技術の習得へ近付くことはもちろんだが、その過程で筋疲労も生じる。通常、なるべく筋活動時には回避したいと考えられている筋疲労は、ヒトがスキルを獲得するために行う反復練習過程において中枢神経系の興奮性変化に対して重要な役割を担っていることが想定される。した

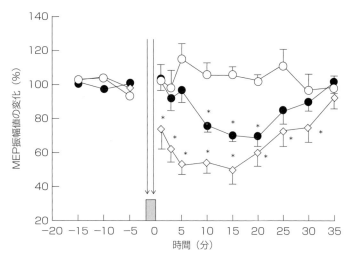

図8-8 運動前後における運動筋（◇）および運動筋と対称にある非運動筋（●），運動筋と対称関係にない非運動筋（○）のMEP振幅値の変化
(Bonato C, et al.: 'Direct' and 'crossed' modulation of human motor cortex excitability following exercise. Neurosci Lett 216: 97-100, 1996)

がって，神経生理学的にも同様の現象（ICIの低下）が生じていることから，運動学習と筋疲労の両者には共通の生理学的背景が存在することが推察される．

2）非運動筋を支配する中枢神経系興奮性の変化

脳血管障害等により四肢に麻痺が生じた場合，麻痺のある体側を患側，一方，障害を受けていない体側を健側と呼ぶ．従来のリハビリテーション医学における運動療法は，患側の不活動筋もしくは活動に制限のある筋を他動的に運動させる方法が一般的である．しかしながら，脳血管障害等の患者に対するリハビリテーション（動作訓練）において，健側肢強化の重要性が提唱されているにもかかわらず[16]，現在に至るまでそれが系統的に取り入れられていないのが現状であるように思われる[7,16]．一般に，健側肢の強化を図ることにより，副次的に臥床を起因として生じる関節拘縮等のさまざまな障害を防ぐことが可能になり得ることが指摘されている．

健側肢に運動刺激を与えることによる患側肢への好影響を及ぼす可能性を示唆する基礎研究例として，Bonatoら[4]およびTakahashiら[21]の報告が挙げられる．Bonatoら[4]は，拇指において1分間最大頻度で等張性運動を行った後，Single-pulse TMSによる運動筋支配領域のMEPは先行研究同様，大きな低下を確認し，一方，その運動筋とは対側にある運動に関与していない同筋を支配する領域のMEPは運動終了後回復期の10分目から遅延を伴い低下が見られたことを示した（図8-8）．

Takahashiら[21]は，50% MVCの運動強度および1秒間に1回の頻度での左手グリップ運動前後に，運動筋とは対側の運動に完全に関与していない右手第一背側骨間筋を支配しているM1領域に対してSingle-pulse TMSおよびPaired-pulse TMSを与えた．その結果，非運動筋である右手第一背側骨間筋を支配しているM1内のICIが運動終

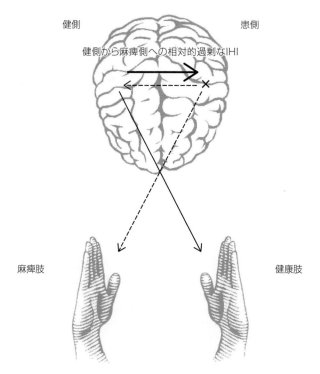

図8-9 脳血管障害等が引き起こす片麻痺の脳内メカニズム

了後回復期の5分目から15分目において脱抑制することが明らかとなった．したがって，ICIの脱抑制は，脊髄や末梢におけるものではなく，大脳両半球を接続している脳梁を介した大脳皮質内で生じている相互作用に起因すると示唆している．この報告と類似している運動課題終了後にM波および脊髄反射が不変であることを示した研究報告も[2]，ICIにおける脱抑制のメカニズムを裏付けている．さらに，Takahashiら[20]は，疲労に至る両側下肢運動が非運動筋の上肢の遠位・近位両筋支配の中枢神経系興奮性を変化させることも報告している．Single-pulse TMSによる上肢の両筋支配領域のMEPは運動終了直後に高まり（PEF），Paired-pulse TMSによる同筋支配領域のICIが運動終了後回復期に脱抑制し，さらに，これらの影響が，上肢の遠位筋と近位筋とで時間的差異を伴い出現することを明らかにした．すなわち，ある筋の筋疲労が非運動筋を支配するM1領域へ及ぼす影響は，運動筋支配M1と比較して時間的遅延を伴うこと，運動に動員される筋量によって変化の程度に差異が生じることが想定される．

3）筋疲労のリハビリテーション医学への応用可能性

一般的に健常人は脳梁を介して左右大脳半球のM1を互いに抑制しており，脳血管障害等による片麻痺の患者においては脳梁を介した健側M1から麻痺側M1への相対的に過剰な大脳半球間抑制（interhemispheric inhibition: IHI）により機能低下を引き起こしている（図8-9）[18]．

それを受け，Takeuchiら[22]は，片麻痺患者の健側M1に対して低頻度のrTMSを

筋力発揮の脳・神経科学　*125*

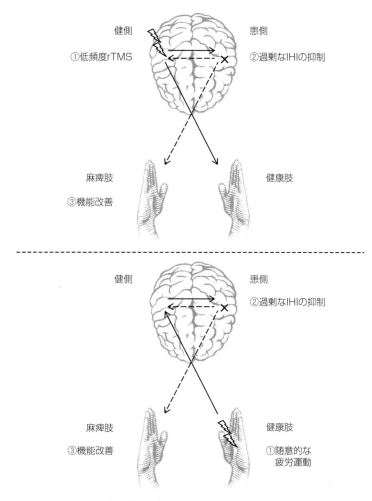

図8-10　脳血管障害等が引き起こす片麻痺に対するrTMSを用いた手指機能改善のメカニズム（上図）および健側における疲労運動が麻痺側手指機能改善へと導く可能性（下図）

治療として用いることで，麻痺側の手指機能を改善させた．M1に対する1Hz1,500回の低頻度rTMSは，そのM1の刺激部位において一時的に抑制，もしくは興奮性を減少させることが知られている[6,25]．したがって，Takeuchiら[22]のrTMSによる効果は，過剰なIHIを及ぼしている健側M1に対して興奮性を低下させることができる低頻度のrTMSを行うことで，おそらく麻痺側への過剰なIHIを低下させ，麻痺側M1が活性化したため，麻痺側の手指機能が改善したことが考えられる（図8-10上図）[22]．Takahashiら[21]の結果もTakeuchiら[22]の報告と同様，疲労運動を行うことで運動側M1の興奮性を低下させ，さらに非運動側M1において脱抑制を引き起こす．つまり，疲労に至る片手のグリップ運動は，低頻度のrTMSと同じ効果を引き起こす可能性が示唆される（図8-10下図）．それゆえ，脳血管障害等による片麻痺患者自身が筋疲労を引き起こす随意運動を健側で行うことは，リハビリテーション医学における新たな

運動療法として期待できると考えられる．しかしながら，適切な運動強度の設定など臨床応用するためにはさらなる検証が必要である．

[髙橋　恭平]

[文　献]

1) Barker AT, et al.: Non-invasive magnetic stimulation of human motor cortex. Lancet 1: 1106-1107, 1985.
2) Bäumer T, et al.: Fatigue suppresses ipsilateral intracortical facilitation. Exp Brain Res 146: 467-473, 2002.
3) Bigland-Ritchie B, Woods JJ.: Changes in muscle contractile properties and neural control during human muscular fatigue. Muscle Nerve 7: 691-699, 1984.
4) Bonato C, et al.: 'Direct' and 'crossed' modulation of human motor cortex excitability following exercise. Neurosci Lett 216: 97-100, 1996.
5) Brasil-Neto JP, et al.: Postexercise depression of motor evoked potentials: a measure of central nervous system fatigue. Exp Brain Res 93: 181-184, 1993.
6) Chen R, et al.: Depression of motor cortex excitability by low-frequency transcranial magnetic stimulation. Neurology 48: 1398-1403, 1997.
7) 江西一成：脳血管障害者における臥床の危険性と対策．Medical Rehabilitation 72: 63-70, 2006.
8) Gandevia SC.: Spinal and supraspinal factors in human muscle fatigue. Physiol Rev 81: 1725-1789, 2001.
9) 猪飼道夫：体力の生理的限界と心理的限界に関する実験的研究．東京大学教育学部紀要 5: 1-18, 1960.
10) 猪飼道夫，石井喜八：筋の生理的限界と心理的限界の筋電図学的研究．体育学研究 5: 154-165, 1961.
11) Ikai M, Steinhaus AH.: Some factors modifying the expression of human strength. J Appl Physiol 16: 157-163, 1961.
12) Kujirai T.: Corticocortical inhibition in human motor cortex. J Physiol 471: 501-519, 1993.
13) Lentz M, Nielsen JF.: Post-exercise facilitation and depression of M wave and motor evoked potentials in healthy subjects. Clin Neurophysiol 113: 1092-1098, 2002.
14) Ljubisavljevic M.: Transcranial magnetic stimulation and the motor learning-associated cortical plasticity. Exp Brain Res 173: 215-122, 2006.
15) Maruyama A, et al.: Muscle fatigue decreases short-interval intracortical inhibition after exhaustive intermittent tasks. Clin Neurophysiol 117: 864-870, 2006.
16) 三好正堂：理学療法の有効性．理学療法学 15: 77-89, 1988.
17) Moritani T, et al.: Intramuscular and surface electromyogram changes during muscle fatigue. J Appl Physiol 60: 1179-1185, 1986.
18) Murase N, et al.: Influence of interhemispheric interactions on motor function in chronic stroke. Ann Neurol 55: 400-409, 2004.
19) Samii A, et al.: Characterization of postexercise facilitation and depression of motor evoked potentials to transcranial magnetic stimulation. Neurology 46: 1376-1382, 1996.

20) Takahashi K, et al.: Fatiguing intermittent lower limb exercise influences corticospinal and corticocortical excitability in the nonexercised upper limb. Brain Stimul 4: 90-96, 2011.
21) Takahashi K, et al.: Unilateral grip fatigue reduces short interval intracortical inhibition in ipsilateral primary motor cortex. Clin Neurophysiol 120: 198-203, 2009.
22) Takeuchi N, et al.: Repetitive transcranial magnetic stimulation of contralesional primary motor cortex improves hand function after stroke. Stroke 36: 2681-2686, 2005.
23) Taylor JL, et al.: Evidence for a supraspinal contribution to human muscle fatigue. Clin Exp Pharmacol Physiol 33: 400-405, 2006.
24) Thomas CK, et al.: Impulse propagation and muscle activation in long maximal voluntary contractions. J Appl Physiol 67: 1835-1842, 1989.
25) Wassermann EM, et al.: Crossed reduction of human motor cortex excitability by 1-Hz transcranial magnetic stimulation. Neurosci Lett 250: 141-144, 1998.
26) 矢部京之助：疲労と体力の科学：健康づくりのための上手な疲れ方．講談社，1986．

【筋力異常を引き起こす神経障害とその治療】

9章 整形疾患のスポーツ障害のケースでの筋力回復

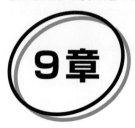

　前項までに述べられてきたように，筋の筋力回復には単一筋の生理学的な要素もとても大切だが，アスリートが競技復帰に向けて筋力を回復させていくには，競技特性に合わせた効率のよいトレーニングと神経科学に基づいた筋力発揮のための生理学がとくに重要となる．

　その中でも，近年とくに注目されている土台となる体幹・骨盤周囲のトレーニングは「コアコンディショニング」，「コアコントロール」などと呼ばれる．

　これらは運動連鎖の考えやグローバルマッスル理論でも着目されているが，神経科学を基盤とする予期的姿勢調整や先行随伴性姿勢調節機構といわれているもので，古くは武道における「構え」に該当する部分と重複するとされている．これらの理論は手足の筋力や俊敏性を最大限に発揮するための姿勢コントロール（おもに体幹・骨盤周囲の制御）に関連した脳幹（橋・延髄）網様体の働きに着目された理論である．

　上下肢・末梢の筋力を効率よく発揮するためには，その土台となる骨盤・体幹の安定性の重要性はいうまでもないが，大切なのはその神経生理学基盤が手足の運動開始前に脳幹網様体の制御によって準備されていることであり（図9-1，図9-2），過去の運動学習に基づく頭頂連合野の姿勢身体図式や前頭前野の作業記憶から作られる前運動野・補足運動野（6野）の運動プログラムが基盤となっている．たとえば，ボールを投げようと思ったら手の動きが起こる前にそれに必要な予期的姿勢調整や先行随伴性姿勢調節機構（構え）が準備されていることが重要となる．

　そのため，アスリートの筋力回復を考える上で，単一筋の筋力回復の重要性はもちろんだが競技特性に合わせた中枢部の準備について，分析，そしてそれらを意識したトレーニングを考えておくことが必要となる．

　とくに地面に足がついたラグビーのような競技では地面からの反力を有効に上半身に伝えて制御する．そして水泳・水球やバレーボール，スキージャンプ，テニスのジャンピングボレー（スマッシュ）等では空中・水中で体幹を安定させて手足の最大のパフォーマンスを自由に発揮できるような効率のよい姿勢コントロールの獲得を意識したトレーニングが重要となる．

　体幹の構造的な特性としては胸郭と骨盤の間には脊柱以外の骨性の支持がなく，周囲の筋群（以下コアマッスル）が協調的に働くことで支持性が保たれるといった要素があり，これらの横隔膜・腹部筋群（腹直筋・腹横筋・内外腹斜筋）・背部筋群（多裂筋・腰方形筋・脊柱起立筋等）・骨盤底筋群・骨盤等で構成されたコアボックスといわれる部分は，その腹腔内圧をある程度保って支持性を強固に得るといった特性があるので，個々の筋の働きではなく全体が協調的に制御されておく必要がある．以下

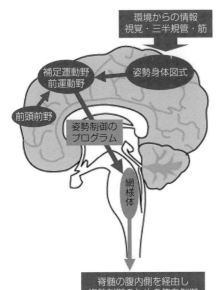
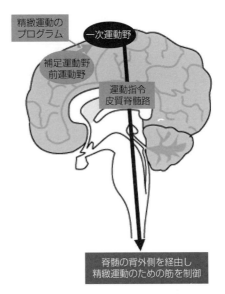

図9-1 姿勢制御の下行路
運動開始前に姿勢身体図式と前頭前野の過去の作業記憶を元に運動のプログラムが補足運動野・前運動野に生成されると，運動野に実行指令が渡される前に脳幹網様体系に姿勢制御のプログラム（構え）の指令が下降される．

図9-2 運動プログラムの下行路
図9-1の後，補足運動野・前運動野から運動のプログラムが一次運動野に送られ，おもに手足への運動指令が送られる．

にラグビー選手に対するリハビリテーションの実例を通してトレーニングの一例を紹介する．

1. 身体アライメントと効率のよい筋力発揮について

　手術，外傷・障害等アスリートにおいて筋力低下が生じた場合，その局所の筋に対して筋力回復を求めるためにウエイトトレーニング，マシントレーニング，徒手抵抗運動など筋力強化を中心としたトレーニングが主となることが多い．たとえば術後など筋力に左右差が生じた場合，まずは筋力を量的に増やすことが求められる．
　その後，メディカルリハビリテーションからアスレティックリハビリテーションに進むが，筋力が大きければ大きいほどその競技のパフォーマンスレベルが発揮されるとは限らない．
　つまり筋力発揮のために単一筋の筋力増強が一義的なのかという疑問が生じる．たとえばラグビーでスクラムを前へ押すために，下肢の筋力が大きいことが第一条件とはならない．前鋸筋，広背筋の筋力が相手よりも大きければハンズオフで相手を倒す，密集で敵と絡んでボールを奪うことが実現できるわけではないという現実がある．
　たとえば，スクワット200kgを上げる選手が150kgを上げる選手にラグビーのスクラムで必ず勝てるか，というとそうでないことがある．ウエイトトレーニングでベン

チプレス150kgをあげるラグビー選手がプレーの中でその大胸筋の強力な筋力を発揮してすばらしいタックルで相手を倒せるかというとそうでないことがある．それは力が発揮されるタイミングとベクトルの向かう方向によって相手を倒すタックルとなるのかどうかが決まるからである．アスリートにとっては筋力のみではなく，いかにそれを「使いこなせるか」ということが重要となる．つまりコーディネーションと呼ばれる（神経系の制御）があってこそパフォーマンスの中で筋力が発揮できることに繋がるのである．

ベルンシュタインは運動の協応を「運動器官の冗長な自由度を克服すること，すなわち運動器官を制御可能なシステムへと転換すること」と述べている[12]．随意運動の実行は身体の運動システムのみでなく，身体の感覚系がこの運動計画に沿って実行されているのか，調整が必要なのかどうかを脳に伝える．運動インパルスの発火は感覚器から脳へと伝わるインパルスの発火を直接引き起こすことで，入力された感覚信号は適切な動作調整のための信号に変換される[12]．つまり効率よく筋力発揮がなされ，パフォーマンスにつなげるためには感覚入力と出力との関係が重要となる．

また，小田[14]はスポーツにおいて「膝の抜き」を使ったからだ使いによって「内力（筋力）」のみでなく「外力（重力，地面反力）」を最大に利用できることが重要と述べている[3]．つまり小さな選手が大きな選手の当たりにたやすく対抗するためには単なる力業ではなく重力，地面反力を活かすことが重要であると解釈できる．その例として，スプリントにおいて足関節はほぼ固定して使い，着地したらわずかに「膝を抜く」屈曲感覚で前に弾むような走りについて述べている．蹴り出しの局面においては足趾の腹で地面をプッシュし，足関節に屈曲力と伸展力が同時にかかることで足関節が安定し，膝の抜きを使うことによってバネ作用で股関節屈曲筋にスイッチが入る，という[14]．この「外力」つまり床反力を最大限に利用するために重要なのが，網様体脊髄路系（構え）を背景としたコアスタビリティと身体アライメントとなる．

写真9-1の選手は大学ラグビー部1年生，フォワードの選手である．写真の姿勢はランジと呼ばれる動作である．ランジはウエイトトレーニングの基本種目のひとつで，片足を前に踏み出して膝を曲げ，まっすぐに体幹を立てた姿勢であり，その姿勢で体幹を上下に動かす運動である．ランジ動作は大腿四頭筋，大殿筋，ハムストリングスを中心とする下肢筋力による強い支持のもと，下肢が前後に大きく開き，支持基底面が狭くなることでより高度なバランス能力を求められる姿勢である．ランジは前方へ脚を出す-止まる-後方へ戻る，と踏み込み動作の3つの大きな要素が含まれるため，足が着地する相で前方向に進み続けようとする慣性力を制御して，後方へ戻るための制動力を中心としたコーディネーションが求められるため，スポーツ場面で多く見られる実践的な動作といえる．ダイナミックバランスを中心にその選手の身体の使い方を簡易的に評価することもできる動きといえる．

写真9-1の選手の前側の下肢はknee in toe outを呈し，重心が前側の下肢に移動する相において体幹が前側方へ倒れ，体幹を回旋させる様子が見て取れる．knee inのアライメントによって股関節は屈曲・内転・内旋位となり，さらに体幹を前側脚の方へ回旋させることによってさらに股関節は内転・内旋を強めている．体幹は前脚が着地した瞬間に側方＋前方へ肋骨下端と腸骨稜の間においてずれるように傾き，両肩甲

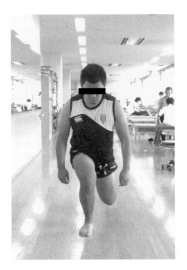

写真9-1 ランジ姿勢
下肢においてはknee in toe outのアライメントが見られる．骨盤はやや左下制・右回旋位に加え，体幹は屈曲位で前傾し，やや右回旋しているため右股関節は内転・内旋位となっている．両上肢が体幹より前に位置するため，重さで上部体幹の屈曲を助長している．

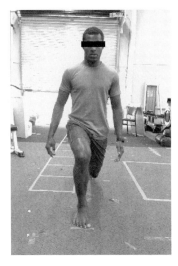

写真9-2 理想的なランジ姿勢
下肢のアライメント，骨盤-両肩のラインは平行で体幹は骨盤の上でまっすぐに起きている．そのため両上肢は肩関節からまっすぐに下垂している．

帯は骨盤よりも前方へ位置し，両上肢が前方へぶらんと下垂している．このようなフォームが見られる選手は股関節外転，外旋筋，コアマッスルの筋力低下を呈していることが多い．

通常，ランジ動作は写真9-2の選手のようにつま先と膝の方向が揃い，骨盤-両肩のラインは平行に保たれ，股関節中間位で安定できることが理想的である．中間位で保持するということは股関節において内転-外転の中間，内旋-外旋の中間を保持することを意味し，またコアマッスルが上部体幹（肩甲帯，胸郭）-下部体幹（骨盤帯）を筋活動で連結させ安定させることで，肩甲帯-骨盤帯は動から静の場面において骨盤帯の上に肩甲帯が位置し，効率よい動きが可能になる．

写真9-3の選手は大学ラグビー部1年生，スクラムハーフの選手である．立位姿勢からボリュームの大きな僧帽筋上部線維と大胸筋，三角筋，上腕二頭筋などアウターマッスルの発達が観察され，肩甲骨は胸郭上でかなり外転，やや上方回旋位を呈し，上腕骨頭は大胸筋・小胸筋によって引かれ前方へ突出し，上肢は肩関節内旋位で体幹前面に下垂している．上部胸椎はやや屈曲し，後凸である一方，腰椎は過前弯骨盤前傾位となっている．

上肢が体幹前面に下垂し，上部胸椎の伸展が得られ難い，いわゆる「猫背」の姿勢において，肩甲骨は外転位を取りやすい．つまり肩甲骨を下制内転方向へ安定させる僧帽筋下部線維が働き難く，重い上肢が重心ラインの前方にあるため体幹は屈曲位を取りやすい．また胸椎部の屈曲と帳尻を合わせるかのように過前弯した腰椎から，コ

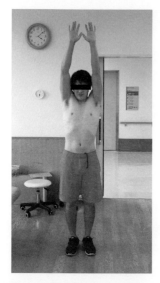

写真9-3　両上肢挙上の評価
手の位置は変わらず上肢としては上がっているものの，右肘は屈曲しており上腕骨の内旋が強い．着目すべきは胸骨下角の左右差である．右側が大きく肋骨下端はより上方に位置している．右側の内外腹斜筋は延長位にあることが予測される．

アマッスルの弱化も伺える．コアマッスルである腹横筋，多裂筋，骨盤底筋群等が活動することで骨盤は前傾後傾の中間位をとり，腰椎は自然なS字カーブの緩やかな前弯を取りやすくなる．立位姿勢において腰椎過前弯と骨盤過前傾が見られる場合は腸腰筋や大腿直筋など股関節屈曲筋の短縮，胸腰筋膜周囲の過緊張，コアマッスル不活性による腹圧の低下，内臓の位置の変化が考えられる．

地面に接した足底から感覚情報が入力され，下肢・骨盤・体幹がコアマッスルによって安定した位置にあることで肩甲骨は体幹上での自由度が高まると考えられる．また上腕骨の動きに合わせて肩甲骨が胸郭上で自由に動くことで肩甲骨が常に上腕骨頭を受け止めるように関節窩面の向きを変えることができることによって再脱臼を防ぐために良好なアライメントを取りやすくなるであろう．

アスリートの筋力トレーニングで重要なことは，そういった膝，腰，足関節など損傷部位，術部の単一筋や局所の筋力強化に終始せず，運動連鎖としてどのように全体へ影響しているかを分析することである．スポーツ外傷・障害・術後の復帰に向けては筋力・可動域のみでなく，全体のアライメント，バランスや運動学習とともに四肢が発した力を末梢へ伝達するために間をつなぐ体幹，脊柱，肩甲帯，骨盤帯など体幹近位部の治療についても考えるべきである．

2. ラグビー特有のスキル・プレーと必要な身体的・運動学的要素

(1) スクラムの姿勢に必要な身体的要素

ラグビーフットボール競技においては，他の球技と異なる特徴的なスキルとしてタックルを筆頭に，とくにフォワードプレーヤーに求められるスクラム・ラインアウト等のセットプレー，またラックやモール等の密集で行われるプレーはその最たるものである．急激なスピードの増減や切り返しを含めたステップ等のランニングスキルも重要である．今回はスクラムについて理学療法士の立場から考えたい．

スクラムはラグビーの中で重要なセットプレーのひとつであり，スクラムを支配的に進めることのできたチームが勝利するともいわれている（写真9-4）．スクラムでプレッシャーを相手に与え続け，味方に質の高いボールを供給することができることが自チームに有利なプレーを構築していくことになる．

上野[20]によるとスクラム姿勢のキーファクターとして，
・大腿筋群が大きなパワーを発揮するためには地面から反力を得るために両足が地面にしっかり固定されていること
・大腿部のパワーを伝えるために膝の角度は120度がもっとも効果的である
・大腿部で発揮されたパワーを相手に伝えるために両肩，腰，両膝，両つま先のラインは常に平行であること

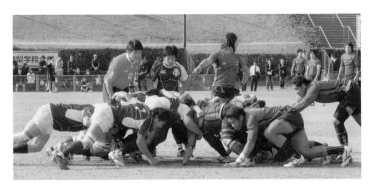

写真9-4 スクラム
スクラムは個々人が自立した姿勢を保つと同時に8人の力を合わせて前方へ押すラグビー特有のセットプレーである．背中のライン，膝・股関節の角度，8人のバインド等前へ押すための効率のよい姿勢を保てるかが重要である．

を挙げている．

また，ニュージーランドラグビーユニオンにおいてプロップ，フッカーのフロントラインの選手に求められる要素はコーチングテクニックの中で以下のように述べられている[13]．
・踵をつけて，中足骨骨頭に体重を乗せること
・頭と肩が股関節より上にあること
・背中をまっすぐにすること，頭を上げること，膝の前方，股関節の上に肩がある姿勢を維持させたボディポジションで敵にスクラムの重さを伝達すること
・ボールが運び出されるまでバランスを維持し，相手にプレッシャーを与えるために小さいステップを使うこと

これらの要素を実現するために求められる身体要素としては，
・足関節の背屈角度が十分であること
・股関節の屈曲角度が十分であること
・脊柱の可動性と多裂筋をはじめとした傍脊柱筋の強さ
・前足部で地面をとらえ，踏みしめるための足内の可動性と足趾屈曲，足関節底屈の強さ
・重心を中足骨骨頭にのせ，小さなステップが踏める→低いスクラム姿勢を保てる背筋，殿筋等身体後面筋の強さ
・スクラム姿勢を維持し，脊柱をまっすぐに保つことのできるコアマッスルの強さ
・地面反力を受けて相手のスクラムに重さを伝達できる股関節周囲の安定性と下肢伸展力の強さ

等が考えられる．

(2) スクラム姿勢のアライメント

この姿勢を実現するにはまず股関節の屈曲可動域が重要である（写真9-5）．低い姿勢を保って脊柱のラインをまっすぐにし，前へ押すためには後列のポジションほど

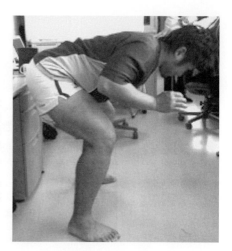

写真9-5　スクラムの基本姿勢
股関節の深い屈曲によって低い姿勢となり，地面と平行でフラットな背中を保つために胸を張った姿勢となる．背中では僧帽筋下部線維，上部線維，菱形筋，前鋸筋等がフォースカップルとして働き肩甲骨下制・内転で安定することで上部体幹−下部体幹がコアマッスルの筋活動で繋がり安定した姿勢となる．脊柱のラインは頚部，頭部を含めてまっすぐにすることで頚部の過屈曲，過伸展を防ぎ，外傷・障害予防としても重要な観察点である．

股関節の屈曲を深くして膝の最適角度を得る必要がある．股関節屈曲制限のある選手がより低い姿勢を取ろうとすれば股関節の屈曲のみでは低くなれないため，股関節の外旋を入れざるを得ない．股関節屈曲外旋位でスクラム姿勢を取れば，足部は内反外転位で地面にコンタクトすることになり足部の小指側で踏ん張るか，足部の底屈・外反でこらえることになる．理想的には両膝が外へ広がらないように中間位とし，スパイク前部のスタッドを地面に向かって押し込むようにする．

骨盤−下部体幹のアライメントについて考えると股関節屈曲制限がある中でスクラム姿勢を取れば骨盤は後傾位になりやすく，腰椎の後弯を招くことになる．頭下がりになるこの姿勢は頚椎が屈曲位になったまま相手スクラムからの強い力で押し込まれるため，頚椎に過屈曲のストレスがかかり頚部にとって非常に危険であり，頚椎捻挫などを招きかねない．また腰椎の過前弯で対応する選手も見かけるが，このアライメントではコアマッスルによる体幹−下肢の安定化が得られにくいと考えられる．

こうして股関節屈曲制限があると，効率よく相手スクラムを押すためのフラットな脊柱を作りづらく，またコアマッスルを働かせるためには過剰な骨盤後傾，腰椎後弯は非効率である．こういった選手はスクラムにおいて股関節外旋位での下肢伸展を要求されるため股関節外旋筋，大腿筋膜張筋がタイトになり，コアマッスルの機能低下，股関節のインナーマッスルの機能低下を招きやすい．股関節周囲の安定性，体幹の安定性が得られにくく，下肢のパワーが体幹を通じて肩の接触面から相手チームのフロントローに伝えられないために上半身の力に頼らざるを得ないため，大胸筋や僧帽筋上部線維等上部体幹の筋群は発達していることが多い．

(3) スクラムを効率よく押すために必要な筋活動

前述したスクラムの姿勢に加え，求められる筋力発揮については以下のように考えられる．

地面に這うような低い姿勢を保ち，相手からのプッシュに対抗して押すために仙棘筋等背筋群，大殿筋，大腿四頭筋，ハムストリングス等押す力を発揮する筋群の強化，最適な膝関節角度，伸びた背中などについて小田ら[19]は述べている．接触した肩の

部分で相手に寄りかかるのではなく，自分の体重を支えつつ，前へ押す力を発揮することを求められる．

　足趾屈曲でスパイクのスタッドを地面に押し付けることで地面からの反力を足部-膝-股関節から脊柱を通じて相手のスクラムに伝える．上記に述べたような僧帽筋上部線維での代償が強すぎると，胸郭上で肩甲骨の位置は挙上・外転位になりやすく，胸椎の伸展保持が困難となり，フラットな背中を作りにくくなる．よってフォースカップルの考え方からもわかるように下制・内転方向へ肩甲骨を僧帽筋下部線維が船のいかりのように肩甲骨を引き下げておくことで，僧帽筋上部線維や頚部と体幹を結びつける筋群が強い力を発揮することができるため，よりいっそう上部体幹の力を伝えることができる．またコアマッスルの活動が高まることと，肩甲骨の内転・下制へのコントロールは表裏一体であり，肩甲骨が内転・下制し，体幹が伸展することで上部体幹と下部体幹が筋活動により連結される．股関節を深く屈曲した位置から下肢を伸展することは地面とコンタクトした足底部から自身が出力した分だけ地面から反力を受け，前足部-足関節-膝関節-股関節と伝達される力が脊柱を通って下部体幹-コアマッスルで結ばれた上部体幹，そして肩を通して向かい合う相手チームのフロントローに与えられることになる．

　さらに，スクラムは1人の力で押すものではなく，8人の力をいかに結集できるかが重要となる．つまり味方同士が腕の力で強く，パック・スクイーズ（互いの身体を上肢で絞り込むように引いて寄せ合うこと）することで個々の力をひとつにして押すことを小田ら[19]は述べている．

　味方同士のパックを強めてひとつのスクラムとなり，脊髄小脳路系が地面から受ける反力，下肢からの感覚をもとに，その一瞬一瞬で変化する相手からの力のベクトルを感じ取りながら，押せる方向を探索することが実現すれば強いスクラムとなるはずである．

　スポーツの中で実際に求められるのは同じ姿勢の「固定・保持」というよりも「安定」であり，スクラムやステップ等，動きの中でいかに網様体脊髄路系が機能し体幹がぶれずに安定できるか，相手の動きに合わせて自分の身体を自由に変化できるかといったコーディネーション能力である．つまり，外側皮質脊髄路系の制御を受ける上肢，下肢など遠位が動いている中で，いかに脊柱や骨盤周囲等近位が正しいアライメントで動きに合わせて安定させられるかという「ダイナミックスタビリティ」が重要となる．互いの力が均衡した一見「動いていないスクラム」であっても，実際には相手から受ける力のベクトル方向は常に変化しており，それに合わせてもっとも効率のよい出力をするために自身の身体は「固定」させるのではなく，「探索・変化」させなければならない．

3．アスリートのリハビリテーション計画

　アスリートが外傷・障害後，スポーツ現場に復帰するには関節可動域，疼痛に対する治療，バランス能力等の改善はもちろんのこと，筋力回復・向上は必須の改善項目に掲げられる．詳細な評価から筋力低下を起こしている筋を同定することはもちろん

である.しかし,その筋力低下を起こしている筋の筋力回復を実現したのみではスポーツパフォーマンスを上げることには至らないことはよく経験する.なぜ筋力低下を起こしているのか,それが筋萎縮による局所の筋力低下なのか,他部位との運動連鎖の関係で筋力を出せないだけなのか,中枢部の不安定性があって体軸が安定しないために末梢である四肢でパフォーマンスを発揮できないのか,等の評価が必要である.

嶋田ら[18]によると,動作障害や関節障害を有するものに共通して多く見られるのは,①中枢の活動より末梢の活動が高く,中枢の先行した活動が観察されない,②インナーマッスルの活動がアウターマッスルに比較して不十分であり,インナーマッスルの先行した活動が観察されない,③単関節筋の活動が不十分で姿勢制御に二関節筋を動員し過ぎている,④拮抗筋と主動作筋の関係,といわれている.神経系の命令により筋活動が起こり,皮膚や運動器からの情報をもとに神経は筋活動の組み合わせやタイミングを決定する.疾患に関係なく運動器と神経系は複合体として捉えるべきであると述べている.

(1) コアトレーニング

コアマッスル,コアスタビリティ,コアトレーニング,コアストレングス等,"core"という言葉はテレビや雑誌でも多く取り上げられ,医療界のみならずスポーツ界においても今となっては聞いたことがない人は皆無であろう.ピラティス,ヨガのような人気のフィットネスはコア強化の原則に基づいており,とくにスポーツにおいて「遠位の安定性のために近位の安定性を与えるもの」[10]として重要視されている.

"コア"が指す機能的解剖については多くのモデルがあるが,コアとは「筋の箱」や「二重壁のシリンダー」として述べられ前面を腹筋群,後面を傍脊柱起立筋と殿筋,屋根としての横隔膜,そして底としての骨盤底筋群,股関節周囲筋とするRichardsonらの定義をよく耳にする.この架空の箱の中には29組の筋が脊柱,骨盤,機能的運動のカイネティックチェーンを安定させていると述べられている[17].

多くの研究者によって,大殿筋等股関節筋の活動がコアスタビリティにおいて重要な役割を持つことが報告されている[2, 4, 11, 21].Kiblerらは,コアスタビリティについて「統合された運動活動において末端のセグメントへ力や動きのコントロール,移動,生成を最適にし,骨盤上の体幹の位置や動きをコントロールする能力」と述べ,またPanjabi[15]は脊柱の安定を「passive(脊椎,靭帯,椎間板),active(関節周囲の筋,腱),neural(中枢神経系とそれと関連する神経)の3つのグループ」にまとめている.つまり網様体脊髄路を中心とする腹内側系の調整により,ローカルマッスルが積み木のように積み上がった脊椎および椎間の動きをコントロールする,ということになる.

コアトレーニングを語るに当たって腹部筋群が重要な部分となるが,コアスタビリティのために腹部筋群の筋力を強化すればいいという訳ではない.なぜならば,腹部筋群は動きの中で完全に独立して活動することはなく,必ず股関節,背部等とともに全体で協調して働くものだからである.強さ=ストレングスとは力を生み出す能力であり,安定性=スタビリティとは力をコントロールする能力のことである.コアにおいては強さ=ストレングスのみが必要な訳ではなく,安定性とコーディネーション能力が必要である.よってコアトレーニングにおいては特定の筋のみを複数回,複数セッ

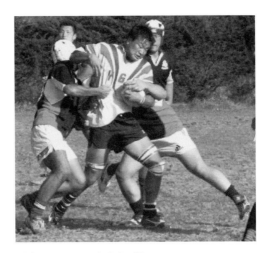

写真9-6 コンタクトプレー
コンタクトの場面で2人の選手に絡まれても体幹の強さを発揮し，現代ラグビーで推奨される「立ってプレーする」ためには下肢が地面反力を受けて踏ん張り，相手を振りほどこうと手足をばたつかせても体軸がぶれないためにはコアマッスルによる体幹の安定が重要である．

トで鍛えるような量の負荷ではなく，四肢が動いている間にどのように中枢部を安定させるか，脊柱をニュートラルに保つかというコントロールが重要となる[3]．

しかし，実際にはスポーツ活動の現場で，コアトレーニングは単に「身体を固めて動かないようにすること」として誤解して捉えられていることが多いように感じる．本来はパフォーマンスの中でボールやラケット，相手の動きに合わせて自分の手足がすばやく動く中でいかに体軸がぶれることなく，安定していられるかが重要である（写真9-6）．同じ姿勢を保つスタビライゼーショントレーニングの次の段階には全身を一塊に固定するのではなく，手足が動く中で脊柱を安定させるような要素をコアトレーニングに含ませるべきだと考える．

(2) 予期的姿勢調整（anticipatory postural adjustments: APAs）

コアマッスルによる体幹の安定性を得て四肢が自由に動くという実際のパフォーマンスを考えるにあたって，臨床場面に応用するためには予期的姿勢調整（先行随伴性姿勢制御とも呼ばれる，anticipatory postural adjustments: APAs）について考える必要がある．目的とする動作に直接関与する筋活動の前にその動作がもたらす身体の不均衡を予測して，下肢体幹の筋があらかじめ活動する機構を予期的姿勢調整と呼ぶ．つまりフィードフォワード系であるため本人の意思と視覚情報がキーとなる．

実際の運動が開始される数ミリ秒前に不随意に体幹の安定化がなされ，補足運動野，運動前野が先に興奮し，運動のプログラミングを行い，そこから一次運動野へ向けてインパルスが発射される．一次運動野から放線冠，内包後脚，延髄で錐体交叉し，脊髄のα運動ニューロンへ行き，筋肉が動き，動作が発現する．

出力処理の結果を見て次の出力を修正するフィードバック系と異なり，予期的調整

は事前に組み込まれたプログラムに基づき，予測される事態を想定して出力までを行うため，動作実行までの時間的損失が極めて少ないといわれている．コアスタビリティの背景には神経機構としての予期的姿勢調整があることを念頭におきたい．

4. ケーススタディ

(1) 症例1

【障害名】右肩反復性脱臼術後（バンカート法＋腱板疎部縫合＋ヒルサックスレンプリサージ）

【術日】2015年2月10日

【競技およびポジション】ラグビー，スクラムハーフ

【受傷機転】初回脱臼高校2年12月中旬．タックルされて上肢が体幹の下に入り込むような形で転倒し完全脱臼．その後亜脱臼は10回以上．

【競技レベル】花園出場経験有り，大学ラグビー1部．

【姿勢の特徴】大胸筋等，前胸部の筋の発達著しく上部体幹はやや屈曲傾向．上腕骨頭は前胸部の発達した筋に引かれるように前方へ変位し，上肢は耳垂線よりも前方へ変位し肩甲骨の外転位が見られる．腰椎は上部胸椎とバランスを取るかのように過前弯し骨盤前傾位である．

【動きの特徴】肩関節の外転に伴い，肩甲骨下角の下方・内転方向への安定に乏しく，上腕骨の動きに比して上方回旋が早期より開始される．最大外転時には肋骨が右上方へ引き上げられ胸骨下角が大きくなり，肩関節上方で「きゅうくつな感じ，つまる感じがする」とのこと．片脚立位やランジなど立位の不安定な場面においては非術側（左）上肢を下方＋後方へ引いてバランスを保とうとする場面が見られる（写真9-3，写真9-7，写真9-8）．

【治療場面】

1）肩関節，体幹，股関節の可動域改善

　術後のプロトコルに従い，可動域の改善に努めるが通常であれば術後約3カ月経過ころには制限なく外旋・外転を確保していく必要がある．肩関節亜脱臼を繰り返す選手の多くに見られる姿勢の特徴として上部体幹は屈曲傾向であり，発達した大胸筋，小胸筋に引かれ肩甲帯が屈曲，上腕骨頭がやや前方に引かれた姿勢が多いことを経験する．上部体幹で伸展できない分，脊柱全体での伸展を得ようと腰椎部で過伸展し骨盤前傾位＋股関節屈曲位での立位姿勢をよく見かける．

　この選手の立位アライメントから上腕は内旋位となり，肩甲骨は胸郭上で外転しているため上腕二頭筋はかなり内側に位置することになり，発達した大胸筋とともに烏口突起に付着した短頭が肩甲骨を外転・前傾方向へ引っ張ることとなる．Kibler[9]によると肩甲骨は力とエネルギーのおもな源である脚，背部，体幹からの大きな力を腕や手に伝達する重要な回転軸である．また肩関節周囲のみでなく下肢や体幹において正常な動きや速度を出せないと，肩甲骨や腕に力を伝達するのに影響が出るため腰椎の前弯，下肢の長さの非対称性，股関節の回旋など体幹や背部の評価が重要である．

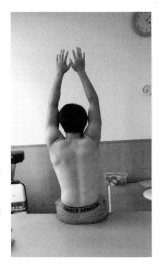

写真9-7 上肢挙上（座位）の評価
腋窩から骨盤の距離は左側が短く，体軸は左へ傾いている．上肢においては一見，挙上できているようだが右肘が屈曲し，肩甲骨の上方回旋と外転が強い．右肩甲骨下角は腋窩線上まで移動し，大円筋，肩甲下筋など腋窩後壁筋の短縮が評価された．肩甲骨の胸郭上の位置から右頸部と上腕の間が狭く，「きゅうくつな感じがする」という自己評価が聞かれた．

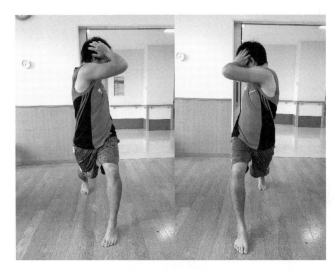

写真9-8 ランジ動作からの回旋運動
両上肢を後頭部に置き，ランジ動作からの回旋運動を評価する．スクラムハーフはさまざまな姿勢で正確なパスを求められるポジションである．とくに右回旋時に上部体幹の回旋に乏しく，左右腸骨稜を結ぶラインは大きく左下に傾き，左側へ傾く身体を腋で締めるように対応するため肘がやや下がり，頸部屈曲が見られる．

2）筋力トレーニング

　胸筋や僧帽筋上部線維の発達は著明であるものの，僧帽筋下部線維の働きは不十分であり，肩甲骨の下制・内転方向へ安定させることができていない．また腹斜筋，コアマッスルの働きが弱く体幹の安定性に乏しい．

　上肢の筋力を効率よく発揮するためには，肩甲骨の胸郭上での安定性が必須である．肩甲骨が安定するためには，肩甲骨の周りでさまざまな筋活動が必要である．2つ以上の筋が対となり，異なる方向へ作用することで回転させる力を生むために共同して

働くフォースカップル機構を考慮しなければならない．運動時に関節の運動軸を一定に保つことを実現するためには単一筋のみを強化するのではなく，対になっている筋をも同時に見ていく必要がある．

肩甲骨安定のための最適なフォースカップルは前鋸筋とともに菱形筋，僧帽筋上部線維，下部線維が働くことである．また肩峰の挙上には僧帽筋上部線維，菱形筋と一緒に僧帽筋下部線維，前鋸筋が働く．求められる動きによってフォースカップルのさまざまな部分が特定の動きをするため，それぞれの機能において評価治療が必要である[12]．

3）ボールスローのためのバランスと強さ

スクラムハーフはフォワードがスクラムから出したボールをすばやく判断してバックスにつなげるためにさまざまな姿勢でパスできることが求められるポジションである．パスの正しいフォームとして体幹を強く回旋させるというよりは，地面にあるボールを拾い上げ，パスをする相手に体幹を向けてスローするため深い股関節の屈曲と強い内旋力が必要となる．

バランスボード上に片脚立ちとなり後ろ側の下肢はできるだけ後方へ伸ばしておく．股関節内旋，屈曲位でリーチアウトした姿勢を取るように誘導するために軸足とは対側にお手玉を投げ，キャッチする（写真9-9）．不安定な支持面上でさえも骨盤より上部の体幹，肩甲帯を安定させることで正確なパスでボールを味方に供給することができることを求める．

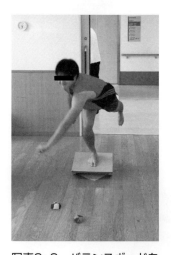

写真9-9 バランスボードを使用しての片脚バランス
スクラムハーフのパス時のアライメントを想定し，股関節屈曲・内旋での安定性を求めた．

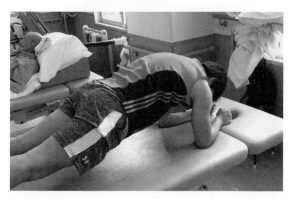

写真9-10 パピーポジションでのプロトラクション
前腕で支持した姿勢から，さらに前腕でベッド面を押すことによって前鋸筋を使って肩甲骨のプロトラクションを行う．体幹から下肢が一直線になるように筋活動で一塊とし，体重負荷のかかった中で行うプロトラクションによって肩甲帯の胸郭上での安定性を図る．

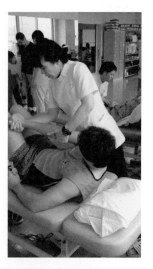

写真9-11 PNF
上肢をより前方へ突き出すように抵抗を加えることで前鋸筋−外腹斜筋の筋連結を使ってコアマッスルおよび肩甲骨の胸郭上の安定性を促通する．起き上がってくる際に両下肢がぶれないための下部体幹−骨盤−股関節周囲の安定性も重要である．

4）パピーポジションでのプロトラクション

パピーポジションに加えて肩甲骨の安定を図るために前鋸筋の働きを使う．

前腕とつま先で支持したパピーポジションを取り，脊柱をまっすぐに保つようにする．そこから前腕で床を押すようにしてさらに肩甲骨のプロトラクションを求める．強い前鋸筋の収縮と脊柱をまっすぐに保つためのコアマッスルの強さが必要となる（写真9-10）．

5）PNF（proprioceptive neuromuscular facilitation）

膝屈曲位の臥位で上肢の伸展・内転・内旋パターンを行う．さらに「肩の付け根から前へ突き出すように」と指示し，最終相で肩甲骨のプロトラクションを求めることで前鋸筋と筋連結を持ったなかで，外腹斜筋の活動を促す（写真9-11）．

6）パピーポジションでのチューブ引き

パピーポジションで体幹を保持し，片手はチューブを引くことで体幹の安定と同時に肩甲骨の下制＋内転を求める（写真9-12）．上肢に大きな動きが入るため体幹はぶれやすくなるが，その中でも体幹を安定させるという課題でコアマッスルの活動が求められる運動となる．また「引き」の力はラグビーにおいてボールに絡んで奪う場面や密集でのプレーで重要である．

7）上腕骨頭-肩甲骨窩の関係

肩甲上腕関節は「ボールアンドソケット」と表現され，手指の動きによって変化する上腕骨頭（ボール）の位置に対して肩甲骨関節窩（ソケット）が受け皿となって動く関節である．つまり，肩関節が機能的に動くために関節窩は常に骨頭を受けるようにして運動方向に向きを変えることによって骨頭の求心位を保てるかが重要である．つまり再脱臼を防ぐには量としての回旋筋群の筋力強化も必要であるがいかに関節窩が上腕骨頭をキャッチするように肩甲骨がコントロールされるかが重要となる．

片脚立ちで不安定な場面を作り，頭上高くリーチするように指示する．この時セラピストは手掌面から上腕骨の骨軸に沿ってさまざまな方向から圧を加え，選手は圧が向けられる方向の変化に合わせて上腕骨を通じて肩甲骨関節窩の位置を自律的に変えていくことを求める（写真9-13）．

コアマッスルによって足部の上に骨盤，そして体幹が安定した位置にあることで肩甲骨は体幹上での自由度が高まると考えられる．また上腕骨の動きに合わせて肩甲骨が胸郭上で動くことで常に上腕骨頭を受け止めるように関節窩面の向きを変えることができることによって再脱臼を防ぐために良好なアライメントを学習できると考えられる．

8）バーを使ったコアトレーニング

選手はセラピストが抵抗を与える方向に抗して，肘伸展位でバーを引き下げて保持し，下肢は屈曲，伸展を繰り返す．頭部は軽く上げ，チンインであごを引くことで体幹前面筋を活動させる．バーに対しては肩関節に向かって圧迫を加える方向へ抵抗を加えることで選手は前鋸筋を効かせ，バーを前方へ突き出すことを求める．同時に選手はコアマッスルによって骨盤周囲の安定性を保ち，骨盤が過前傾しないように注意する．大きく動く末梢である下肢に対して中枢部である体幹，骨盤帯を安定させることを求める（写真9-14）．

142　9章　整形疾患のスポーツ障害のケースでの筋力回復

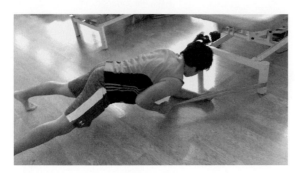

写真9-12　チューブ引き
パピーポジションでコアスタビリティを得た中でチューブを引く．チューブを引く度に上肢が動いても，それによって体軸がぶれることなく中枢部である体幹を安定させることが求められる．

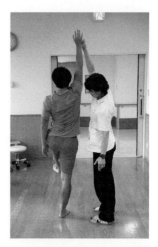

写真9-13　不安定姿勢での上腕骨頭の求心位保持
片脚立ちになり右上肢を上方へリーチする．セラピストは手根部から骨軸にそって肩関節に向かってアプロキシメーション（軸圧）を加え，選手により遠位にリーチするよう求める．圧を加える方向はさまざまに変化させ，その感覚情報の変化に伴い，肩甲骨は関節窩の向きを常に上腕骨頭を受けるように胸郭上の位置を変化させることを求める．

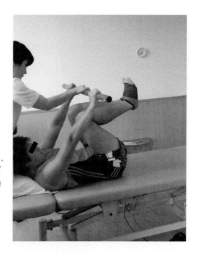

写真9-14　バートレーニング
選手は肩幅に開いてバーを握り，肘伸展で下方へ引く．チンイン（顎を軽く引いて）して頭部を上げておく．下肢を曲げたり，伸ばしたりして大きく速く動かす一方でバーを引っ張るセラピストの抵抗に抗して握ったバーを下方へ押さえ込む．大きく動く下肢に対してコアマッスルにより体幹，上肢は保持するよう求める．

おわりに

　今回，ラグビー選手のトレーニングを通じて筋力発揮について，その考え方や方法を紹介した．コンタクトスポーツではとくに量的な筋力向上を求められがちであるが，その筋力を最大限に発揮するためには皮膚や靱帯，運動器からの感覚情報を扱う脊髄小脳路系・脊髄視床路系の上行路，そしてそれらを効率よく利用するための身体アライメント，コーディネーション能力が重要である．予期的姿勢調整を背景にしたコアスタビリティや体幹の安定を作る網様体脊髄路系など下行系の制御といった神経科学

を基盤とする考え方をもとに，四肢の筋力・俊敏性を最大限に発揮するための姿勢コントロールについて考え，筋力発揮とトレーニングについて述べた．

[伊藤　克浩・山口　潤]

[文　献]

1) Asai H, Fujiwara K.: Perceptibility of large and sequential changes in somatosensory information during leaning forward and backward when standing. Percept Mot Skills 96: 549-577, 2003.
2) Bobbert MF, van Zanswijk JP.: Dynamics of force and muscle stimulation in human vertical jumping. Med Sci Sports Exerc 31; 303-310, 1999.
3) Cook G.: Athletic body in balance. Human Kinetics, 2003.
4) Elphinston J.: Getting to the bottom of things. Sportex Dynam 2004; 12-6.
5) 藤原勝夫：姿勢制御の神経生理機構．杏林書院，pp18-25, 2011.
6) Fujiwara K, Asai H, Miyaguchi A, et al.: Perceived standing position after reduction of foot-pressure sensation by cooling the sole. Percept Mot Skills 96: 381-399, 2003.
7) Fujiwara K, Asai H, Koshida K, et al.: Perception of large change in distribution of heel pressure during backward leaning. Percept Mot Skills 100: 432-442, 2005.
8) 井原秀俊：考える膝．全日本病院出版会，pp1-10, 2004.
9) Kibler WB.: The role of the scapula in athletic shoulder function. Am J Sports Med 26: 325-337, 1998.
10) Kibler W.B., Press J, Sciascia A.: The role of core stability in athletic function. Sports Med 36: 189-198, 2006.
11) Leetum DT, Irreland ML, Willson JD, et al.: Core stability measures as risk factors for lower extremity injury in athletes. Med Sci Sports Exerc 36: 926-934, 2004.
12) ニコライ A. ベルンシュタイン：デクステリティ　巧みさとその発達．金子書房：pp24-48, 2003.
13) NewZealand Rugby Union: coaching for teenage rugby. revised 2010 edition, 37-38, 2010.
14) 小田伸午：一流選手の動きはなぜ美しいのか―からだの動きを科学する．角川学芸出版，pp40-88, 2012.
15) Panjabi MM.: The stabilizing system of the spine Part1. Function, dysfunction, adaptation and enhancement. J Spinal Disord 5: 383-389, 1998.
16) Perry J.: Gaitanalysis: normal and pathological function. Thorofare, NJ: Slack; 1992.
17) Richardson C, Jull G, Hodges P, et al.: Therapeutic exercise for spinal segmental stabilisation in low back pain: scientific basis and clinical approach. London; Churchill Livingstone, 1999.
18) 嶋田智明，大峯三郎，山岸茂則：実践MOOK・理学療法プラクティス　運動連鎖～リンクする身体．文光堂，2011.
19) 辻野　昭，小田伸午：実戦ラグビーの科学．大修館書店，pp146-163, 1990.
20) 上野裕一：日体大Vシリーズ　ラグビーフットボール．叢文社，pp72-87, 1998.
21) Wilson E.: Rehab tips: core stability: assessment and functional strengthening of the hip abductors. Strength Cond J 27: 21-23, 2005.

【筋力異常を引き起こす神経障害とその治療】

10章 学童期の脳性麻痺児の治療を通して〜バランスと筋力〜

　脳性麻痺児は筋力を出力する神経系の障害と，筋緊張・筋力の異常により生ずる変形・拘縮の二次障害を伴い，さらに身長・体重の発育が二次障害を助長し，成長とともに筋力を発揮できない状況に陥りやすい．正常発達において筋力が発達し，体重に対する筋量の占める割合が増加する学童期に，脳性麻痺児に対してどのように筋力の発達を促すのかは，リハビリテーションの課題である．脳性麻痺児の筋緊張は，神経系の障害部位によって痙縮，ジスキネジア，低緊張，失調等を示し，その症状は混在することも多い．また筋緊張の調整異常に加えて姿勢制御の異常を伴い，それにより筋力を発揮する経験が乏しい症例も多い．本章では，脳性麻痺児の筋力の出力異常を引き起こす神経障害，二次障害について論じ，痙直型両麻痺児とディスキネティック脳性麻痺児に対するリハビリテーションの実践例を紹介する．

1. 脳性麻痺児における筋力発揮能低下の病態

(1) 脳性麻痺児の分類

　脳性麻痺児は脳の損傷部位により，痙直型脳性麻痺，ディスキネティック型脳性麻痺，失調型脳性麻痺に分類される[3]．痙直型脳性麻痺は上位運動ニューロンの損傷により体幹・四肢の筋緊張異常を呈する．ディスキネティック型脳性麻痺は基底核の損傷による体幹・四肢の筋緊張の変動を特徴とし，さらに筋緊張が亢進し運動が減少するディストニック型と，筋緊張が減少し運動が増加する舞踏様アテトーゼ型に分類される[3]．失調型脳性麻痺は小脳あるいはその伝導路の損傷により，四肢体幹の失調を伴う低緊張を呈する．痙直型が最も多く，ディスキネティック型がそれに次ぎ，失調型は少ない[10]．

(2) 痙直型脳性麻痺児の筋力発揮能低下の病態

　痙直型脳性麻痺児の筋力発揮能低下の病態については，Grahamらの報告による脳室周囲白質軟化症（PVL）を例にした図解がわかりやすい（図10-1）[5]．PVLは脳の局所循環障害によって生じ，側脳室，とくに三角部から後角周囲に白質軟化病変がみられる．大脳白質の線維束の障害としては内包が障害され，臨床的には下肢優位の痙性両麻痺と診断されることが多い[15]．PVLによる上位運動ニューロンの損傷により，下位運動ニューロンへの抑制神経結合の脱落が生じるとともに，下位運動ニューロンへの興奮性結合および他の経路への結合の脱落も生じる．上位運動ニューロン症候群の陽性徴候として痙直，腱反射亢進，クローヌス，同時収縮が出現し，陰性徴候とし

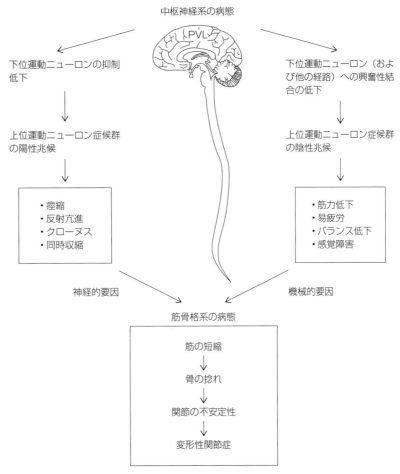

図10-1 脳性麻痺児における筋骨格系の病態を示す図解
(Kerr Graham H, Selber P.: Musculoskeletal aspects of cerebral palsy. J Bone Joint Surg Br 85: 157-166, 2003)

て筋力低下，易疲労，バランス低下，感覚異常が出現する．その神経学的および力学的要素が相まって，筋短縮，骨変形，関節不安定性などの筋骨格系の病態が生じると述べられている．両麻痺児は体幹・下肢の筋力低下を上肢の筋力で代償して立ち上がり，その際に痙直と選択的な運動制御の欠落から尖足を呈することが多い（図10-2）．両麻痺児は，まさしくGrahamらが述べているように陽性徴候と陰性徴候が混在した臨床像を呈する．そして学童期の大きな特徴として体重増加があり，皮質脊髄路からの下位運動ニューロンへの結合数の少ない脳性麻痺児は体重増加に伴って筋力を発揮できず，下肢が沈みこみ，その結果膝の屈曲拘縮を引き起こし，さらに筋力を発揮できない結果を招き，膝屈曲位での歩行を呈する（図10-3）．

(3) ディスキネティック脳性麻痺児の病態

　ディスキネティック脳性麻痺は仮死による低酸素性脳症，あるいはビリルビン脳症

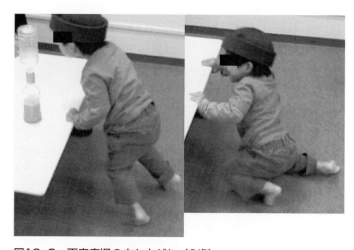

図10-2 両麻痺児の立ち上がり（3歳）
テーブルに手をついて立ち上がる際，上肢の筋力で代償し，下肢は股関節内転内旋と尖足を呈する．

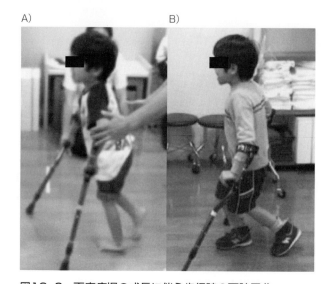

図10-3 両麻痺児の成長に伴う歩行時の下肢屈曲
A) 6歳時ロフストランド杖見守り歩行：バランスが不良であるが膝関節は伸展している．
B) 7歳時ロフストランド杖歩行：バランス良好であるが，全歩行周期において膝関節が屈曲している．

による核黄疸で生じ，損傷部位は低酸素性脳症では視床と被殻，核黄疸では淡蒼球が障害されることが多い[8]．拡散テンソルトラフトグラフィを用いた研究では，皮質脊髄路の線維数と拡散異方性がディスキネティック脳性麻痺児グループとコントロールグループで差がないことが報告され[14]，ディスキネティック脳性麻痺の筋緊張異常は皮質脊髄路の障害よりも基底核の障害によると述べられている．南部は大脳基底核疾

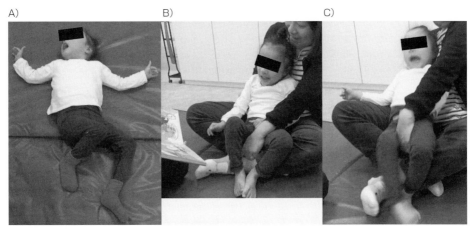

図10-4 ディスキネティック型脳性麻痺児の臨床像
A) 仰臥位：頭部の回旋や四肢の運動はみられるが，抗重力方向に挙上することはできない．寝返りや起き上がりなど，自分で姿勢を変換することはできない．
B) 介助座位：下肢屈曲位での介助座位にて本を見ることができる．
C) 筋緊張の亢進：大きな音やページがめくられるなどの環境変化に対して，全身を伸展する筋緊張の亢進がみられる．一度，亢進した筋緊張は持続する．

患の病態を，大脳基底核の神経回路の活動性のバランスが崩れ，大脳基底核の出力部の発射頻度が変化することによると説明している．さらに大脳皮質の小さな活動が淡蒼球内節に大きな抑制をもたらし，その結果，視床・大脳皮質が大きく脱抑制され，不必要な運動が不適当なタイミングで起こると述べている[12]．ディスキネティック脳性麻痺において皮質脊髄路の障害を合併していなければGrahamらの図における陽性徴候は出現しないが，ディストニック型では筋緊張亢進がみられ（図10-4），その一方で筋力低下，バランス異常等による選択的な運動制御の欠落は生じており，痙直型と同様に神経学的要素と力学的要素が相まって筋骨格系の病態を二次的に生じているといえる．

(4) 脳性麻痺児の筋・姿勢制御機構の発達

Herkindらは15カ月の脳性麻痺児の腓腹筋の筋量が健常児に比して減少していることを報告し，筋量の減少は筋肉への神経活動および身体活動の減少によって生じていると述べている[7]．Goughらは脳性麻痺児の筋変形に影響を及ぼす因子について，超早期産児における栄養，内分泌障害が筋発達に及ぼす影響と脳性麻痺児において生じる不動，筋の持続的伸張，筋の持続的収縮がタンパク合成を抑制し，筋の発達を阻害する可能性について記述している[6]．

Bigongiariらは7〜11歳の脳性麻痺児と健常児において，座位でボールをキャッチする際の姿勢制御について報告している[2]．彼らはボールをキャッチする課題において肩甲帯と体幹の筋活動を測定し，Anticipatory postural adjustment（APA）とCompensatory postural adjustment（CPA）を分析した．CPAの背面筋において高い筋活動がみられ，脳性麻痺児がもっとも高い筋活動を示した．健常児のAPAは年齢と正の相関を示したが，脳性麻痺児は負の相関を示し，年齢とともに活動の低下が

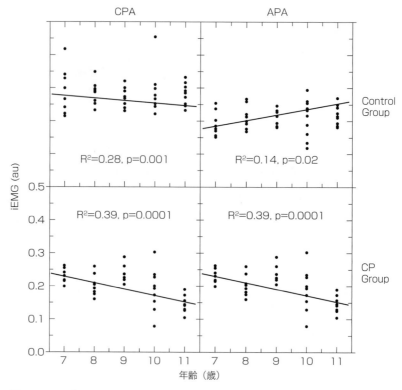

図10-5 ボールキャッチ課題におけるCPAとAPAの筋電図（三角筋，上腕二頭筋，頚部伸筋，胸部伸筋，腰部伸筋，腹直筋）の重回帰分析の結果
コントロール群のAPAは年齢とともに増加，脳性麻痺群は減少している。
(Bigongiari A, et al.: Anticipatory and compensatory postural adjustments in sitting in children with cerebral palsy. Hum Mov Sci 30: 648-657, 2011)

示された（図10-5）．脳性麻痺児がAPA，CPAともに年齢とともに減少を示したことは，加齢と病態の進行によりフィードフォワードおよびフィードバックコントロールが弱くなっている可能性を示唆しているとし，脳性麻痺児に対する機能活動練習と神経筋リハビリテーションの必要性を強調している．

2. 脳性麻痺児に対する機能活動獲得を目標としたリハビリテーションアプローチ

　脳性麻痺児の筋緊張の治療には，薬物療法，フェノールブロック，ボツリヌス毒素筋肉内注射療法，バクロフェン髄注療法等がある[4,9,10]．また痙縮の外科治療には，機能的脊髄後根切除術などの機能神経外科治療[1]と筋解離術などの整形外科治療[16,17]がある．脳性麻痺児が機能的活動を獲得するためには，これらの筋緊張に対する治療に合わせて，リハビリテーションが適切に実施されることが求められる．整形外科治療を施行した痙直型脳性麻痺児とボツリヌス毒素筋肉内注射療法とフェノールブロックを実施したディスキネティック型脳性麻痺児に対する機能獲得に向けたリハビリ

テーション実践例を紹介し，理学療法内容について述べる．

(1) 症例Ⅰ：11歳男児

＜診断名＞脳室周囲白質軟化症
＜障害名＞痙直型両麻痺　GMFCSレベルⅢ
＜出生・発達歴＞33週　1,794gにて出生．頸定7カ月．ずり這い1歳2カ月．手をついての座位1歳3カ月．伝い歩き3歳．歩行器歩行4歳．5歳よりロフストランド杖歩行練習を開始．6歳ロフストランド杖歩行監視レベル．7歳でロフストランド杖室内歩行が可能となったが，8歳より歩行時の下肢屈曲姿勢と膝関節の屈曲拘縮が進行し，整形外科手術を検討．9歳2カ月　腸腰筋延長術・移行術，ハムストリング延長術，長内転筋解離術を施行．術後3カ月の入院リハビリテーションを経て，9歳5カ月ロフストランド杖室内歩行自立（図10-6a）．以後外来理学療法を継続．数百mはロフストランド杖歩行で移動．長距離移動は車椅子．

＜理学療法内容＞

1）足部の皮膚・筋・関節の可動性の維持・改善とバランス練習

幼少期〜学童期，術前術後のどの時期においても，足部は外反尖足変形をきたしやすい状況で，距腿関節，足根骨間関節，足根中足骨間関節，中足指節関節，指節間関節の可動性を維持・改善のための皮膚・筋・関節の徒手的mobilizationを実施．ホームエクササイズとして本人・家族へ指導した．足部の関節可動性を維持することは足内筋および足外筋が収縮しやすい適切な長さを保持するために重要であり，また立位バランスに必要な感覚入力を可能にすることにおいても重要である（図10-6b）．

2）筋力トレーニング

痙直型脳性麻痺児の筋トレーニングにおいては，体幹・下肢筋の筋線維をより多く動員できるように，筋力トレーニングの姿勢や介助を工夫することが必要である．二足直立位で体重を支えるに十分な筋収縮を下肢筋が起こせない場合，セラピストはより多くの下肢筋が最大筋力を発揮できるように，体幹や骨盤帯からどの程度体重を除去すれば下肢筋の筋力を発揮できるかを評価する．Leeらは，sliding rehabilitation machineを用いた下肢筋力トレーニングが脳性麻痺児の筋力増強と歩行スピードの改善に有効であったと報告している[11]．Sliding rehabilitation machineを用いた下肢伸展トレーニングにおいて，運動負荷レベルはチルトテーブルの傾きを変更することによって支えられている体重を変えて設定される（図10-7）．Sliding rehabilitation machineと同様の抵抗トレーニングは壁にもたれた立位で殿部あるいは大腿から体重を除去する介助を行うことで実施できる（図10-6c）．

3）ロフストランド杖歩行獲得のための手続き運動学習

人間の歩行は二足直立位を保持しつつ，左右両下肢の相反的前後運動によって地上を移動する動作で，正常発達においては生後1年かけて習得される[13]．花川は，「ヒトはステッピング運動を行うための基本的な神経機構を生得的に備えているが，二足で自らの体重を支えつつ，重心移動とステッピング運動を統合した直立二足歩行を獲得するまでには相当の学習期間が必要である」と述べている[13]．両麻痺児はステッピング運動を行うための神経機構に障害があり，また体重を支える筋力も乏しい．筋線

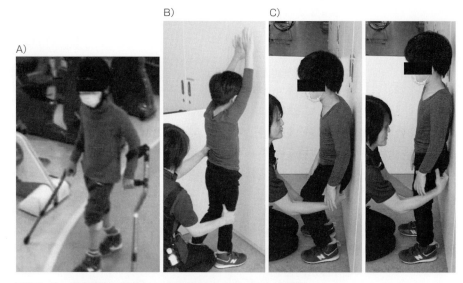

図10-6 両麻痺児（9歳）の歩行姿勢と立位バランス練習
A）9歳時，整形外科手術後ロフストランド歩行：術前8歳時よりも膝関節が伸展し，立脚後期において股関節伸展もみられる．室内歩行自立．
B）11歳時，立位バランス練習
C）11歳時，立位筋力トレーニング

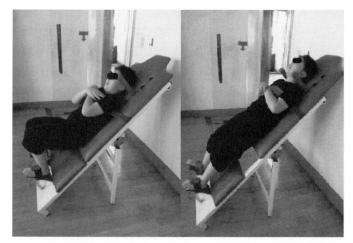

図10-7 Sliding rehabilitation machineを用いた筋力トレーニング
下肢伸展トレーニングの運動負荷レベルは，チルトテーブルの傾きを変更することによって支えられている体重を変えて設定．
(Lee YS, et al.: The effect of exercise using a sliding rehabilitation machine on the gait function of children with cerebral palsy. J Phys Ther Sci 26: 1667-1669, 2014)

維を最大限に収縮するトレーニングやバランス練習は重要であるが，両麻痺児はステッピング運動を行うための神経機構に障害があり，また体重を支える筋力も乏しい．筋線維は最大限に収縮するトレーニングやバランス練習を実施することが重要であるが，障害の程度と発育状態から目標とする移動機能を見定めることも重要である．本症例においては，5歳児にロフストランド杖を用いた移動を目標として，ロフストランド杖歩行の練習を開始した．ロフストランド杖歩行は上肢による杖操作と下肢のステップの系列動作であり，手続き運動学習として繰り返し練習することによって獲得

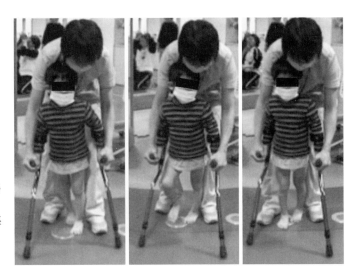

図10-8 両麻痺児(5歳)のロフストランド杖歩行の手続き運動学習
右杖→左足ステップ→左杖→右足ステップの系列動作を繰り返し行う.

される(図10-8).本症例は6歳で監視レベルとなり,7歳で実用的な室内移動が可能となった(図10-3).

(2) 症例Ⅱ:6歳 女児

<診断名>核黄疸
<障害名>ディストニック型四肢麻痺 GMFCSレベルⅤ
<出生歴>28週6日 596gで出生.妊娠高血圧による子宮内胎児発育遅延.
<既往・治療歴>4歳2カ月 右股関節亜脱臼の診断.4歳7カ月〜5歳2カ月 ボトックス注射(腰背筋,広背筋,大腿筋膜張筋,中殿筋,内外側ハムストリングス,25〜50単位,計4回).5歳9カ月より神経ブロック(両脛骨神経5%フェノールブロック2mL 右閉鎖神経5%フェノールブロック1mL)
<臨床像>仰臥位にて頭部の回旋や四肢の運動はみられるが,抗重力方向に挙上することはできない.寝返りや起き上がりなど,自分で姿勢変換はできない.下肢屈曲位での介助座位にて本を見ることができる.大きな音やページがめくられるなどの環境変化に対して,全身を伸展する筋緊張亢進がみられる.一度,亢進した筋緊張は持続し,再び本を見られるように介助にて姿勢変換するのには時間を要する.
<理学療法内容>

1) 上肢の自発運動を引き出す誘導

仰臥位において自発的に上肢を抗重力に運動することはできないが,運動に必要な支持面の安定と変化(この場合,右側体幹・股関節・下肢)を介助すると,頭部を回旋し,上肢を挙上し前方へ出す運動がみられる(図10-9).

2) 頭部と体幹・四肢のアライメントの保持と体位変換への適応

側臥位から腹臥位になる過程で,頭部を挙上して保持する筋力とバランスが欠如しているため,頭部の保持と運動方向を誘導する.右上肢と骨盤帯を支持面として,頭部の重みを除去しながら起き上がりを誘導すると,ディストニックな緊張亢進を誘発することなく姿勢変換することができる(図10-10).抱っこ座位への起き上がりに

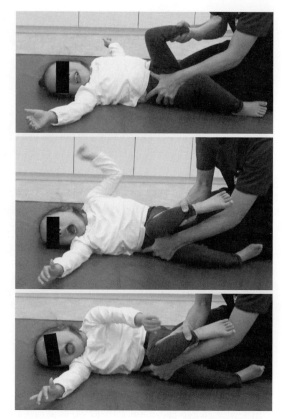

図10-9 ディスキネティック型脳性麻痺児に対する寝返りの誘導

おいて，支持面を安定させる方法と運動方向について家族に繰り返し指導を行った．

3) 日常生活における姿勢保持の実現に向けた姿勢適応練習と姿勢保持装置の作製

頭部，頸部，体幹，四肢のアライメントを保持し，伸展の筋緊張亢進の不随意運動が出現しにくい姿勢を評価し，その姿勢への適応練習を行った（図10-11A）．適応できた姿勢を日常生活において実現できるよう，姿勢保持装置を作製した．アライメント保持に必要な徒手介入部位を，パットやベルトに変換して調整した（図10-11B, C）．この姿勢保持により，前方の絵本を見ること，物を見ながら手で触ることが実現した．

基底核損傷が重度のディスキネティック脳性麻痺児は，筋緊張の調整，姿勢保持が著しく障害されており，自発的な筋出力による筋力の発達と運動学習による機能獲得が難しい．筋緊張の治療に合わせて，リハビリテーションにおいては児に対する姿勢適応練習とともに，介助者への指導と姿勢保持装置などの環境整備を行うことが重要であり，その環境整備が視覚機能・上肢機能の発達と二次障害の予防につながると考える．

筋力発揮の脳・神経科学　153

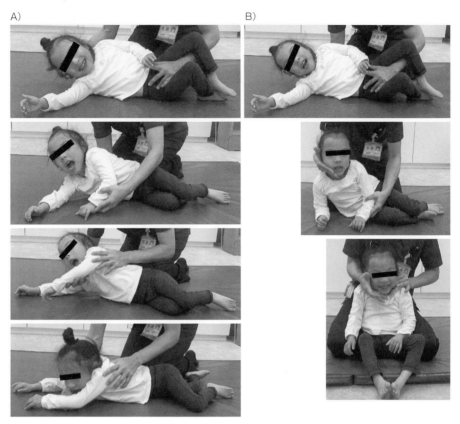

図10-10　ディスキネティック型脳性麻痺児に対する腹臥位への寝返りと座位への起き上がり

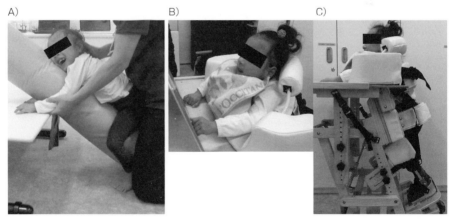

図10-11　ディスカイネティック型脳性麻痺児の筋出力と姿勢保持を調整する環境整備アプローチ
　A）前もたれの姿勢への適応練習
　B）立位保持装置での立位姿勢（前方の絵本を見ることが可能）

まとめ

　脳性麻痺児が機能的活動を獲得するために，筋力を発揮する能力をどのように引き出すかは，とても難しい課題である．筋緊張異常，筋力の発達が困難である病態を理解し，筋緊張をコントロールする治療と合わせて，姿勢保持，移動，上肢活動などの機能獲得に向けたアプローチが検討されるべきである．本稿が脳性麻痺児の日常生活にかかわる方にとって，病態の理解と機能獲得に向けたリハビリテーションを考える一助になれば幸いである．

[北原　エリ子]

[文　献]

1) 鮎澤　聡, 井原　哲, 青木　司：痙縮の機能神経外科治療．BRAIN and NERVE 66(9)：1057-1068, 2014.
2) Bigongiari A, Flávia de Andrade e Souza, et al.: Anticipatory and compensateory postural adjustments in sitting in children with cerebral palsy. Human Movement Sci 30: 648-657, 2011.
3) Cans C.: Surveillance of cerebral palsy in Europe: a collaboration of cerebral palsy surveys and registers. Dev Med Child Neurol 42: 816-824, 2000.
4) 藤田　良：ボツリヌス治療-脳性麻痺．理学療法ジャーナル 49：557-563, 2015.
5) Graham HK, Selber P.: Musculoskeletal aspects of cerebral palsy. J Bone Joint Surg 85-B: 157-166, 2003.
6) Gough M, Shortland AP.: Could muscle deformity in children with spastic cerebral palsy be related to an impairment of muscle growth and altered adaptation? Dev Med Child Neurol 54: 495-499, 2012.
7) Herskind A, Ritterband-Rosenbaum A, el al.: Muscle growth is reduced in 15-month-old children with cerebral palsy. Dev Med Child Neurol 58: 485-491, 2016.
8) Hou M, Zhao JH, Yu R.: Recent advances in dyskinetic cerebral palsy. World J Pediatr 2: 23-28, 2006.
9) 貴島晴彦：脳性麻痺に対するバクロフェン髄腔内投与療法．Neurological Surgery 脳神経外科　43：681-690, 2015.
10) 栗原まな：小児リハビリテーション医学第2版．医歯薬出版, 2015.
11) Lee YS, Kim WB, Park JW.: The effect of exercise using a sliding rehabilitation machine on the gait function of children with cerebral palsy. J Phy Ther Sci 26: 1667-1669, 2014.
12) 南部　篤：臨床に役立つ大脳基底核の解剖と整理．神経治療　28：19-23, 2011.
13) 大築立志, 鈴木三央, 柳原　大：歩行と走行の脳・神経科学―その基礎から臨床まで―．市村出版, 2013.
14) Park BH, Park SH, Seo JH, Ko MH, Chung GH.: Neuroradiological and neurophysiologyical characteristics of patients with dyskinetic cerebral palsy. Ann Rehabil Med 38: 189-199, 2014.
15) 高嶋幸男, 吉田大記, 松藤まゆみ：超早産児から正期産児における大脳白質障害の病理．日本未熟児新生児学会雑誌　27：43-49, 2015.
16) 田中弘志：脳性麻痺の膝・足部手術．総合リハビリテーション　42：1065-1069, 2014.
17) 田中弘志：脳性麻痺の股関節手術．総合リハビリテーション　42：965-968, 2014.

【筋力異常を引き起こす神経障害とその治療】

11章 パーキンソン病における筋力低下の原因と治療

1. パーキンソン病とは

　パーキンソン病は1817年，ロンドンの開業医であったJames Parkinson医師が初めて報告した疾患で，当初はShaking palsy（振戦麻痺）と呼ばれていた．中脳黒質にあるメラニン含有神経細胞の原因不明の変性により，ドパミン欠乏となることにより，種々の運動症状などが出現する．一般に中年期以降（多くは50〜60歳代）に発症する慢性進行性疾患で，症状は一側から始まり，次第に全身に及ぶ．わが国における有病率は10万人あたり約100〜150人で，患者数は高齢社会の影響で増加傾向にある．
　病理学的には，おもに中脳黒質の変性，神経細胞内にレビー（Lewy）小体という封入体が出現する．
　症状・症候は多彩である．主要症候として振戦（とくに安静時），筋強剛または筋固縮，無動akinesiaまたは運動緩慢bradykinesia，姿勢反射障害のいわゆる四主徴は古くから知られており，それらによる姿勢異常（前傾姿勢，側弯，首下がり），歩行障害（腕の振りが小さく歩幅が狭い，突進歩行，すくみ足など），顔の表情欠如（いわゆる仮面様顔貌），言語障害（小声で単調），書字障害（小字症），起居動作障害（後述）などの運動症状を認める．しかし近年，嗅覚障害，便秘や起立性低血圧などの自律神経障害，突発性睡眠やレム睡眠行動障害REM sleep behavior disorder（RBD）などの睡眠異常，うつや幻覚などの精神症状，および認知症などのいわゆる非運動症状が注目されている．
　Braakら[3,4]はレビー小体の出現部位，およびその広がりから，パーキンソン病を病理学的にステージ1から6までの6段階に分類した（Braak仮説）．それによると最初に中脳黒質にレビー小体が出現するのではなく，ステージ1としてまず嗅球（嗅覚障害に関連）や延髄迷走神経背側核（自律神経障害に関連），ステージ2として縫線核，網様体および青斑核（うつ症状や睡眠異常に関連）にレビー小体は出現する．ステージ3になりようやく中脳黒質に分布し，上述の運動症状が出現し始める．その後，ステージ4で側頭葉皮質内側（精神症状に関連），ステージ5で新皮質感覚連合野と前頭前野，ステージ6で新皮質全域（認知症に関連）に分布する．
　画像としては，これまでは疾患に特異的な検査や所見はなかったが，最近になってMIBG心筋シンチやDATスキャンなどが普及して診断の助けとなっている．
　重症度分類はHoehn and Yahrの分類（表11-1）[10,32]（以下，ヤール重症度）が有名で，わが国では3度から厚生労働省の指定難病（以前の特定疾患）の対象となる．

表11-1 Hoehn and Yahr重症度

0度	パーキンソニズムなし
1度	一側性パーキンソニズム
2度	両側性パーキンソニズム．姿勢反射障害なし
3度	軽～中等度パーキンソニズム．姿勢反射障害あり．日常生活に介助不要
4度	高度障害を示すが，歩行は介助なしにどうにか可能
5度	介助なしにはベッドまたは車椅子生活

（疾病対策研究会編：難病の診断と治療指針（1）．3訂版，東京六法出版，2005）

　治療としては薬物療法が中心であり，レボドパ製剤はじめ多くの薬剤が開発され使用されている．その具体的な使用方法は，日本神経学会が監修しているパーキンソン病治療ガイドライン2011[30]に詳細に記載されているので，そちらを参照されたい．そのほか，深部脳刺激術deep brain stimulation（DBS）（視床下核などを刺激するSTN-DBSなど），食事療法（蛋白再分配療法），リハビリテーション（後述）などがある．iPS細胞の臨床応用も将来，有望な治療法になりうる可能性を秘めている．
　以下本章では，パーキンソン病における筋力低下について，著者の臨床データを中心に，関連する文献を紹介しながら概説する．

2. パーキンソン病に筋力低下は存在するのか

　パーキンソン病は大脳基底核（大脳中心部で間脳の周囲を囲むように存在する神経細胞の集まりで，尾状核と被殻からなる線条体，淡蒼球，黒質，視床下核で構成される）[38]を中心とする錐体外路（延髄の錐体以外の場所を通る，末梢への指令を伝える神経経路で，姿勢保持や不随意運動にかかわる）[38]疾患であり，麻痺や筋力低下をきたす錐体路（延髄の錐体をとおる，中枢における随意運動の指令を末梢に伝達する経路）[38]，脊髄前角，末梢運動神経，筋肉そのものは障害されないため，以前より筋力低下はない，あるいは注目されていなかった．しかし日常診療において，パーキンソン病患者はしばしば自覚的筋力低下を訴えることがある．通常，徒手筋力テストではおおむね正常範囲であり，その訴えはいわゆる巧緻運動障害のひとつの表現として対応されてきたように思われる．一方，パーキンソン病の原著では冒頭部分に「with lessened muscular power」と記載されており（図11-1）[29,35]，その存在の可能性は当初より指摘されてきた．わが国では，柳沢がかねてよりパーキンソン病の筋力低下に注目しており，パーキンソン病には筋力低下が存在し，それは中枢性のものであり，また意欲や努力などの低下によるものではないことを提唱している[40-42]．そのほか，過去の初期の報告としてはKollerら[17]が，パーキンソン病患者は同年代の健常者に比べ筋力が低下していること，筋力低下はパーキンソン病の初期症状であり，振戦・筋強剛などの他のパーキンソン症候とは関連のない固有の症候の可能性があること，などを指摘した．Yanagawaら[39]も，パーキンソン病患者はコントロールに比べ筋力が低下していること，筋力は振戦・筋強剛などとは関連のないこと，筋力低下は中枢神経機構の障害によって生じること，などを示唆した．最近ではCano-de-la-Cuerdaら[6]が，「Is there muscular weakness in Parkinson's disease?」のテーマで，

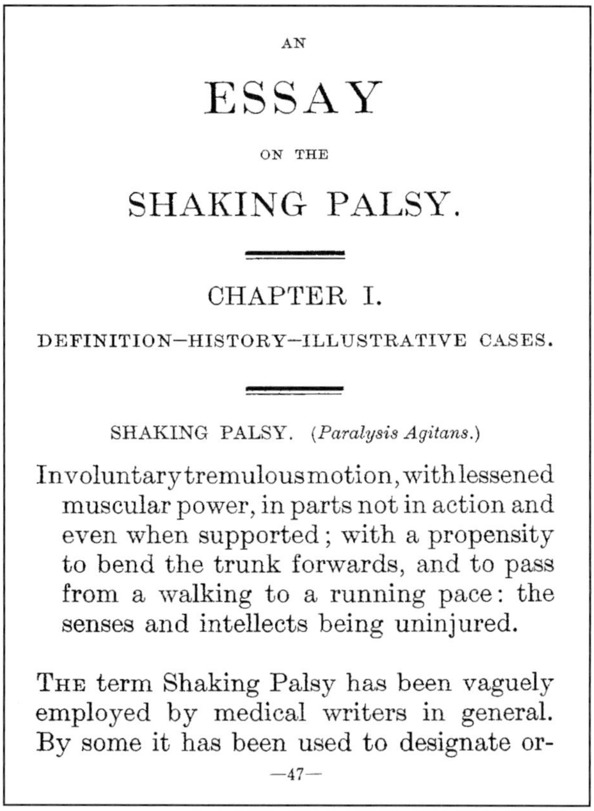

> AN
> ESSAY
> ON THE
> SHAKING PALSY.
>
> ─────
>
> CHAPTER I.
> DEFINITION—HISTORY—ILLUSTRATIVE CASES.
>
> ─────
>
> SHAKING PALSY. (*Paralysis Agitans.*)
>
> Involuntary tremulous motion, with lessened muscular power, in parts not in action and even when supported; with a propensity to bend the trunk forwards, and to pass from a walking to a running pace: the senses and intellects being uninjured.
>
> THE term Shaking Palsy has been vaguely employed by medical writers in general. By some it has been used to designate or-
> —47—

図11-1 原著における筋力低下に関する記載
（豊倉康夫ほか編：パーキンソン病の原著と全訳．三共, 1974）

後述する著者らの研究をはじめ多くの関連する研究をレビューしている．

ところで，筋収縮の種類としては，筋長が変わらないように，両端を固定しておいて刺激を与え，収縮を起こさせる等尺性収縮，一端を固定し，他端に一定の負荷を吊るして収縮させる等張性収縮が代表的であり[36]，その際に発生した筋力をそれぞれ等尺性筋力，等張性筋力という．一方，ある特殊な機器を用いて，一定に設定された関節角速度下において発揮される筋力を等運動性（等速性）筋力といい，近年，その測定が普及してきた．そこで著者は，パーキンソン病には運動緩慢bradykinesiaなどの運動の速度に関連する特徴的な症候があることから，等運動性筋力計を用い，筋力と遂行する運動の速度との関連に着目して研究を実施した．さらにパーキンソン病は症状・症候が一側性，あるいは両側性でも明らかな左右差を有するのが特徴なので，今回の一連の研究はこの特徴を利用した．

3. パーキンソン病には運動速度依存性の筋力低下が存在する

筋力測定の際に問題となるのは，個体差や再現性である．年齢，性別，スポーツ歴，利き手などによって筋力には大きな差が生じる．さらにパーキンソン病患者の場合は，

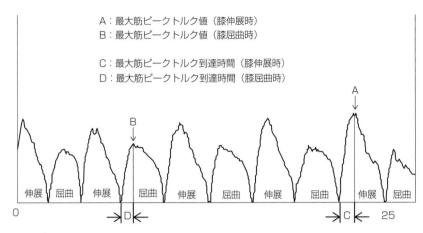

図11-2 トルク曲線
(Kakinuma S, et al.: Muscle weakness in Parkinson's disease: isokinetic study of the lower limbs. Eur Neurol, 39: 218-222, 1998およびNogaki H, et al.: Movement velocity dependent muscle strength in Parkinson's disease. Acta Neurol Scand 99: 152-157, 1999)

薬剤の効果，症状の日内変動，意欲，抑うつ，認知機能などによって大きく結果が左右される．そこで今回は，筋力測定をもっとも薬剤が効いている時間帯（on時）に行い，同一個体における左右の筋力値を比較することとした．さらに利き手の影響がでる上肢ではなく下肢を測定部位として選択し，もっとも単純な運動である膝屈伸力を測定した．そして何より，等運動性筋力計を用いて遂行する運動の速度と筋力の関連を重点的に解析した．一般的に等運動性収縮においては，遂行する運動速度が速ければ速いほど同一個体での筋力は小さくなる[16,21]ので，それぞれの設定速度での筋力値の左右差を検討した．以上により，上記の筋力測定の際の問題点の影響を最小限にとどめた．

まず，明らかな症状・症候の左右差を有するヤール重症度1度および2度の初期パーキンソン病患者12例（男性5例，女性7例，平均年齢62.5歳，平均罹病期間42.9カ月）について，等運動性筋力計サイベックスII+（Lumex, New York）を用い，両側膝屈伸力を入力桿回転速度5 revolutions per minute（RPM）および15 RPMで測定し，得られたトルク曲線（図11-2）より最大筋ピークトルク値（図11-2A, B）を算出し，症状優位側と非優位側との間で比較・検討した．この場合の症状・症候に明らかな左右差を有するとは，Japan Parkinson's Disease Rating Scale[22]の振戦または筋強剛の項目において1段階以上の左右差を有することとした．その結果，膝伸展および屈曲とも低速度である5RPMでは症状優位側と非優位側との間で最大筋ピークトルク値に有意差を認めなかった（表11-2）のに対し，中速度の15RPMでは症状優位側が非優位側に比べ有意に最大筋ピークトルク値が小さかった（表11-3）．このことより，パーキンソン病には筋力低下が存在し，それは遂行する運動の速度が大きくなるほど著明になる，すなわち運動速度依存性であることを国内外で初めて明らかにした[25]．

表11-2　5RPMでの最大筋ピークトルク値

	優位側	非優位側	
膝伸展(N・m)	36.0±13.7	42.0±12.0	NS
膝屈曲	21.8±7.5	25.8±7.3	NS

(Nogaki H, et al.: Muscle strength in early Parkinson's disease. Mov Disord 10: 225-226, 1995)

表11-3　15RPMでの最大筋ピークトルク値

	優位側	非優位側	
膝伸展(N・m)	19.2±9.1	26.2±11.7	p<0.01
膝屈曲	16.6±7.2	20.0±6.0	p<0.05

(Nogaki H, et al.: Muscle strength in early Parkinson's disease. Mov Disord 10: 225-226, 1995)

4. パーキンソン病における速度依存性筋力低下は疾患固有の症候である

　次にパーキンソン病の筋力低下と疾患の重症度との関連を調べるため，対象をヤール重症度3度にまでひろげ，明らかな症状・症候の左右差を有するパーキンソン病患者23例（男性9例，女性14例，平均年齢61.6歳，平均罹病期間60.4カ月）を，ヤール重症度1度の軽症群11例およびヤール重症度2度および3度の中等症群12例に分類して検討を加えた．筋力測定は上記と同様の方法で，調子のもっともよい時間帯（on時）に行った．ヤール重症度4度および5度は設定された等速運動を施行するのが困難なため除外した．認知症，骨・関節疾患，心疾患・呼吸器疾患，コントロール不良の高血圧症などを有する患者も除外した．その結果，軽症群では5RPMと15RPMとも同程度に症状優位側が非優位側に比べ有意に最大筋ピークトルク値が小さかった（表11-4，表11-5）．一方，中等症群では5RPMにおいては症状優位側と非優位側との間で最大筋ピークトルク値に有意差を認めなかったのに対し，15RPMにおいては症状優位側が非優位側に比べ有意に最大筋ピークトルク値が小さかった（表11-6，表11-7）．以上より，パーキンソン病における上記の運動速度依存性筋力低下は，少なくともヤール重症度3度までは病状の進行とともに著明になることが示された[13]．

　続いて，明らかな症状・症候の左右差を有するパーキンソン病患者18例（男性8例，女性10例，平均年齢59.6歳，平均罹病期間72.3カ月）の重症度をヤール重症度1度（5例），2度（7例）および3度（6例）の3段階に分類し，設定速度も5RPM，15RPMおよび30RPMの3段階に増して検討した．その結果，ヤール重症度1度群ではいずれの設定速度においても症状優位側と非優位側との間で最大筋ピークトルク値に有意差を認めなかった（表11-8，表11-9）のに対し，ヤール重症度2度および3度群では15RPMにおいて症状優位側が非優位側に比べ最大筋ピークトルク値が小さい傾向にあり，30RPMにおいては症状優位側が非優位側に比べ有意に最大筋ピークトルク値が小さかった（表11-10，表11-11）．また，その際同時に計測した最大筋ピークトルク到達時間（最大筋ピークトルクに到達するまでの時間）（図11-2C，D）には有意差を認めなかったことから，パーキンソン病におけるこの運動速度依存性筋力低下は，他の因子（運動緩慢bradykinesia，筋強剛，廃用など）の影響を受けない疾患固有の症候であり，速い運動を遂行するのに必要とされる十分な筋力を発生させる中枢神経機構の障害によるものであることを提唱した[26]．

表11-4 膝伸展時の最大筋ピークトルク値（軽症群）

	優位側	非優位側	
5RPM (N·m)	33.5±16.3	43.5±24.4	p<0.05
15RPM	16.3±10.3	22.4±13.6	p<0.05

(Kakinuma S, et al.: Muscle weakness in Parkinson's disease: isokinetic study of the lower limbs. Eur Neurol 39: 218-222, 1998)

表11-5 膝屈曲時の最大筋ピークトルク値（軽症群）

	優位側	非優位側	
5RPM (N·m)	20.7±8.5	27.7±11.8	p<0.05
15RPM	12.2±7.5	18.2±9.5	p<0.05

(Kakinuma S, et al.: Muscle weakness in Parkinson's disease: isokinetic study of the lower limbs. Eur Neurol 39: 218-222, 1998)

表11-6 膝伸展時の最大筋ピークトルク値（中等症群）

	優位側	非優位側	
5RPM (N·m)	48.1±24.7	51.8±28.2	NS
15RPM	27.0±16.1	36.6±22.9	p<0.05

(Kakinuma S, et al.: Muscle weakness in Parkinson's disease: isokinetic study of the lower limbs. Eur Neurol 39: 218-222, 1998)

表11-7 膝屈曲時の最大筋ピークトルク値（中等症群）

	優位側	非優位側	
5RPM (N·m)	29.7±18.6	32.4±16.8	NS
15RPM	22.1±16.4	27.3±16.1	p<0.01

(Kakinuma S, et al.: Muscle weakness in Parkinson's disease: isokinetic study of the lower limbs. Eur Neurol 39: 218-222, 1998)

表11-8 膝伸展時の最大筋ピークトルク値（ヤール1度）

	優位側	非優位側	
5RPM (N·m)	43.8±15.5	54.6±32.1	NS
15RPM	22.8±9.8	29.6±15.2	NS
30RPM	15.6±7.7	19.3±8.9	NS

(Nogaki H, et al.: Movement velocity dependent muscle strength in Parkinson's disease. Acta Neurol Scand 99: 152-157, 1999)

表11-9 膝屈曲時の最大筋ピークトルク値（ヤール1度）

	優位側	非優位側	
5RPM (N·m)	26.0±8.0	30.1±16.0	NS
15RPM	16.3±7.7	22.2±12.1	NS
30RPM	11.5±7.1	15.5±7.1	NS

(Nogaki H, et al.: Movement velocity dependent muscle strength in Parkinson's disease. Acta Neurol Scand 99: 152-157, 1999)

表11-10 膝伸展時の最大筋ピークトルク値（ヤール2度）

	優位側	非優位側	
5RPM (N·m)	39.6±15.1	48.4±22.5	NS
15RPM	24.3±11.1	32.8±17.6	p<0.1
30RPM	17.9±11.3	27.0±15.6	p<0.05

(Nogaki H, et al.: Movement velocity dependent muscle strength in Parkinson's disease. Acta Neurol Scand 99: 152-157, 1999)

表11-11 膝屈曲時の最大筋ピークトルク値（ヤール3度）

	優位側	非優位側	
5RPM (N·m)	35.5±23.5	36.7±19.4	NS
15RPM	25.9±22.1	31.1±21.6	p<0.1
30RPM	16.4±14.9	23.5±16.3	p<0.01

(Nogaki H, et al.: Movement velocity dependent muscle strength in Parkinson's disease. Acta Neurol Scand 99: 152-157, 1999)

一方，Pedersenら[31]は，パーキンソン病患者の薬剤中止前後の等尺性および等運動性筋力を比較している．もちろん薬剤中止後が中止前に比べ筋力は低下しているが，すべての運動速度で同程度に低下していた．健常者とも比較しているが，やはりすべての運動速度で同程度にパーキンソン病患者は筋力が低下しており，著者らのような運動速度依存性の性質は見出していない．等尺性収縮での最大筋ピークトルク到達時間に関しては，パーキンソン病ではコントロールに比べ延長するという報告があ

り[33,34]，force production rateについても低下しているという報告がある[7,12,33,34]．Hallettら[9]は，bradykinesiaは適切なforce production rateを生み出す能力の低下であると提唱するとともに，筋力低下はbradykinesiaの二次的な原因のひとつとしていることから[2]，上記の報告は筋力低下がbradykinesiaの要素を含んでいるとも考えられる．しかし，等運動性収縮における著者らの報告では，最大筋ピークトルク到達時間には，症状優位側と非優位側間に優位な差は認めなかったため，bradykinesiaの要素は少ないと考察した．

　筋力低下とbradykinesiaの関連に関する最近の報告では，Allenら[1]が，パーキンソン病患者において軽い負荷，および重い負荷の条件下で下肢伸展筋の筋力や運動速度を測定し，それぞれ正常コントロール群と比較している．それによると，軽い負荷，重い負荷のいずれの条件下においてもパーキンソン病患者群はコントロール群に比べ筋力は低下していた．しかし，運動速度については，重い負荷の条件下では両群に差はなかったのに対して，軽い負荷の条件下では，パーキンソン患者群はコントロール群に比して，明らかに運動速度が低下していた．このことより彼らは，重い負荷の条件下での筋力低下はbradykinesiaの影響を受けていないが，軽い負荷の条件下での筋力低下はbradykinesiaの要素が大きいとしている．そして，なぜ負荷量によりbradykinesiaの関与が変わってくるのかは不明であり，今後の課題としている．

5．体幹の筋力と姿勢異常，起居動作障害との関連

　これまではおもに四肢の筋力低下について述べてきたが，体幹の筋力については，Bridgewaterら[5]が等尺性筋力を測定することにより，パーキンソン病では病初期より体幹の伸展および回旋時に筋力低下が出現するとしている．またCorcosら[7]は，伸筋が屈筋に比べ筋力が低下しているとして，このことをパーキンソン病の独特の前屈姿勢を結びつけている．著者らも症状非優位側において，経過とともに伸展筋力が速度依存性に低下することを見出しており（後出の表11-15，表11-16参照），姿勢との関連が示唆される．側弯についても，体幹の筋力の左右差によるものとも思えるが，臥位，座位，立位と体位の変化につれて著明になる（図11-3）ことより，単に筋力低下だけによるのではなく，体位の変化による筋緊張の左右差の拡大も関与していると考える．

　さて，体幹の運動障害に関連するものとして，パーキンソン病では起居動作障害が著明である．パーキンソン病患者と脳卒中後片麻痺患者の起居動作障害を比較した著者らの調査[23]では，パーキンソン病患者は起居動作障害が著明であり，とくに寝返りについては，脳卒中後片麻痺患者においては歩行自立群に寝返りができない患者はひとりもいないのに対し，パーキンソン病では屋外歩行自立群にも寝返りができない患者が11.5％も存在した（表11-12）．大川ら[28]は，脳卒中患者における基本的動作や姿勢を難易度別に分類し，寝返りは歩行に比べはるかに簡単な動作としている．すなわち，脳卒中患者は人間の発達過程に沿った回復をするのに対し，パーキンソン病の起居動作障害は一般的な動作の難易度とは異なる様相を呈する．Lakkeらは一連の研究[18-20]において，パーキンソン病患者には特徴的な寝返り障害が存在することを

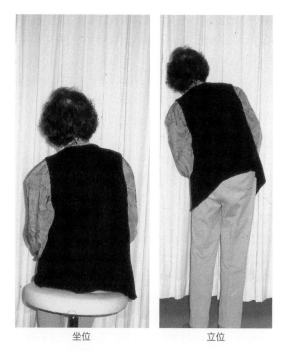

図11-3 体位による側弯の変化

表11-12 パーキンソン病患者の寝返り障害

	移動能力	寝返り障害出現率
パーキンソン病	屋外歩行群	11.5% (7/61)
脳卒中後遺症	屋外歩行群	0% (0/55)
	屋内歩行群	0% (0/40)
	ベッド上群	10.3% (8/78)

*$p<0.05$, **$p<0.01$
(野垣 宏ほか：パーキンソン病患者の起居動作障害. 総合リハビリテーション 18: 805-807, 1990)

明らかにしており，①L-dopa製剤が無効，②ある特定の環境下（感情の高ぶり，睡眠，他人からほんの少し手をさしのべてもらう，など）で可能となる，③意識して行う動作は障害されない，④通常の運動療法は無効，などを挙げ，振戦，筋強剛，無動，姿勢反射障害などの主要症候とはまったく別の機序で発症し，それは多分，失行 apraxia ではないかと推測している．一方，起居動作障害と筋力の関連を検討した Inkster らの報告[11]では，等運動性筋力計で測定した殿部の筋力が，膝の筋力に比して椅子からの立ち上がり能力により関連することを明らかにしている．

6. 筋力低下は経過とともに質的に変化する

著者らは，フォローアップスタディとして前述した対象患者に対して，平均約5年後に2回目の等運動性筋力測定を1回目と同様の方法で施行し，対象患者ごとに最大

表11-13　A群の5RPMでの最大筋ピークトルク値

非優位側	1回目	2回目	
伸展 (N・m)	32.1±10.1	39.3±4.8	NS
屈曲	25.5±6.9	26.1±4.3	NS

優位側	1回目	2回目	
伸展 (N・m)	24.2±12.6	34.7±8.7	NS
屈曲	18.3±6.7	20.6±3.5	NS

(Nogaki H, et al.: Muscle weakness in Parkinson's disease: a follow-up study. Parkinsonism Relat Disord 8: 57-62, 2001)

表11-14　A群の15RPMでの最大筋ピークトルク値

非優位側	1回目	2回目	
伸展 (N・m)	17.4±5.8	23.3±4.9	NS
屈曲	17.8±4.7	17.0±4.7	NS

優位側	1回目	2回目	
伸展 (N・m)	9.9±6.3	20.4±8.4	$p<0.01$
屈曲	10.3±4.7	15.0±4.8	$p<0.05$

(Nogaki H, et al.: Muscle weakness in Parkinson's disease: a follow-up study. Parkinsonism Relat Disord 8: 57-62, 2001)

表11-15　B群の5RPMでの最大筋ピークトルク値

非優位側	1回目	2回目	
伸展 (N・m)	51.8±5.4	38.7±17.2	NS
屈曲	28.8±7.7	24.7±9.0	NS

優位側	1回目	2回目	
伸展 (N・m)	44.0±5.4	25.5±7.8	$p<0.05$
屈曲	27.6±5.9	16.1±5.9	$p<0.001$

(Nogaki H, et al.: Muscle weakness in Parkinson's disease: a follow-up study. Parkinsonism Relat Disord 8: 57-62, 2001)

表11-16　B群の15RPMでの最大筋ピークトルク値

非優位側	1回目	2回目	
伸展 (N・m)	36.0±11.7	24.0±11.1	$p<0.05$
屈曲	22.2±7.2	18.7±7.8	NS

優位側	1回目	2回目	
伸展 (N・m)	27.7±3.2	19.1±8.1	$p<0.05$
屈曲	21.4±3.0	10.6±3.2	$p<0.01$

(Nogaki H, et al.: Muscle weakness in Parkinson's disease: a follow-up study. Parkinsonism Relat Disord 8: 57-62, 2001)

筋ピークトルク値を1回目と2回目とで比較・検討した．その際，1回目の筋力測定後の臨床経過からレトロスペクティブに，対象をA群とB群の2群に分類した．A群は1回目の段階では未治療または治療コントロール不良で，その後治療により臨床症状が改善した群，B群は1回目の段階ですでに治療コントロール良好であり，その後治療の継続にもかかわらず臨床症状が徐々に悪化した群，とした．その結果，A群では，5RPMでは症状優位側，非優位側とも1回目と2回目を比較した場合，最大筋ピークトルク値に有意な変化は認めなかった（表11-13）．15RPMでは症状非優位側では1回目と2回目で最大筋ピークトルク値に有意な変化は認めなかったが，優位側では1回目に比べ2回目では最大筋ピークトルク値が有意に大きくなった（表11-14）．すなわち，1回目に比べ2回目には運動速度依存性に筋力が改善していた．一方，B群では，5RPMにおいて症状非優位側では1回目と2回目とで最大筋ピークトルク値に有意な変化は認めなかったが，優位側では1回目に比べ2回目では最大筋ピークトルク値が有意に低下していた（表11-15）．また15RPMでは，1回目に比べ2回目では最大筋ピークトルク値が症状優位側と非優位側ともに低下していた（表11-16）．すなわち症状優位側では，1回目に比べ2回目には運動速度に関係なく筋力は低下していた．以上より，パーキンソン病の筋力は発症後，病気の進行とともに運動速度依存性の特徴が明らかとなってくるが，抗パーキンソン病薬等の治療によって運動速度依存性に筋力

表11-17 パーキンソン病患者の骨量

	症状優位側	症状非優位側	
軽症群 (ヤール1, 2度)	2.17±0.50	2.35±0.50	$p<0.01$
中・重症群 (ヤール3, 4度)	2.14±0.55	2.22±0.60	$p<0.05$

(野垣 宏ほか：パーキンソン病患者における骨量の検討. 日本老年医学会雑誌 30: 997-998, 1993)

は改善する．しかし，薬物等による治療コントロールが困難になるほど病気がさらに進行した段階では，運動緩慢bradykinesiaや廃用などの他のパーキンソン症候の影響をうけて，筋力低下は遂行する運動速度との関連が乏しくなることを証明した[27]．

話はそれるが，パーキンソン病における同様の現象は骨量の推移にもあてはまる．著者らは，パーキンソン病患者の骨量を簡便な方法で測定した[24]．パーキンソン病患者の両側第2中手骨の骨量をDigital Image Processing Method（DIP法）で測定し，症状優位側と非優位側で比較した．その結果，軽症群（ヤール重症度1度および2度），中等・重症群（ヤール重症度3度および4度）とも症状優位側の骨量が非優位側に比べ有意に低下していたが，その差は軽症群でとくに顕著であった（表11-17）．このことより病初期の骨量低下はパーキンソン病固有の所見であるが，ヤール重症度4度のようなかなり病気の進行した段階では，廃用や薬剤の影響を受けるものと考えた．

7. パーキンソン病における筋力低下の治療

(1) 薬物療法，DBS

パーキンソン病治療ガイドライン2011[30]では，筋力低下そのものに対する薬物療法やDBSの効果の記載はない．著者らも筋力に対する薬剤の直接的な影響については検討していない．しかし前述したように，薬剤等の治療効果により，運動速度依存性の筋力低下が改善することを確認し，さらに薬剤等の効果が低下するにつれて，他の要因が加わることにより筋力が低下することを明らかにした．繰り返すがPedersenら[31]は，パーキンソン病患者の抗パーキンソン病薬中止前後の等尺性および等運動性筋力を比較したところ，薬剤中止後が中止前に比べ筋力は低下しており，薬剤の筋力におよぼす影響を示唆している．Corcosら[7]は，等尺性筋力において，抗パーキンソン病薬投与により，筋力およびrate of force development（force production rate）が改善し，それらはcontraction timeの変化に相関するとしている．Cano-de-la-Cuerdaら[6]は，これらの報告から，パーキンソン病患者の筋力は抗パーキンソン病薬の影響を受ける．そして，追加した薬剤の効果判定や，新規の薬剤の導入において，定量的な筋力測定は有用な手段となるかもしれないと述べている．

また，Vaillancourtら[37]は，薬物療法のみならずSTN-DBSが，足関節の筋力と運動速度を改善することを明らかにしている．

(2) リハビリテーション

　残念ながら，著者らは筋力低下に対するリハビリテーションの直接的な影響については検討していない．パーキンソン病治療ガイドライン2011[30]では，筋力低下そのものに対するリハビリテーションの効果の記載はないが，運動療法が，身体機能，健康関連QOL，筋力，バランス，歩行速度の改善に有効である（グレードA），と推奨している．Keusら[14,15]はパーキンソン病のリハビリテーションガイドラインを作成し，そのなかで運動療法の対象を6つの主要領域，すなわち移動，姿勢，上肢動作，バランス，歩行，身体機能に分類している．そして身体機能改善のためには関節可動域訓練と筋力増強訓練が重要であることを指摘している．Falvoら[8]は，過去のパーキンソン病に対するリハビリテーションの報告をレビューし，パーキンソン病の筋力低下とバランス障害には抵抗運動による訓練が有効であるが，オーバーワークによる疲労感をもたらさないよう注意を払うべきだと述べている．

　私見ではあるが，パーキンソン病治療において，発症初期は薬物治療が奏功するので，あえて特別なリハビリテーションは必要ない．しかし病状の進行とともに，起居動作訓練，歩行訓練，バランス訓練，関節可動域訓練などに加え，筋力低下に対する筋力増強訓練なども必要になってくると思われる．

[野垣　宏]

[文　献]

1) Allen NE, et al.: Bradykinesia, muscle weakness and reduced muscle power in Parkinson's disease. Mov Disord **24**: 1344-1351, 2009.
2) Berardelli A, et al.: Pathophysiology of bradykinesia in Parkinson's disease. Brain **124**: 2131-2146, 2001.
3) Braak H, et al.: Idiopathic Parkinson's disease: possible routes by which vulnerable neuronal types may be subject to neuroinvasion by an unknown pathogen. J Neural Transm **110**: 517-536, 2003.
4) Braak H, et al.: Stages in the development of Parkinson's disease-related pathology. Cell Tissue Res **318**: 121-134, 2004.
5) Bridgewater KJ, Sharpe MH.: Trunk muscle performance in early Parkinson's disease. Phys Ther **78**: 566-576, 1998.
6) Cano-de-la-Cuerda R, et al.: Is there muscular weakness in Parkinson's disease? Am J Phys Med Rehabil **89**: 70-76, 2010.
7) Corcos DM, et al.: Strength in Parkinson's disease: relationship to rate of force generation and clinical status. Ann Neurol **39**: 79-88, 1996.
8) Falvo MJ, et al.: Parkinson's disease and resistive exercise: rationale, review, and recommendations. Mov Disord **23**: 1-11, 2008.
9) Hallett M, Khoshbin S.: A physiological mechanism of bradykinesia. Brain **103**: 301-314, 1980.
10) Hoehn MM, Yahr MD.: Parkinsonism: onset, progression and mortality. Neurology **17**: 427-442, 1967.
11) Inkster LM, et al.: Leg muscle strength is reduced in Parkinson's disease and relates to the ability to rise from a chair. Mov Disord **18**: 157-162, 2003.

12) Jordan N, et al.: A component analysis of the generation and release of isometric force in Parkinson's disease. J Neurol Neurosurg Psychiatry 55: 572-576, 1992.
13) Kakinuma S, et al.: Muscle weakness in Parkinson's disease: isokinetic study of the lower limbs. Eur Neurol 39: 218-222, 1998.
14) Keus SH, et al.: Evidence-based analysis of physical therapy in Parkinson's disease with recommendations for practice and research. Mov Disord 22: 451-460, 2007.
15) Keus SH, et al.: Physical therapy in Parkinson's disease: evolution and future challenges. Mov Disord 24: 1-14, 2009.
16) Knapik JJ, et al.: Isometric, isotonic, and isokinetic torque variations in four muscle groups through a range of joint motion. Phys Ther 63: 938-947, 1983.
17) Koller W, Kase S.: Muscle strength testing in Parkinson's disease. Eur Neurol 25: 130-133, 1986.
18) Lakke JP, et al.: Abnormalities in postural reflexes and voluntarily induced automatic movements in Parkinson patients. Clin Neurol Neurosurg 84: 227-235, 1982.
19) Lakke JP, et al.: Axial apraxia, a distinct phenomenon. Clin Neurol Neurosurg 86: 291-294, 1984.
20) Lakke JP.: Axial apraxia in Parkinson's disease. J Neurol Sci 69: 37-46, 1985.
21) Moffroid M, et al.: A study of isokinetic exercise. Phys Ther 49: 735-747, 1969.
22) Nakanishi T, et al.: A nation-wide collaborative study on the long-term effects of bromocriptine in patients with Parkinson's disease. First interim report in Japan. Eur Neurol 28: 3-8, 1988.
23) 野垣　宏ほか：パーキンソン病患者の起居動作障害．総合リハビリテーション　18: 805-807, 1990.
24) 野垣　宏ほか：パーキンソン病患者における骨量の検討．日本老年医学会雑誌　30: 997-998, 1993.
25) Nogaki H, et al.: Muscle strength in early Parkinson's disease. Mov Disord 10: 225-226, 1995.
26) Nogaki H, et al.: Movement velocity dependent muscle strength in Parkinson's disease. Acta Neurol Scand 99: 152-157, 1999.
27) Nogaki H, et al.: Muscle weakness in Parkinson's disease: a follow-up study. Parkinsonism Relat Disord 8: 57-62, 2001.
28) 大川弥生ほか：脳卒中後片麻痺における全身動作の回復過程に関する研究：予備的検討．リハビリテーション医学　25: 377-381, 1988.
29) Parkinson J (Ed): An essay on the shaking palsy. Sherwood, Neely, and Jones, 1817.
30) パーキンソン病治療ガイドライン作成委員会編：パーキンソン病治療ガイドライン 2011. 医学書院, 2011.
31) Pedersen SW, Oberg B.: Dynamic strength in Parkinson's disease. Quantitative measurements following withdrawal of medication. Eur Neurol 33: 97-102, 1993.
32) 疾病対策研究会編：難病の診断と治療指針（1）．3訂版，東京六法出版，2005.
33) Stelmach GE, Worringham CJ.: The preparation and production of isometric force in Parkinson's disease. Neuropsychologia 26: 93-103, 1988.
34) Stelmach GE, et al.: Force production characteristics in Parkinson's disease. Exp Brain Res 76: 165-172, 1989.
35) 豊倉康夫ほか編：パーキンソン病の原著と全訳．三共，1974.

36) 上田　敏ほか編：リハビリテーション基礎医学．医学書院，1983.
37) Vaillancourt DE, et al.: Effects of deep brain stimulation and medication on strength, bradykinesia, and electromyographic patterns of the ankle joint in Parkinson's disease. Mov Disord **21**: 50-58, 2006.
38) 山勢博彰，野垣　宏監修：医学・看護用語便利辞書．照林社，2012.
39) Yanagawa S, et al.: Muscular weakness in Parkinson's disease, In: Streifler MB, et al. (Eds): Parkinson's disease: anatomy, pathology and therapy, Raven Press, pp.259-269, 1990.
40) 柳沢信夫：パーキンソン病の随意運動障害．神経精神薬理　**7**: 817-825, 1985.
41) 柳沢信夫：パーキンソン病の運動症状．Pharma Medica **7**: 83-91, 1989.
42) 柳沢信夫：パーキンソン病の運動障害機序：研究方法の検討を含めて．脳神経　**41**: 647-658, 1989.

【筋力異常を引き起こす神経障害とその治療】

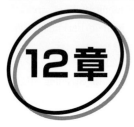

筋萎縮性側索硬化症(ALS)とその治療

　筋萎縮性側索硬化症(Amyotrophic Lateral Sclerosis: ALS)は，19世紀後半にJean-Martin Charcotによって提唱された，運動ニューロンの変性脱落により全身の骨格筋が徐々に萎縮して死に至る進行性の神経難病である．本章ではこの疾患の臨床的特徴と病理学的特徴，そして最近の分子生物学的研究の進展によってようやく明らかになりつつある発症の分子メカニズムについて解説し，病因の全容解明と治療法開発への方策を探る．

　一般に疾患を表現するときには，臨床的な表現型（科学分野ではphenotype表現型，臨床的にはsymptom症状）と，それを引き起こす責任部位の解剖学的位置による．筋力の低下を主たる症状とする疾患は多数あるが，障害を受ける解剖学的部位もまた多彩である．筋力を生み出す経路は，筋力を発揮するという意思を実行器官である筋肉に伝える経路であり，その意思がいかにして生ずるかは未解明のものがあるが，実用的にはこの経路は一次運動野の錐体細胞（上位運動ニューロン）に始まる（図12-1a, 12-1b）．その軸索は脳幹の運動神経核・脊髄前角にある下位運動ニューロン（α運動ニューロン）にシナプス結合し，その情報をグルタミン酸を神経伝達物質として下位運動ニューロンの樹状突起上の棘（spine）に発現する受容体の刺激を通じて伝える（図12-1c）．下位運動ニューロンはその軸索を骨格筋の神経筋接合部（NMJ）まで延ばし，アセチルコリンを神経伝達物質としてNMJ上のアセチルコリン受容体を通じて情報を伝える．NMJ上のアセチルコリン受容体の興奮により骨格筋の収縮が起こり筋力が発生する．

　したがって，以上のそれぞれのプロセスに起こりうる異常のいずれもが筋力低下を主症状とする疾患を引き起こす原因となるわけである．さらに，以上の経路は骨格筋の収縮にかかわる主たる経路（main pathway）であり，この経路を修飾する錐体外路系や小脳脳幹系の異常によっても，筋力発揮の調節機構の障害により必要かつ十分なタイミングでの筋力発揮に障害が生じる．

　本章は筋萎縮性側索硬化症（ALS）について叙述することが目的であるが，筋力低下が主たる臨床症状である疾患の中での位置づけを明らかにするために，障害を受ける部位の違いによる疾患の代表的なものを列挙してみる．

1）上位運動ニューロン
①細胞体：原発性側索硬化症
②軸索：家族性痙性対麻痺？
③髄鞘：多発性硬化症，白質ジストロフィー，ミエリン形成不全
④シナプス終末：？

筋力発揮の脳・神経科学　169

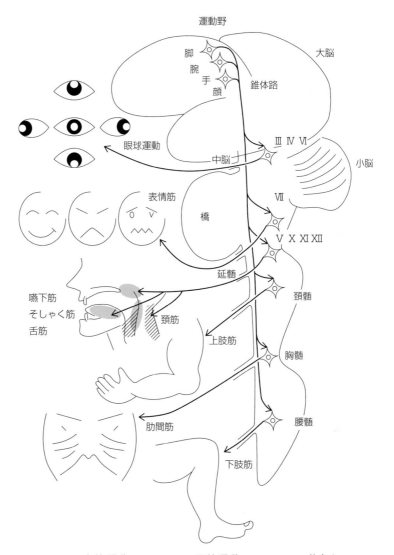

図12-1a　上位運動ニューロン，下位運動ニューロンの分布と経路
　上位運動ニューロンは一次運動野に局在し，下位運動ニューロンの支配する筋肉の身体部位により運動野でのおよその局在が決まっている（ホムンクルスと呼ばれる）．運動性脳神経核は第Ⅲ・Ⅳ・Ⅴの一部・Ⅵ・Ⅶ・Ⅹ・Ⅺ・Ⅻ脳神経核にあり，眼球運動，咀嚼運動，顔面の表情筋，嚥下運動，咽頭喉頭運動，舌運動を支配する．四肢・体幹の骨格筋には脊髄前角細胞（下位運動ニューロン）から出て前根を通る軸索が分布している．ALSではこれらの上位・下位運動ニューロンが徐々に変性・脱落していく．

12章 筋萎縮性側索硬化症（ALS）とその治療

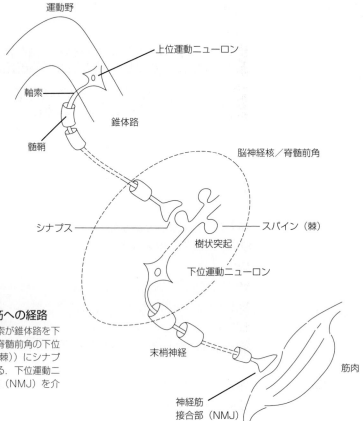

図12-1b　運動ニューロンから骨格筋への経路
一次運動野にある上位運動ニューロンの軸索が錐体路を下降し，脳幹の運動ニューロンの脳神経核や脊髄前角の下位運動ニューロンの樹状突起（のスパイン（棘））にシナプス結合し，下位運動ニューロンを興奮させる．下位運動ニューロンは軸索を筋肉に送り神経筋接合部（NMJ）を介して筋肉を興奮させる．

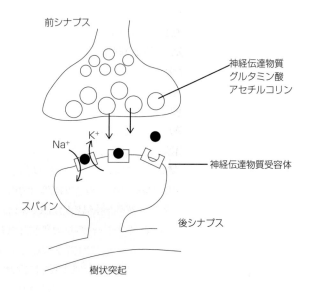

図12-1c　シナプスの神経伝達
前シナプス（上位・下位運動ニューロンの軸索終末）から神経伝達物質が放出される．上位運動ニューロンではグルタミン酸，下位運動ニューロンではアセチルコリンが神経伝達物質として使われる．後シナプス（下位運動ニューロンのスパインが図では示されているが，NMJでは終板）には神経伝達物質受容体があり前シナプスから放出された神経伝達物質が結合することにより後シナプス側の神経（筋）を興奮させる．この時に下位運動ニューロンではナトリウムイオンの流入，カリウムイオンの流出が起こり，膜電位が変化する．

2）下位運動ニューロン
①細胞体：脊髄性筋萎縮症
②軸索：運動ニューロパチー（CMT2型），ギラン・バレー症候群（軸索型）
③髄鞘：運動ニューロパチー（CMT），慢性炎症性脱髄性多発神経根炎，ギランバレー症候群
④シナプス終末：Eaton-Lambert症候群

3）骨格筋
①後シナプス：重症筋無力症，ミオトニア
②筋実質：筋ジストロフィー，ミオパチー，筋炎
③筋膜：筋膜炎

　ALSがここに出てこないのは，病変部位が単一ではなく，神経経路の疾患であり，上位運動ニューロン・下位運動ニューロンという，骨格筋の活動を支配する神経（運動ニューロン）の系統的病変による疾患であるためである．このような，ある役割を担う神経群が選択的に変性脱落していく疾患を変性疾患といい，錐体外路系に選択的なパーキンソン病，大脳皮質ニューロンに選択的なアルツハイマー病，小脳脳幹神経網に選択的な脊髄小脳変性症などとともに疾患分類におけるひとつの範ちゅうを形成している．このようなALSの疾患的位置づけを理解していただいた上でALSの臨床・病理を中心として概説したい．

1. ALSの臨床像

　ALSのように原因が未解明の疾患は，表現型と病理組織学的特徴から病名が付けられるため，単一の疾患に対する病名であるのか，疾患群（症候群）に対する命名なのか，の混乱がある．ALSは，臨床的に進行性の筋萎縮・筋力低下を引き起こす疾患であり，その臨床像を説明しうる程度の病理学的変化が上位運動ニューロンと下位運動ニューロンの選択的変性・脱落として認められることをもって確定診断する．つまり，その病理学的変化を臨床像から推定することにより臨床診断を行っていることになる．その際，運動ニューロンが変性・脱落する理由（原因）は問わない．後述するように，上位・下位運動ニューロンをともに変性・脱落に陥らせる分子メカニズムは単独ではないが，そのメカニズムは不問に付し，臨床的に運動ニューロンの進行性かつ選択的変性が想定され，かつ神経病理学的に運動ニューロン変性の選択性が示されることが臨床診断の要件となるのである．

　ALSの臨床像は多彩で，進行性球麻痺，遠位・近位優位，片麻痺，対麻痺などの上下肢の麻痺，前頭側頭葉変性症型認知症の合併などが稀ならずみられる．しかし，神経病理学的に観察される病変の特徴は部位の差こそあれ驚くほど均一である．つまり，臨床像の多彩さは，発症部位の多様性，上位・下位運動ニューロン徴候の有無，経過の遅速などによるものであって，病因の多彩さによるものではない．また，いずれの身体部位から始まるかは確率的である．このような臨床的に観察されるALSの症状の多彩さを理解しておく必要はあるものの，ALSが単一疾患ではないという見方は，病因的多様性に基づくものではないことは理解しておかなければならない．

上記のようにALSは臨床病理学的な疾患概念なので，運動ニューロンに選択的かつ進行性の変性があることを臨床的に捉えることが診断根拠になる．ALSに特異的な診断マーカーはないので，上位・下位運動ニューロン徴候を臨床的観察からとらえること，それが進行性であること，運動ニューロン徴候以外の神経学的所見に乏しいこと，すなわち，感覚障害，自律神経障害，褥創がないことが重要である．骨格筋の中で，外眼筋は唯一侵されないので，外眼筋麻痺がないことを含めALSの四大陰性徴候として知られている．ALSではあらゆる骨格筋が侵されるので終末像は均質であるが，初発部位もあらゆる骨格筋から始まりうるので，初発症状は多彩である．したがって，病初期には同様の臨床像をとりうるほかの疾患を除外して初めてALSと診断することが可能になる．

上位運動ニューロンの変性は臨床的には痙縮，腱反射の亢進，病的反射（Babinski反射など），運動の巧緻性の低下として捉えられる．四肢発症の場合，脚がつりやすい（こむら返り），脚が突っ張って階段が降りにくい，細かい作業がやりにくい，力は入るが動作が遅くなった，などの症状が自覚される．

下位運動ニューロンの変性は筋力低下，筋萎縮，線維束性収縮などがその臨床的徴候である．手に力が入らない，走れない，階段を昇りづらい，目に付きやすい手掌背側筋の萎縮，筋肉がぴくつく，などが自覚される．食欲は落ちていないにもかかわらず体重は減少する（半年に5kg以上など進行性）．

このような四肢に現れる徴候は比較的理解も感知もしやすいが，脳神経支配領域に現れた場合にはわかりづらいことがある．上位運動ニューロン徴候としては，強制泣き笑いが特徴的である．悲しくない，おかしくないのに泣いた表情や笑った表情が出てしまう，という症状である．同時に下顎反射や咽頭反射が亢進することが多い．舌の萎縮がない嚥下障害，話す速度が遅くなる構音障害などもみられ，これらを偽性球麻痺と呼ぶ．下位運動ニューロン徴候には，舌や咽頭喉頭筋の萎縮を伴う筋力低下が主体であり，話し声が鼻声になったり，咀しゃくがうまくいかない，嚥下時に鼻へ逆流してしまう，などの症状として表れる．これらは，一見脳幹の血管障害と診断されることすらあり，ALSでこれらの症状が出ることは一般医家には余り知られていないようである．

疫学的な知見も参考になる．90％以上の患者は40歳以降に発症し，年齢とともに発症頻度・有病率が上昇する．全人口を母数にした有病率は全世界的にほぼ一定と考えられ人口10万人あたり4〜10人程度だが，60歳以上では30以上に跳ね上がる．地域的に有病率が高い地域があり，グアム島，日本でも紀伊半島に高頻度に見られるが，病像は一般に見られるALSとは異なっている．その他，北欧や地中海のサルジニア島では特定の遺伝子変異による家族性ALSの頻度が高い．男女比は60歳以下では男にやや多い．この疾患は致死性で，罹病期間は2〜4年とされるが，高齢発症の患者の方が進行が速い．死因は呼吸筋麻痺である．

近年，認知症がALSに合併することが注目されている．ALS患者の10％強に臨床的に明らかな認知症が観察される．より感度の高い神経心理検査を行うと，前認知症段階ながら高次機能が低下している症例の頻度はより高くなる．ただし，ALSにおける認知症はいわゆるアルツハイマー型の認知症の症状をとることは少なく，前頭側

頭型認知症である．記憶障害より行動異常，社会性の低下，特異な失語（語義失語や原発性進行性失語）などとして現れやすい．

2. ALSの病理像

　剖検に付された患者の脳脊髄を観察すると，一次運動野が萎縮していること，脊髄前根が後根に比べ萎縮していることがわかる．固定脳では脊髄の萎縮とともに硬度が増している．これは側索（錐体路）のグリオーシス（神経膠（グリア）細胞の異常増殖）による硬度上昇の反映である．顕微鏡的には，脊髄前角および脳幹運動性脳神経諸核（顔面神経核，舌下神経核など）の運動ニューロン脱落がまず気づく変化である．脊髄側索では錐体路に相当する部位に髄鞘染色での淡明化や銀染色での変性した軸索が観察され，上位運動ニューロンの軸索が変性していることがわかる．大脳皮質では一次運動野V層の錐体細胞の脱落はあまり目立たないことが多い．症例によって，とくに認知症を伴う症例ではII/III層，の細胞脱落，グリオーシス，空胞形成が観察されることがある．

　2006年に前頭側頭葉変性症（FTLD）の大脳皮質およびALSの運動ニューロンに，TAR DNA-binding protein of 43 kDa（TDP-43）というタンパク質が異常に蓄積し，TDP-43の抗体で染色される細胞内封入体（TDP-43病理）として観察されることが報告され[3, 18]，その後の多数例での検討からALSの神経病理学的診断基準となっている．ALSとFTLDに同様の封入体が観察されることから，ALSとFTLDの間には病因的な共通性があるのではないかと考えられるようになった．ただし，ニューロン内TDP-43陽性封入体はアルツハイマー病など各種神経疾患にも観察されることが明らかになったため，封入体の形成自体が疾患特異的であるというわけではないが，運動ニューロンに観察されることはALSに特異的である．

3. 病因メカニズム

　これまでの臨床，病理，分子遺伝学的知見の蓄積により，近年，特に21世紀に入ってから，ALSとリンクする特異的分子メカニズムが次々に明らかにされてきている．また，ALSの原因となる責任遺伝子の多様性や運動ニューロン死のカスケードもさまざまなものがあり得ることが明らかにされ，ALSの疾患理解のためには，このような分子メカニズムの理解が必須になってきている．

　ALS患者の90％は同一家系に発症者がいない，すなわち孤発性（非遺伝性）発症である．全体の10％を占める家族性（遺伝性）患者の遺伝子解析によって，1993年にSOD1（Cu/Zn superoxide dismutase）遺伝子の変異がおよそ20％の家族性ALSに見出されることが報告されて以来，最近の孤発性患者をも解析対象としたGWAS（genome-wide association study）を含む遺伝子解析技術の進歩により，これまでに30以上のALS関連遺伝子が同定され（2015年9月末現在），家族性ALSの半数程度においてこれらの遺伝子の変異が明らかになっている．しかし，いずれの遺伝子変異も孤発性ALSに見出される頻度は低く，数％を占めるに過ぎない（表12-1）[注1]．したがっ

表12-1 ALS関連遺伝子と家族性ALS

疾患	遺伝子	遺伝形式	主たる変異	遺伝子産物	ALSにおける頻度，備考
ALS1	SOD1	AD, AR (D90A)	MS, NS	Cu/Zn superoxide dismutase	家族性ALSの12-23%
ALS2	ALS2	AR	MS	alsin	アラブ
ALS3	未同定 18q21	AD			フランスの一家系
ALS4	SETX	AD	MS	senataxin	イングランドの家系
ALS5	SPG11	AR	MS	spatacsin	10家系
ALS6	FUS/TLS	AD, AR, Spor	MS, FS, del	Fused in sarcoma/translocated in liposarcoma	家族性ALSの4-5%，孤発性ALSの0.5-0.7%
ALS7	未同定 20p13	AD			1家系
ALS8	VAPB	AD	MS	Vesicular associated membrane protein associated protein B	ブラジルの7家系
ALS9	ANG	AD, Spor	MS	Angiogenin	アイルランド・スコットランド
ALS10	TARDBP	AD	MS, NS	TAR DNA binding protein of 43 kDa (TDP-43)	家族性ALSの3-6%，孤発性ALSの0.5%（8患者での報告）
ALS11	FIG4	AD	MS	Phosphoinositide 5-phosphate	10患者
ALS12	OPTN	AD, AR	MS, FS	Optineurin	家族性ALSの1-4%，家族性緑内障の責任遺伝子でもある（合併はなく，異なった部位の変異による）
ALS13	ATXN2	AD	RE (CAGの中等度伸長27-33)	Ataxin2	孤発性ALSの危険因子（〜5%），高度な伸長>34ではSCA2を発症する
ALS14	VCP	AD	MS	Valosin-containing protein (p97)	MSP
ALS15 (ALS-FTD)	UBQLN2	XD	MS	Ubiquilin2	5家系
ALS16	SIGMAR1	AR	MS	Sigma non-opioid intranuclear receptor 1	サウジアラビア
ALS17 (ALS-FTD3)	CHMP2B	sALS+/-FTD	MS	Charged multivesicular protein 2B	ALSの1%，脊髄性筋萎縮症の10%，ALS-FTD
ALS18	PFN1	AD	MS	Profilin 1	稀
ALS19	ErbB4	AD	MS	V-erb-B2 Avian erythroblastic leukemia viral oncogene hololog 4	
ALS20	HNRNPA1			Heterogeneous nuclear ribonucleoprotein A1	MSP
ALS21	MATR3	AD	MS	Matrin 3	サルジニア，英国
ALS22	TUBA4A			tubulin α4A	稀，感受性因子
ALS-FTD	GRN	AD		Progranulin	FTD
FTD-ALS1	C9ORF72	AD, Spor	RE (G4C2)	Chromosome 9 open reading flame 72	ALS-FTDの20-60%，家族性ALSの25-40%，孤発性ALSの0-20%，孤発性FTLDの7-10%，家族性FTLDの20%，全ALSの5-14%
FTD-ALS2	CHCHD10	AD, Spor		Coiled-coil-helix-coiled-coil-helix domain-containing protein 10	ALS, ALS-FTD, myopathy, SMA, SCD
FTD-ALS3	SQSTM1	AD		P62	Paget病
FTD-ALS4	TBK1	AD		TANK biniding kinase 1	ALS, FTD
	TAF15	Spor	MS	TATA box-binding protein-associated factor (TAF15)	稀
	SS18L1 (CREST)			chromatin regulators, including the neuronal chromatin remodeling complex (nBAF) component	

AD：常染色体優性遺伝形式，AR：常染色体劣性遺伝形式，XD：X染色体優性遺伝形式，Spor：孤発性，FTD：frontotemporal dementia, FTLD, frontotemporal lobar degeneration，SCA2：spinocerebellar ataxia 2, MSP：Multisystem proteinopathy, SMA：spinal muscular atrophy, MS：ミスセンス変異，NS：ノンセンス変異，FS：フレームシフト，del：欠失，RE：リピート数伸長，SCD：脊髄小脳変性症

て，ALSの全体像を把握するためには，孤発性ALSの理解を進めることが不可欠である．

Charcotにより疾患概念が確立されて以来150年近く経ち，まだまだ不十分ではあるが，ようやくALSの発症機序の理解，標的治療への展望が見えてきたといえる．以下に，ALS発症の原因として現在までに明らかになっている分子メカニズムについて解説する．

注1）欧米では*C9ORF72*遺伝子における6塩基繰り返し配列の伸長が孤発性ALSの5〜20%に認められるという報告があるものの，日本や東アジアでこの遺伝子変異をもつ孤発性ALSの頻度は極めて低い．

（1）ALSの分子メカニズム

ALS全般に共通する分子メカニズムは，

①選択性（運動ニューロンの運動ニューロン以外のニューロンに対する選択性と，外眼筋支配運動ニューロン・膀胱括約筋支配運動ニューロンなどは除外される運動ニューロンの中での選択性），

②経過（緩徐進行性だが他の変性疾患に比べ速いこと，および5%弱の症例に見られる10年以上の緩徐な経過をとりうること），

を説明できる必要がある．孤発性ALSに特異的とされる分子異常とその家族性ALS責任遺伝子変異との関連について，どこまでこれらを満たす分子メカニズムが明らかになっているのかを以下に概説する．

（2）孤発性ALSの分子メカニズム

孤発性ALSの大多数に共通する疾患特異的な分子変化が明らかにされている．ひとつは，1999年に孤発性ALSの前角組織[24]，2004年に単一運動ニューロンレベルで明らかにされた[11]，AMPA受容体のサブユニットのひとつであるGluA2（統一名称が確立するまではGluR2，GluR-B等と呼ばれた）におけるRNA編集異常であり[13]，もうひとつは2006年に報告された病理学的な特徴で，脊髄運動ニューロンに出現するTDP-43の異常蓄積（TDP-43病理）である[3,18]．

1）GluA2 RNA編集異常とADAR2

AMPA受容体はイオンチャネル型グルタミン酸受容体のサブタイプであり，Na^+，K^+の透過による膜電位の調節により中枢神経系の速い興奮性神経伝達にかかわり，ほとんどの中枢神経に発現している．AMPA受容体は4種のサブユニット（GluA1〜GluA4）の組み合わせによるヘテロ四量体であり，GluA2が含まれているかどうかでチャネル特性が大きく変わる．DNAからタンパク質が作られる際には，まずDNA上の遺伝子情報がpre-mRNAに転写され，イントロンが除去（スプライシング）されてmRNAが生成され，mRNAがコードするアミノ酸分子がつなぎ合わされてタンパク分子が合成（翻訳）されるが，DNA上の遺伝子からpre-mRNAに転写された遺伝情報（塩基配列）が，転写後に特定の酵素の働きによって，DNAで指定されたものとは異なる情報に置換されることがあり，RNA編集（RNA editing）と呼ばれている．RNA編集を受けると，DNA指定とは異なるタンパク質が合成されることになる．

GluA2の遺伝情報がpre-mRNAに転写された後にRNA編集によってグルタミン・アルギニン（Q/R）部位にアデノシン・イノシン置換（C*A*G→C*I*G）が起こると，mRNA上のイノシンが翻訳時にグアノシンと認識されるので，遺伝子ではグルタミン（C*A*G）がコードされているにもかかわらず，実際に生成されるタンパクはアルギニン（R：コドンはC*G*G）に置換されたGluA2（編集型GluA2）が発現する．RNA編集は，遺伝子にコードされた情報に忠実に従ってアミノ酸が産成されるというWatson-Clickのセントラルドグマに反する生物現象として近年注目されているものである．この分子変化はadenosine deaminase acting on RNA 2（ADAR2）と呼ばれるRNA編集酵素により触媒される．ちなみに，GluA2以外のAMPA受容体サブユニットGluA1，GluA3，GluA4のQ/R部位にはRNA編集が起こらず，Q/R部位はゲノムどおりQ（グルタミン）である．Q/R部位はAMPA受容体のチャネル内腔に面しており，陽性電荷を持つR（アルギニン）は中性のQに比べて，Ca^{2+}のチャネル通過を阻害する．ニューロンに発現するGluA2はすべて編集型であり，AMPA受容体の大多数はこのGluA2をサブユニットに持つのでCa^{2+}非透過性である（図12-2A）．GluA2を含んでいてもそれが未編集型であれば，GluA2を含まないAMPA受容体同様Ca^{2+}透過性が高いが（図12-2B），正常・病的を問わず未編集型GluA2を発現するニューロンは孤発性ALSの運動ニューロン以外には知られていない．

孤発性ALSの運動ニューロンではADAR2の発現低下により相当数の運動ニューロンが未編集型GluA2を発現している[9, 11, 24]（図12-2B）．したがって，このような運動ニューロンではAMPA受容体からのCa^{2+}流入が増大している．この分子変化は，孤発性ALSの大多数の症例で見られており[10]，SOD1関連ALSや球脊髄性筋萎縮症（SBMA）などの運動ニューロン疾患を含め[12]，他の疾患では見られない[23]，孤発性ALSに特有のものである．また，RNA編集酵素はADAR2以外にADAR1，ADAR3が知られているが，いずれもALS運動ニューロンでは変化が見られず，ADAR2の発現低下は極めて特異性が高い[9]．

2）運動ニューロンの変性とRNA編集異常

患者の病的組織から得られた分子異常の多くは，原因であるより細胞死に伴って生じた二次的変化であることの方が多い．上記の疾患特異的分子変化が病因的意義を持つかどうかを調べるために，著者らはADAR2を運動ニューロン選択的にノックアウトしたコンディショナルADAR2ノックアウトマウス（AR2）を開発し，ADAR2の発現低下が運動ニューロン死を引き起こすか，その時にGluA2 Q/R部位以外のRNA編集部位の関与はあるかどうかを検討した[7]．ADAR2を欠損した運動ニューロンは緩徐な進行性ニューロン死に陥り，そのためにAR2マウスは進行性の運動機能低下を呈する．神経筋接合部には運動ニューロンの変性に伴う除神経，神経再支配の形態変化が経時的に観察され，線維束性収縮が電気生理学的に捉えられる．この神経細胞死は編集型GluA2を発現させることで回避できることから，もっぱら未編集型GluA2の発現により，すなわちAMPA受容体からのCa^{2+}流入増大によりもたらされることが明らかになった．しかしながら，外眼筋支配ニューロン脳神経核（III, IV, VI）には，未編集型GluA2を発現しながら細胞死が生じないという病変選択性も見られている[7]．Ca^{2+}流入増大が細胞死をもたらすのであるから，Ca^{2+}バッファータンパクの発現量が高い

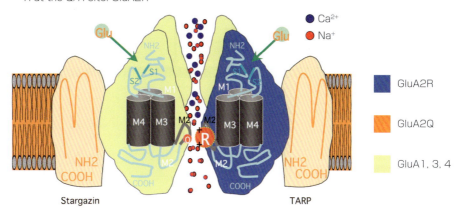

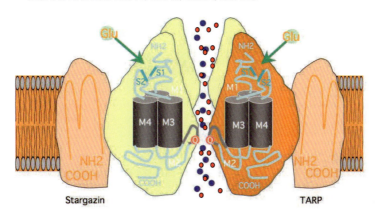

図12-2 GluA2 Q/R部位：アミノ酸の違いによりAMPA受容体のCa²⁺透過性が変化する
カルシウム透過性・非透過性AMPA受容体．Q/R部位のアミノ酸がアルギニン（R）の場合のみカルシウム非透過性になる．GluA2のこの部位のRNA編集によりゲノムにcodeされたCAG（Qのコドン）がCGG（R）として翻訳される．

これら脳神経核は同じ分子異常にさらされながら細胞死に陥らない可能性がある．
　細胞内Ca^{2+}濃度を上昇させるメカニズムにはさまざまなものがあるが，AMPA受容体を介するものは，Ca^{2+}流入が微量かつ持続的で，電位依存性に乏しいという特徴がある．NMDA受容体，Ca^{2+}チャネルなどは電位依存的に大量のCa^{2+}流入を制御しているがその変化はAMPA受容体とは対照的に極めて短時間に終息することから，微量かつ持続的という特徴が緩徐進行性の神経細胞死を引き起こす機序になっていると考えられる．このような観察結果，解析結果から，孤発性ALSでは何らかの原因でADAR2の発現が低下しはじめ，GluA2 Q/R部位のRNA編集活性の低下，未編集型GluA2を含むCa^{2+}透過性AMPA受容体発現，緩徐な神経細胞死へと順次連鎖し，運動ニューロンの減少があるレベル以下になると臨床的なALSが発症すると考えら

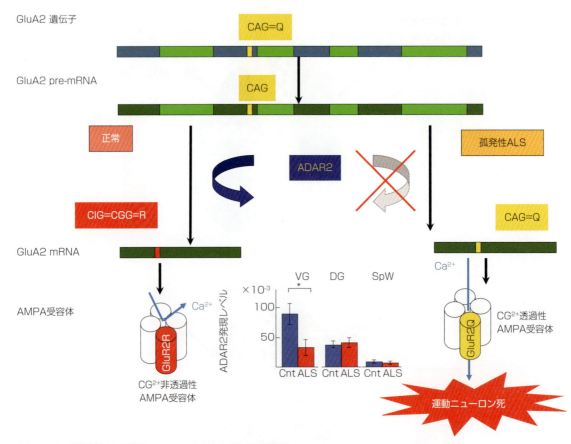

図12-3 孤発性ALS運動ニューロン死のADAR2仮説
ALS運動ニューロンにおける未編集型GluA2発現メカニズム．RNA編集酵素adenosine deaminase acting on RNA 2（ADAR2）の発現低下に依りGluA2 Q/R部位のアデノシン（A）がイノシン（I）に置換される生理的反応が起こらず，その結果カルシウム透過性AMPA受容体が発現する．VG：脊髄全角，DG：脊髄後角，SpW：脊髄白質

れる（ADAR2～GluA2仮説，図12-3)[8]．

　以上のように，ADAR2発現低下は，大多数の孤発性ALSに見られるものの他の疾患には生じていないという高い疾患特異性，運動ニューロン死の直接原因であること，細胞死の進行速度・選択性がALSに類似することなど，前記したALSの分子メカニズムであるための要件をほぼ満たしており，ALSに関するさまざまな観察事実を理解する上にも合理的な解釈が可能な分子変化であるといえる．

3）TDP-43病理とADAR2発現低下の分子連関

　前述のように，運動ニューロンに観察されるTDP-43病理はALSの病理学的指標とされている（図12-4）．孤発性ALSでは，TDP-43の異常蓄積とADAR2の発現低下という2種類の一見関連性のない病的変化が，同一の運動ニューロンにみられる[1]．TDP-43病理の見られない運動ニューロンではADAR2の免疫活性も保たれている（図12-4）．両者ともに大多数の孤発性ALS運動ニューロンに共在し，逆に両者とも家族性のSOD1関連ALSには出現しないことは[12, 16, 25]，SOD1関連ALS，ひいては家族性ALS全般と孤発性ALSとは病因メカニズムが異なること，逆に孤発性ALSの大多数

TDP-43 病理：
- 核からの喪失
- 細胞質封入体形成
- 断片化
- リン酸化

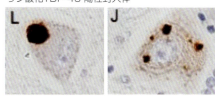

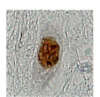

ADAR2低下とTDP-43病理の共存：

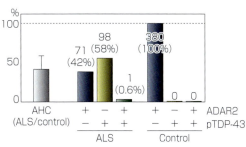

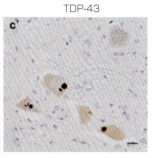

図12-4 孤発性ALS患者脊髄運動ニューロンに特異的な分子異常
TDP-43病理とADAR2低下との共存．TDP-43病理は核からの喪失，細胞質内の異常な封入体形成，TDP-43の断片化，リン酸化からなる．ALS運動ニューロンではADAR2の免疫活性を失った運動ニューロンのみにTDP-43病理が観察される．
CとC'は隣接切片，Cの黒矢印はC'でTDP-43要請細胞の位置，Cの白矢印はC'のTDP-43陰性細胞がADAR2陽性であることを示す
AHC：脊髄前角運動ニューロン
(Aizawa H, et al.: TDP-43 pathology in sporadic ALS occurs in motor neurons lacking the RNA editing enzyme ADAR2. Acta Neuropathol 120: 75-84, 2010)

では共通の分子メカニズムが働いていることを示唆している．したがって，両者の分子連関を明らかにすることで，孤発性ALSに共通した運動ニューロン死のメカニズムを分子的に明らかにすることができると考えられる．

　この2種類の分子異常は孤発性ALS運動ニューロン以外にも，加齢とともに一部の運動ニューロンに共存して現れる[9]ことから，両者の間には緊密な分子連関があり，恒常性破綻に伴って表れる可能性がある．両者の分子連関には，いずれかが他方の上流に位置している可能性と，両者を同時に引き起こす上流のメカニズムが存在する可能性とがある．TDP-43の異常蓄積がADAR2の発現低下を引き起こす可能性を培養細胞で検討してみると，全長TDP-43や断片化TDP-43の過剰発現，ノックダウン，ALS関連変異TDP-43の過剰発現のいずれもADAR2発現に影響しない[27]．逆に，ALS運動ニューロンではADAR2の発現低下が未編集型GluA2発現以前より生じているのに対し，TDP-43病理は未編集型GluA2を発現する運動ニューロンのみに見られること，TDP-43病理はADAR2発現低下を伴わない前頭側頭葉変性症，Alzheimer病，拳闘家脳症など，ALS以外の病的環境下でも生じうることから考えると，TDP-43病理は未編集型GluA2発現の下流に生じた二次的な細胞内環境変化によりTDP-43の断片化が促進されたためにもたらされた可能性が高い[26]．すなわち，TDP-43病理を引き起こす分子異常の原因は複数あり，孤発性ALS運動ニューロンでは未編集型GluA2の発現がその分子異常を引き起こすことを示唆する．

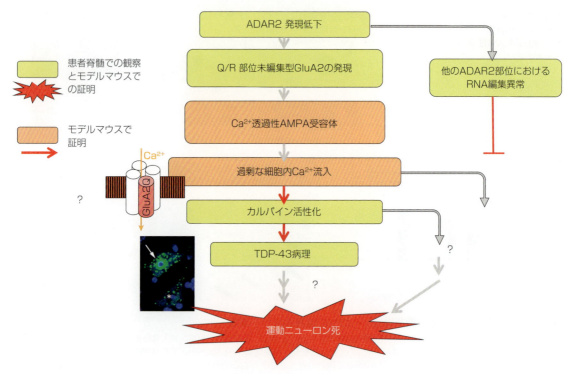

図12-5　孤発性ALS運動ニューロンの細胞死カスケード
ALS運動ニューロンに生じているADAR2の発現低下から細胞死に至る分子カスケード．濃いグレーは患者組織に観察される変化であり，カスケードは分子病態マウスの解析から明らかになった．

　　TDP-43病理の内容は，生理的な核主体のTDP-43タンパクの局在が失われ，細胞質に形成される異常な封入体の構成タンパクとして見出されること，異常な断片化・リン酸化が起こることである[3, 18]．TDP-43病理の形成メカニズムは，TDP-43の細胞質内における断片化による凝集塊の形成，そこへの全長・断片化TDP-43の巻き込みによると考えられている．ALS運動ニューロンでTDP-43の断片化が促進される理由は，上述のようにADAR2の発現が低下し，AMPA受容体からCa^{2+}流入が増大していることによる．このためCa^{2+}依存性に活性化するタンパク分解酵素カルパインが活性化し，TDP-43を凝集性の高い断片に切断してしまうことがそのメカニズムであると考えられる[26]（図12-5）．TDP-43病理の形成が細胞死を引き起こすメカニズムに関しては，TDP-43がRNAのスプライシングに関与するRNA結合タンパクであることから，結合するRNAが探索されているものの病因に関連する候補RNAの特定や細胞死に至るカスケードは未解明である．
　　また，運動ニューロンに現れるTDP-43病理はALSに高い特異性を持ち，大多数の孤発性ALSや，*TARDBP*遺伝子関連ALS，最近明らかにされた*C9ORF72*遺伝子変異を伴う欧米のALSで認められるものの，*FUS*遺伝子の変異によるALSでは見られない．このことは，ALSの表現型を引き起こしうる分子異常には複数あり，TDP-43病理/ADAR2発現低下は大多数例には当てはまる運動ニューロン死カスケードを反映しているが，それ以外のカスケードもありうることを意味している．

4）FTLDとのかかわり

　前頭側頭葉変性症（FTLD）には，異常蓄積するタンパク質の種類によって，タウ異常型（FTLD-T）とユビキチン陽性封入体型（FTLD-U）に分けられる．TDP-43が異常蓄積するのはFTLD-Uである．ユビキチン陽性封入体を認める前頭側頭葉変性症（FTLD-U）の一部にALSを発症する割合が高いことが明らかにされた．また，孤発性ALSにはFTLD型認知機能障害を呈するものがまれではなく，そのような症例には前頭側頭葉にFTLD-Uの病変が認められ，ALSを合併するFTLDという意味でFTLD-MNDとよばれている[15,22]．とくに，孤発性FTLD-MNDのなかに，運動ニューロン，皮質ニューロンに共通してTDP-43病理（FTLD-ALS-TDP）やFUS陽性封入体（FTLD-ALS-FUS）が観察される例があり[17]，家族性の認知機能障害を伴うALSにも責任遺伝子（*UBQLN2*，*C9ORF72*）が同定されたこと[4,5,21]も相まって，ALSとFTLDの間には共通の発症機構が働いているという見方が強くなってきている．孤発性ALSの大脳運動野皮質組織でGluA2のRNA編集率を検討すると，Q/R部位は100％編集されており[24]，大脳皮質ニューロンでは脊髄運動ニューロンのような分子メカニズムは生じていないようである．これが，異なる分子メカニズムが働いているためなのか，同じ分子メカニズムが異なるニューロン種で異なる分子異常として表れているためなのかは，さらなる検討が必要である．

（3）孤発性ALSと家族性ALSの異同から

　TDP-43病理，FUS病理は*TARDBP*，*FUS*遺伝子の変異の有無にかかわらずALS運動ニューロンに現れる病理変化であり，ALS発症メカニズムを考える上で重要と考えられるので，一項をもうけて言及する．

　注目すべきことに，FTLD-ALS-TDP症例における*TARDBP*遺伝子，FTLD-ALS-FUS症例における*FUS/TLS*遺伝子には変異は認めず，また*TARDBP*関連ALS，*FUS/TLS*関連ALS症例はいずれもFTLDを合併しない．そのため，病理像は似通っているにもかかわらず，FTLD-ALS-TDPと*TARDBP*関連ALSにおけるTDP-43病理の形成メカニズム，FTLD-ALS-FUSと*FUS/TLS*関連ALSにおけるFUS陽性封入体形成メカニズム，さらには細胞死に至る分子カスケードは異なっていると考えられる．TDP-43，FUSともRNA結合タンパクであるが，封入体形成という点では類似しているものの，同じ封入体には共存しないこと，同時に両方の封入体が形成されることはないこと，それぞれに結合するRNA間には相同性が見られていないこと[14]などの点は，ALS発症機構が異なるか封入体形成がALS発症に直接かかわらないことを示唆する．見えるもの（病理学的観察）が必ずしも病因に積極的にかかわっている分子異常を反映しているとは限らず，「目に見える」病理学的変化を生ずる「目に見えない」分子メカニズムの解析は必須である．さらに，FUS陽性封入体の形成に関して，類似した病理像を呈しながら，変異の有無により発症メカニズムは必ずしも同一ではないことを示す知見が蓄積しており[6,19,20]，「見えるもの」の類似性が必ずしも分子メカニズムの同一性を保証するわけではないことは，他の封入体を形成する疾患における遺伝性，孤発性疾患の発症メカニズムの違いにも通ずると考えられる．

　TDP-43病理とADAR2発現低下との間に分子連関が見出されたことからは，ALS

に関連した分子異常相互の関連を解析することでALSの発症機序の理解が深まることが期待される．責任遺伝子が異なる家族性ALSには異なる発症メカニズムが働いていることになるが，大多数の孤発性ALSには共通のメカニズムが働いていることが示唆され，家族性ALSの細胞死カスケードと孤発性ALSのそれとが収斂する可能性もあることから，それぞれの疾患関連遺伝子変異による発症メカニズムの研究とともに，孤発性ALSに特化した病因研究が必須である．

4. ALSの分子治療

われわれ臨床医は，ある病名が付いていると，暗黙のうちにその病気は疾患単位として確立していると思いがちである．とくに神経疾患の場合，ALSのように原因が未解明の疾患は，表現型と病理組織学的特徴から病名が付けられている．ALSは，臨床的に進行性の筋萎縮・筋力低下を引き起こす疾患であり，病理学的にその臨床像を説明しうる程度の上位運動ニューロンと下位運動ニューロンの選択的変性・脱落が認められることをもって確定診断するので，その病理学的変化を臨床像から推定することにより臨床的な診断を行っていることになる．ALSの分子病態がほとんどわかっていなかった時代はこれでよかったが，近年，とくに21世紀に入ってから，ALSとリンクする特異的分子病態が次々に明らかにされ，また，責任遺伝子の多様性や運動ニューロン死のカスケードもさまざまなものがあり得ることが明らかにされ，ALSの疾患理解のためには，このような分子病態の理解が必須になってきている．このような，運動ニューロンが変性脱落する原因にはさまざまなものがあり，ALSの病態を引き起こす分子病態も必ずしも単一ではない．したがって，ALSは臨床像に対して付けられた病名に過ぎなくなってきているという現状を指摘しておきたい．

ALS患者の90%以上は孤発性であり，5〜10%程度は家族性に発症することが知られており，これまでに30種類以上の責任遺伝子が明らかにされてきている．この疫学的事実から，以下のような疑問が湧く．①孤発性ALSと家族性ALSは共通の分子メカニズムにより引き起こされるのか，②さまざまな遺伝子異常はそれぞれ異なる分子メカニズムでALSの臨床像を引き起こすのか，それとも共通の細胞死の経路に収斂するのか，③大多数を占める孤発性ALSにもさまざまな分子メカニズムが働いているのか，それとも共通した分子メカニズムにより引き起こされるのか．家族性ALSの一部は孤発性ALSと共通の臨床像，病理像を呈することも，問題を複雑にしている．

孤発性ALSはALS患者の大多数を占め，臨床像は多彩であるが，上記の様に病理的特徴は大多数において驚くほど共通している．このことは，大多数の孤発性ALSは共通の病因から発症しており，臨床像の違いは発症様式（身体のどの部位から発症するか，上位運動ニューロン優位か，下位運動ニューロン優位か，など）の違いによる見かけ上の相違に過ぎないことを示唆する．実際，どの部位から発症しても，終末像は全身の骨格筋の麻痺に収斂する．

しかし，孤発性疾患の病因を明らかにすることは容易ではない．遺伝子異常があったとしてもおそらくは単一遺伝子異常ではないだろうし，多因子遺伝の解析はようやく緒に就いたばかりである．剖検組織の解析から疾患特異的な病因関連分子異常を抽

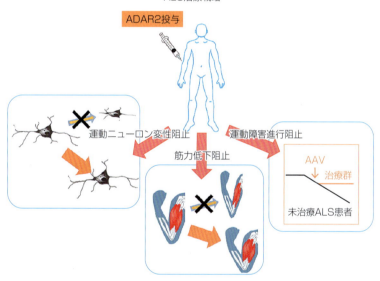

図12-6 分子標的治療へ向けて
ALSの分子標的治療．アデノ随伴ウィルス（AAV）をベクターとしたADAR2の遺伝子治療により，モデルマウス（AR2）での表現型，運動ニューロン死の抑止，TDP-43病理の正常化に成功した．同様の方法によるALSの遺伝子治療を進めている．

出する方法は有力ではあるが，剖検組織に残された病理変化の多くは細胞死により引き起こされる二次的な変化であったり，死戦期・死後に生ずる非特異的分子異常である．分化した人工多能性幹細胞（iPS細胞）を用いた病因研究は1つの方法として病態を再現するものとしての研究が進んでいるが，生体内（*in vivo*）の病態をどの程度反映しうるかは未解決である．したがって，見出された病的変化が疾患の原因であるかどうかを明らかにするためには，感染症におけるコッホ（Koch R. 1843-1910）の

原則に似た原則を満たすことが必須である．コッホの原則を読み替えると，①ある一定の病気には一定の微生物（分子異常）が見出されること，②病変部からその微生物（分子異常）を分離（抽出）できる（病変部位外からは分離されない）こと，③分離した微生物（分子異常）を動物に感染（導入）させて同じ病気（ALSの場合は運動ニューロン選択的かつ緩徐進行性の変性脱落を伴う疾患特異的形態異常）を起こさせること，④その病変部から同じ微生物（分子異常）が分離（抽出）されること，となる．残念ながら，この原則を満たす分子異常が証明されている疾患は数少ない．

著者らは上記の様な病因解明研究から導きだされたALSの細胞死カスケードを止めることによる治療法の開発研究を行っている．その1つが運動ニューロンのADAR2活性を回復させることを目的とした，ADAR2遺伝子を運動ニューロンに送達する遺伝子治療であり（図12-6）[28]，もう1つがAMPA受容体からの過剰なCa^{2+}流入をおさえることを目的とした，AMPA受容体アンタゴニスト（ペランパネル）による治療である[2]．いずれもAR2マウスでALS症状の進行を止めることに成功している．近い将来，臨床試験により治療効果を確かめる計画をしている．

［郭　伸］

［文　献］

1) Aizawa H, et al.: TDP-43 pathology in sporadic ALS occurs in motor neurons lacking the RNA editing enzyme ADAR2. Acta Neuropathol **120**: 75-84, 2010.

2) Akamatsu M, et al.: The AMPA receptor antagonist perampanel robustly rescues amyotrophic lateral sclerosis (ALS) pathology in sporadic ALS model mice. Sci Rep **6**: 28649, 2016.

3) Arai T, et al.: TDP-43 is a component of ubiquitin-positive tau-negative inclusions in frontotemporal lobar degeneration and amyotrophic lateral sclerosis. Biochem Biophys Res Commun **351**: 602-611, 2006.

4) DeJesus-Hernandez M, et al.: Expanded GGGGCC hexanucleotide repeat in noncoding region of C9ORF72 causes chromosome 9p-linked FTD and ALS. Neuron **72**: 245-256, 2011.

5) Deng HX, et al.: Mutations in UBQLN2 cause dominant X-linked juvenile and adult-onset ALS and ALS/dementia. Nature **477**: 211-215, 2011.

6) Dormann D, et al.: Arginine methylation next to the PY-NLS modulates Transportin binding and nuclear import of FUS. The EMBO journal. 2012.

7) Hideyama T, et al.: Induced loss of ADAR2 engenders slow death of motor neurons from Q/R site-unedited GluR2. J Neurosci **30**: 11917-11925, 2010.

8) Hideyama T, Kwak S.: When Does ALS Start? ADAR2-GluA2 Hypothesis for the Etiology of Sporadic ALS. Frontiers in molecular neuroscience **4**: 33, 2011.

9) Hideyama T, Kwak S.: Co-ocuurrence of TDP-43 mislocalization with reduced RNA editing enzyme, ADAR2, in aged mouse motor neurons: implications for age-related acceleration of ALS. PLoS ONE. in press, 2012.

10) Hideyama T, et al.: Profound downregulation of the RNA editing enzyme ADAR2 in ALS spinal motor neurons. Neurobiology of disease **45**: 1121-1128, 2012.

11) Kawahara Y, et al.: Glutamate receptors: RNA editing and death of motor neurons. Nature **427**: 801, 2004.
12) Kawahara Y, et al.: Underediting of GluR2 mRNA, a neuronal death inducing molecular change in sporadic ALS, does not occur in motor neurons in ALS1 or SBMA. Neurosci Res **54**: 11-14, 2006.
13) Kwak S, Kawahara Y.: Deficient RNA editing of GluR2 and neuronal death in amyotropic lateral sclerosis. J Mol Med **83**: 110-120, 2005.
14) Lagier-Tourenne C, et al.: Divergent roles of ALS-linked proteins FUS/TLS and TDP-43 intersect in processing long pre-mRNAs. Nature neuroscience. 2012.
15) Lomen-Hoerth C, et al.: Are amyotrophic lateral sclerosis patients cognitively normal?. Neurology **60**: 1094-1097, 2003.
16) Mackenzie IR, et al.: Pathological TDP-43 distinguishes sporadic amyotrophic lateral sclerosis from amyotrophic lateral sclerosis with SOD1 mutations. Ann Neurol **61**: 427-434, 2007.
17) Mackenzie IR, Rademakers R, Neumann M.: TDP-43 and FUS in amyotrophic lateral sclerosis and frontotemporal dementia. Lancet neurology **9**: 995-1007, 2010.
18) Neumann M, et al.: Ubiquitinated TDP-43 in frontotemporal lobar degeneration and amyotrophic lateral sclerosis. Science **314**: 130-133, 2006.
19) Neumann M, et al.: FET proteins TAF15 and EWS are selective markers that distinguish FTLD with FUS pathology from amyotorophic lateral sclerosis with FUS mutations. Brain: a journal of neurology **134**: 2595-2609, 2011.
20) Neumann M, et al.: Transportin 1 accumulates specifically with FET proteins but no other transportin cargos in FTLD-FUS and is absent in FUS inclusions in ALS with FUS mutations. Acta neuropathologica, 2012.
21) Renton AE, et al.: A hexanucleotide repeat expansion in C9ORF72 is the cause of chromosome 9p21-linked ALS-FTD. Neuron **72**: 257-268, 2011.
22) Ringholz GM, et al.: Prevalence and patterns of cognitive impairment in sporadic ALS. Neurology **65**: 586-590, 2005.
23) Suzuki T, et al.: Recent advances in the study of AMPA receptors. Folia Pharmacol Jpn **122**: 515-526, 2003.
24) Takuma H, et al.: Reduction of GluR2 RNA editing, a molecular change that increases calcium influx through AMPA receptors, selective in the spinal ventral gray of patients with amyotrophic lateral sclerosis. Ann Neurol **46**: 806-815, 1999.
25) Tan CF, et al.: TDP-43 immunoreactivity in neuronal inclusions in familial amyotrophic lateral sclerosis with or without SOD1 gene mutation. Acta Neuropathol (Berl) **113**: 535-542, 2007.
26) Yamashita T, et al.: A role for calpain-dependent cleavage of TDP-43 in amyotrophic lateral sclerosis pathology. Nature communications **3**: 1307, 2012a.
27) Yamashita T, et al.: The abnormal processing of TDP-43 is not an upstream event of reduced ADAR2 activity in ALS motor neurons. Neuroscience research **73**: 153-160, 2012b.
28) Yamashita T, et al.: Rescue of amyotrophic lateral sclerosis phenotype in a mouse model by intravenous AAV9-ADAR2 delivery to motor neurons. EMBO Mol Med **5**: 1710-1719, 2013.

索　引

[あ行]

アライメント　132, 134, 135, 138
アルファーガンマ連関　91
安全領域　66

一次運動野　63, 168
一次感覚野　74
遺伝子治療　184
遺伝性ALS　181
インナーマッスル　134, 136
インパルスの周波数　92

運動緩慢　155
運動関連脳電位　107
運動準備電位　107
運動指令　37
運動制御能力　102
運動前野　74, 107
運動速度依存性　158
運動速度依存性筋力低下　159
運動単位　1, 37, 98
運動ニューロン　37
運動ニューロン死　173
運動ニューロン疾患　176
運動野　107
運動誘発電位　93, 106
運動量　22

遠心性協同筋抑制　57

大きさ・重量の錯覚現象　65

[か行]

下位運動ニューロン　144, 168
下位運動ニューロン徴候　172
外在筋群　68
介在ニューロン　64
かけ声　117
下肢伸展トレーニング　149

家族性（遺伝子）患者　173
家族性ALS　181, 182
加齢　179
感覚受容器　69

起居動作障害　161
機構　1
客観的強度　19
求心性神経活動　69
球脊髄性筋萎縮症（SBMA）　176
共収縮　101
強力把握　63
局所麻酔　69
筋萎縮　172
筋萎縮性側索硬化症（ALS）　168
筋横断面積　98
筋緊張　145
筋シナジー　67
筋出力量　35
筋電図　36, 81, 98, 114
筋疲労　114, 118, 120
筋放電休止期　42
筋放電潜時　39
筋力トレーニング　98

グルタミン酸　168
グルタミン酸受容体　175
グレーディング　17, 22, 26
グローブ　69

痙縮　144, 172
痙直型脳性麻痺　144
痙直型脳性麻痺児の筋トレーニング　149
経頭蓋磁気刺激　119
経頭蓋磁気刺激法　106
経頭蓋的磁気刺激　63
腱反射　172

コアコンディショニング　128

コアコントロール　128
コアスタビリティ　130, 136, 138, 142
コアトレーニング　136, 137, 141
コアマッスル　128, 131, 132, 133, 134, 135, 139, 140, 141
孤発性（非遺伝性）　173
孤発性ALS　175, 176, 181, 182

[さ行]

最小把握力　66
最大筋ピークトルク値　158
最大筋ピークトルク到達時間　159
最大筋力　100
最大筋力発揮時　101

時間的構え　30
時間的予測　28
磁気刺激　93
姿勢コントロール　143
姿勢制御機構　147
姿勢適応練習　152
姿勢保持装置　152
持続時間　87
失語　173
失調型脳性麻痺　144
シナジー制御　64
集団符号化　72
柔軟なシナジー　69
周辺抑制　57
主観的強度　19
主観的調節　17
手掌反射　63
受容体　168
上位運動ニューロン　144, 168
上位運動ニューロン徴候　172
小脳　64, 76
小脳失調症患者　76
神経系の切り換え機構　95
神経電図　91

神経伝達物質　168
信号依存性ノイズ　67
進行性球麻痺　171
人工多能性幹細胞（iPS細胞）　183
深指屈筋　68
身体アライメント　130, 143
伸張反射　28
心理的限界　116

錐体外路　156
錐体路　173
錐体路ニューロン　63
スクラム　129, 132, 133, 134, 135, 140

精密把握　63
生理的限界　116
赤核脊髄路　64
脊髄視床路系　142
脊髄小脳路系　142
脊髄前角　168
線維束性収縮　172
前運動性介在ニューロン　69
先行随伴性姿勢調節機構　128
潜時　87
浅指屈筋　68
前庭脊髄路　64
前頭側頭型認知症　172
前頭側頭葉変性症（FTLD）　171, 173, 181
全波整流　105

相互相関　5
相反性神経支配　51, 84
促通機構　80
側方抑制　58

[た　行]

第一掌側骨間筋　68
第一虫様筋　68
第一背側骨間筋　68
帯状皮質運動野　75
体性感覚　66

大脳運動野　109
大脳基底核　75, 156
大脳半球間抑制　51
タイミング　25, 26
単一筋収縮　104
短潜時皮質内抑制　58
短母指外転筋　68
短母指屈筋　68

力―筋電図振幅値　99
注意の分散　51
中央側頭視覚野　72
中枢機構　73
中枢性疲労　114
長母指外転筋　68
長母指屈筋　68
長母指伸筋　68
長母指内転筋　68
直接結合路　63

釣り針型　81

低酸素性脳症　145
ディスキネティック型脳性麻痺児　144, 145, 147

動員　1
動員閾値　1, 4
動員数　37
等運動性（等速性）筋力　157
同期発火　101
同期発射　6
動作前サイレントピリオド　80
トルク曲線　158

[な　行]

内在筋　63
内的準備状態　36

認知症　172

脳性麻痺児　144, 147
脳波―筋電図コヒーレンス　7

[は　行]

パーキンソン病　76
把握力　63
パチニ小体　69
発火頻度　98
発射頻度　4
バリスティック収縮　82
針電極　67
反射性筋放電　92
ハンチントン舞踏病　76
反応時間　36

皮質脊髄路　106
病的反射　172
表面筋電図　98
表面筋電図波形　100
表面筋電図法　105
頻度変調　44

フィードバック系　137
フィードフォワード系　137
フェイント刺激　39
不活動状況下　103
負荷予測　34
物体重量　65

ベキ法則　19
ベッドレスト　103
ペランパネル　184

方向選択的応答　72
母指対立筋　68
補足運動野　75, 107

[ま　行]

マイスナー小体　69
末梢性疲労　114

無重力空間　67
無動　155

メルケル盤　69

網様体脊髄路　64, 136

網様体脊髄路系　130, 135, 142
持ち上げ力　65

[や 行]

有病率　172

予期的姿勢調整　128, 137, 138, 142
抑制機構　80
予測　34
予測性姿勢調節　83

[ら 行]

ラグビー　129, 132, 141
ランジ　130, 131, 138
ランジ動作　139

力積　22
両側性機能低下　47
両側性指数　48

ルフィニ―終末　69

ローカルマッスル　136

[わ 行]

ワイヤー筋電図　100
ワイヤー筋電図法　105
ワイヤー電極　81

[欧　文]

akinesia　155
ALS（Amyotrophic Lateral Sclerosis）　168
ALS患者　182
AMPA受容体のサブユニスト　184
AMPA受容体アンタゴニスト　183
APA　147

ballistic　101

ballistic収縮　44
bereitschatfspotential: BP　107
BP　107
Braak仮説　155
bradykinesia　155

C9ORF72　180
Ca^{2+}透過性AMPA受容体　175
cancellation effect　100
catchlike property　101
co-activation　101
co-contraction　101
common drive　105
common synaptic input　12
CPA　147

Decomposition technique　2
double discharge　101
doublets　101

EMG　114

FAI　69
FAII　69
FF型　1
final common path　1
firing history statistics　2
fMRI　63
Force-frequency　100
foreperiod　37
frequency domain analysis　12
FR型　1
FTLD-MND　181
FTLD-U　181
FUS　180

Hoehn and Yahrの分類　155

iPS細胞　193

magnitude estimation　19, 23
magnitude production　19

MEP　106
motor evoked potential: MEP　106
motor learning　107
motor time　36
motor unit　1
movement-related cortical potential: MRCP　107
MRCP　107, 109

persistent inward current　6
PET　63
PIC　6
plateau potential　6
population coding　72
premotor time　36
primary range　4

rate coding　1, 37
readiness potential: RP　107
recruitment　1
RNA　180
RNA結合タンパク　180
RNA編集　175
RP　107

SAI　69
SAII　69
SBMA　177
secondary range　4
shout　117
size principle　4
skill training　103, 107, 109
synchronization　101, 105
S型　1

TARDBP　180
TDP-43病理　173, 180
template matching　2
time-domain analysis　12
TMS　63, 106, 120

ヒトの動きの神経科学シリーズIII
筋力発揮の脳・神経科学
～その基礎から臨床まで～

定価（本体3,000円＋税）

2017年　3月　25日　初版1刷発行

編　者
大築　立志・鈴木　三央・柳原　大
発行者
市村　近

発行所
有限会社　市村出版

〒114-0003　東京都北区豊島2-13-10
TEL03-5902-4151・FAX03-3919-4197
http://www.ichimura-pub.com・info@ichimura-pub.com

印刷所　　　　　　　　製本所
株式会社　杏林舎　　有限会社　小林製本

ISBN978-4-902109-43-6　C3047
Printed in Japan

乱丁・落丁本はお取り替えいたします．